西学中培训创新教材

合理规范使用中成药

主审 张广宇
主编 刘刚 王秀娟 林晓兰

山东科学技术出版社
·济南·

图书在版编目（CIP）数据

合理规范使用中成药 / 刘刚，王秀娟，林晓兰主编. —济南：山东科学技术出版社，2021.6（2024.3重印）

ISBN 978-7-5723-0919-9

Ⅰ.①合… Ⅱ.①刘… ②王… ③林… Ⅲ.①中成药—用药法 Ⅳ.①R286

中国版本图书馆CIP数据核字（2021）第094064号

合理规范使用中成药

HELI GUIFAN SHIYONG ZHONGCHENGYAO

责任编辑：李文靖
装帧设计：侯　宇

主管单位：山东出版传媒股份有限公司
出 版 者：山东科学技术出版社
　　　　　地址：济南市市中区舜耕路517号
　　　　　邮编：250003　电话：（0531）82098088
　　　　　网址：www.lkj.com.cn
　　　　　电子邮件：sdkj@sdcbcm.com
发 行 者：山东科学技术出版社
　　　　　地址：济南市市中区舜耕路517号
　　　　　邮编：250003　电话：（0531）82098067
印 刷 者：山东新华印务有限公司
　　　　　地址：济南市高新区世纪大道2366号
　　　　　邮编：250104　电话：（0531）82091306

规格：32开（108mm×184mm）
印张：13.25　字数：250千　印数：3001~4000
版次：2021年6月第1版　印次：2024年3月第2次印刷
定价：38.00元

"西学中培训创新教材"
建设指导委员会

主任委员 刘 刚
执行主委 张广宇
副主任委员（以姓氏笔画为序）
  刘海彬 杨 红 李福生 庞 博
  唐 璇 韩玉洋
委　　员（以姓氏笔画为序）
  马 捷 王 坦 许筱颖 孙凤霞
  李 萌 李兮超 李鹏英 陈 岩
  陈绍红 尚菊菊 郑丰杰 梁腾霄
  禄 颖 潘 芳
顾　　问 朴炳奎 冯建春 贺思圣

《合理规范使用中成药》编委会

主　审　张广宇
主　编　刘　刚　王秀娟　林晓兰
副主编　潘　芳　李　智　庄　伟　庞　博
　　　　　李福生　韩玉洋
编　委　（以姓氏笔画为序）
　　　　　王秀娟　王艳威　王桂彬　王海征
　　　　　冯英楠　庄　伟　刘　刚　刘福栋
　　　　　李　奕　李　萌　李　智　李福生
　　　　　张传龙　陈　岩　陈新彤　林晓兰
　　　　　庞　博　赵　妍　姜晓晨　贾贝贝
　　　　　徐利亚　郭　昀　黄宜敬　崔晶晶
　　　　　韩玉洋　潘　芳　潘　雪

丛书序

中医药是中华民族在数千年的生产、生活实践，以及和疾病的斗争中逐步形成并不断丰富发展的医学科学，为中华民族的繁衍昌盛做出了不可磨灭的贡献，也对世界医学科学的进步起到了积极影响，是人类共同的宝贵财富。中西医结合是新中国成立以来医疗卫生事业一贯的工作方针，更是具有中国特色的医疗卫生体系的重要组成部分。在党和政府的高度重视和大力扶持下，中西医结合卫生事业得到了长足的发展，更取得了举世瞩目的成就。

20世纪90年代以来，中西医结合人才常规培养机制逐步形成，不仅具有专门的中西医结合系、专业，同时培养模式也开始多样化。卫生部曾于1955年开办"西学中"研究班，培养了一批中西医结合大师级人才，为我国开辟了新学科。为培养中西医结合领军人才，北京市中医管理局主办、中国中医科学院研究生院承办了北京市"西学中"高级研修班，来自全市17家医院的35名优秀临床西医师成为首届学员。2005年，在国家中医药管理局领导下，凝聚了全国40多所医药院校和中医院校

20余名中西医结合专家心血的我国首版中西医结合系列规划教材正式出版。

本次由北京中西医结合学会牵头组织的北京市"西学中"培训班,范围之广、影响之大更是引领"西学中"进入了一个新的高潮。同时,北京中西医结合学会成立了学会领导的"西学中"教材编写指导委员会,借助专家集体智慧,共同编写了"西学中培训创新教材"。这套教材充分体现了中西医结合的特色优势,内容层次清晰,说理透彻,简明扼要,特色鲜明,实用性强。欣慰之余,乐以为序。

首都国医名师　冯建春

2019年10月

丛书前言

中医药学是中国古代科学的瑰宝,是我国医药卫生事业的重要组成部分。中华人民共和国成立伊始,党和政府高度重视中医药工作,并把"团结中西医"作为我国四大卫生工作方针之一。1955年,卫生部在北京、上海、广州、武汉、成都、天津举办了西医离职学习中医班,学期2年半,参加学习者有三百余人。1958年10月,毛泽东同志在卫生部党组《关于组织西医离职学习中医班总结报告》中做出重要批示,对西医离职学习中医培训工作给予高度肯定。随后全国各地相继举办若干西医离职学习中医班,至1995年累计培养了5.8万余名中西医结合人员。这一批西学中人员,在中医、中西医结合方面多有建树,其中部分人员还成为两院院士、国医大师,取得了令人瞩目的成就,推动了中医、中西医结合工作的发展。

进入21世纪,习近平新时代中国特色社会主义思想为中医药的发展进一步指明了方向。党的十九大报告明确"坚持中西医并重,传承发展中医药事业"。2019年10月,习近平总书记对中医药工作做出重要批示，要遵循中医药发展规律，传承精华，守正创新，加快推进中医药现代化、产业化，坚持中西医并重，推动中医药和西医药相互补充、协调发展，推动中医药事业和产业高质量发展，推动中医药走向世界。

2016年，北京中西医结合学会受北京市昌平区卫生和计划生育委员会(现为昌平区卫生健康委员会)委托，组织开展西医学习中医的研究和培训活动。经过前期调研和筹备，2017年正式举办昌平区第一期西医学中医培训班(简称"西学中培训班")，为昌平区及部分驻北京市各级各类医疗机构的西医医师开展系列中医培训，总培训课时为850学时。随后又对清华大学玉泉医院、北京肛肠医院等多家医院的西医医师进行西学中培训。教师全部是从驻北京的中医药高校和临床教学医院中遴选，他们年富力强、学识渊博、教学经验丰富，并勇于探索、改革和创新。

由于目前没有完善的西医学习中医培训教材，所以在西学中培训班初期，采用的是高等中医药院校本科教材。在实践中，教师和学员逐渐体会到，这些教材不太适合西学中培训。究其原因，主要是由于西学中人员的独特特点，导致现有的高等中医药院校本科教材难以满足他们的需求。

西学中学员有哪些特点呢？①临床经验丰富。从事临床工作多年，普遍具有丰富的临床经验，有些甚至在业界内已经是学术造诣精深的西医临床大家。②带着对中医博大精深的敬仰来学习,带着临床的困惑和问题来学习,学习动机、目的很明确,即通过西学中的途径,发挥西医、中医各自的优势,更好地为患者服务。③理解力强。由于具有坚实的西医基础理论,丰富的临床经验,已经建立起良好的科学素养和科研思维,在中医药的学习中理解不难,但大多年龄偏高,记忆力明显不如年轻人,"学得懂但记不住"是学习情况的真实写照。④学习与工作生活存在时间冲突。承担着繁重的临床、教学、科研以及家庭生活压力,只能利用有限的业余时间参与学习。⑤各自专业已经定型,对中医药学习的重点各有侧重和需求。

因此,有必要针对西学中学员的特点编写相适应的教材。北京中西医结合学会高度重视各方反馈,经过反复调研和论证,决定成立西学中教材编写指导委员会,探索编写专门针对西医学习中医的培训教材。

中医药学是一个伟大的宝库,具有完整而独特的理论和实践体系。如何既能满足西学中的实际情况,又能遵循中医药教学的基本规律,是本套教材创新的核心和关键。教材组织、研发和编写人员逐渐厘清了思路,探索出本套教材编纂的基本原则:①坚持中医药理念和中医思维,突出中医药基本理论、基本知识、基本技能;②坚持实用性,读得懂、学得会、用得上、效果好；③坚持知识内在逻辑与教学法要求相统一的原则；④坚持各门课程有机过渡及衔接；⑤坚持中医药学与西医学融会贯通、相互补充。

这套西学中培训教材从西学中培训中孕育而出，还仅仅是一个初步尝试，其中肯定还存在许多未被发现的不足、瑕疵甚至是错误，希望大家不吝赐教、多多斧正，共同推动西医学习中医培训工作。

北京中西医结合学会
2019 年 12 月

序

中医药是我国传统文化的瑰宝、传统医药的重要组成部分,在中华民族繁衍生息的过程中起到了无可替代的作用。中成药作为现代医疗体系中的重要一员,是经过历代中医药学家千百年医疗实践创造、总结、提取的有效方剂的精华,具有疗效显著、便于携带、服用方便、不良反应少、价格实惠等特点,近年来逐渐受到广大临床医师和患者的青睐。

然而,随着中成药品规数和临床使用的增多,中成药临床应用问题日趋严峻。如当前在西医综合医院广泛使用时,常存在不合理情况,如辨病不辨证、超适应证、超剂量、超疗程使用,或忽视中成药的不良反应,不重视治疗期间安全性指标的监测等,造成中成药滥用现象,为临床用药带来较大安全隐患。同时,由于中成药本身的复杂性和临床应用的不确定性,中成药处方用药长期缺乏行业技术规范,导致其临床合理使用缺乏科学的风险管控。基于此,在遵循中医药基本理论及独特的临床治疗学特点的基础上,结合中成药临床实践经验和专家意见,形成常用中成药临床应用指南显得尤为重要。

在北京中西医结合学会成立40周年之际,为了使传统的中成药更加条理化、系统化、清晰化、简明化,在北京市中医管理局的指导下,由北京中西医结合学会牵头,组织行业内中西医临床专家、指南研究方法学专家、药学专家,遵循"循证为主、共识为辅、经验为鉴"的原则,编写了《合理规范使用中成药》一书,借此规范北京市各级各类医院中成药使用,以期带动京津冀乃至全国更大范围内中成药使用规范与共识的建立。

本书紧密结合当前北京地区中成药使用需求,内容脉络清晰,内、外、妇、儿分科明确。同时为便于读者查找,提供了药名笔画索引、药名拼音索引、中医病证名药名索引和西医病症名药名索引5种检索方法。对每种中成药的介绍以药物组成、功能主治、临床应用、剂量规格、用法用量、注意事项等为条目,在体现中西医结合优势特色的同时,兼顾临床实用性。

本书编写期间,正值全国上下齐心协力抗击新型冠状病毒肺炎疫情之际,习近平总书记在北京市调研指导新型冠状病毒肺炎疫情防控工作中指出,要"不断优化诊疗方案,坚持中西医结合"。编写专家在较短的时间内高标准、高质量地完成了编写工作,在贯彻落实习近平总书记对中医药工作的重要指示和全国中医药大会精神方面交出了一份满意的答卷。

在此,感谢北京市中医管理局的信任,感谢各位专家给予此次指南编写的大力支持!希望本书能为中成药的规范使用、中西医结合事业发展贡献力量,如有不足之处,敬请各位专家、读者批评指正。

北京中西医结合学会 刘 刚
2021年3月于北京

前　言

中医药几千年来为人民解除疾苦，为民族繁衍昌盛做出了巨大贡献，被誉为"伟大的宝库"，中成药是这个宝库的重要组成部分。藿香正气散、加味逍遥散、安宫牛黄丸等中成药沿用至今，由于中成药使用、携带、贮运都很方便，易于掌握，同时兼具长效、速效、高效的特点，也可用于危急重症的抢救，故不仅为医家所乐用，而且深受广大人民群众欢迎。

本书为北京市中西医结合学会组织相关人员编写，供从事中医、西医的临床工作人员使用，旨在促进临床医师对常用中成药的辨证用药、安全用药、合理用药。本书的编写以《国家基本药物目录》《中华人民共和国药典》及部分北京市三级医院中成药的品种为依据，遴选出临床使用频率高、疗效确切、不良反应少的药物。在收录时考虑到剂型情况，既包括丸、散、膏、丹等传统剂型，还包括功效相同、剂型不同的新制剂，涵盖滴丸、软膏、软胶囊、缓释胶囊等现代剂型。该药物手册共分两部分——药品目录与药物品种介绍，共收载中成药10大类，42小类，419个品种，各品种下分别介绍药物组成、功能主治、临床应用、剂型规格、用法用量、不良反应和注意事项等内容。因篇幅所限，一种药物多种剂型均收载在同一通用名称下，若有不同剂型存在不同之处时则分别列出。为了方便各类人员尤其是西医医师的使用查询，本书的目录检索，除按中药的功能主治分类检索外，同时提供了药名笔画索引、药名拼音索引、中医病证名药名索引和西医病症名药名索引共计5种检索方法，形成本书的应用特色。

本书在编写过程中力求兼具科学性、准确性和新颖性，涉及内容主要参考了各类药品说明书、《中华人民共和国药典临床用药须知》等。由于编者水平有限，故疏漏、欠妥之处在所难免，恳请读者在使用过程中，提出宝贵意见，以便今后进一步修改提高。

在此，谨对在本书编写过程中给予大力支持的同仁表示感谢！

北京中西医结合学会
2021年2月于北京

目 录

第一章 内科用药 ... 1

第一节 解表剂 ... 1

一、辛温解表剂 ... 2

感冒清热颗粒（含糖型、无糖型）... 2

桂枝颗粒 ... 3

葛根汤颗粒 ... 3

九味羌活颗粒 ... 4

正柴胡饮颗粒 ... 4

二、辛凉解表剂 ... 5

银翘解毒片 ... 5

双黄连颗粒 ... 5

芎菊上清丸 ... 6

羚翘解毒丸 ... 7

牛黄清感胶囊 ... 7

疏风解毒胶囊 ... 8

金花清感颗粒 ... 8

柴黄清热颗粒 ... 8

三、表里双解剂 ... 9

防风通圣丸 ... 9

九味双解口服液 ... 10

玉屏风颗粒 ... 11

第二节 祛暑剂 11

保济口服液 11
藿香正气软胶囊 12
十滴水 13

第三节 泻下剂 14

麻仁润肠丸 14
麻仁软胶囊 15
一清胶囊 15
通便宁片 17
便通胶囊 17
芪蓉润肠口服液 18

第四节 清热剂 19

一、清热泻火剂 20

牛黄解毒片（丸） 20
牛黄清火丸 21
牛黄清胃丸 21
牛黄上清丸 22
上清片 24
当归龙荟胶囊 25
当归龙荟片 25
栀子金花丸 26

二、清热解毒剂 27

清热解毒软胶囊（口服液） 27
板蓝根颗粒（无糖型） 28
冬凌草片 28
复方双花口服液 29

复方双花片 30
金莲花片 30
抗病毒口服液 31
蓝芩口服液 32
清热散结片（胶囊） 32
新清宁片 33

三、清脏腑热剂 34
（一）清热理肺剂 34
连花清瘟颗粒 34
银黄颗粒（无糖型） 35
清肺抑火丸 36
羚羊清肺丸 36
咳露口服液 37
（二）清肝解毒剂 38
澳泰乐颗粒 38
护肝片 38
茵莲清肝颗粒 39
肝爽颗粒 40
（三）清肝胆湿热剂 40
茵栀黄颗粒 40
亮菌口服液 41
大黄利胆胶囊 41
龙胆泻肝丸 42
（四）清利肠胃湿热剂 43
枫蓼肠胃康颗粒 43
加味香连丸 44
三九胃泰颗粒 45

四、清热镇惊剂 ... 45
新雪片 ... 45

第五节 温里剂 ... 46

一、温中散寒剂 ... 47
理中丸 ... 47
附子理中丸 ... 47
良附丸 ... 48
温胃舒胶囊 ... 49
小建中片 ... 49

二、温中除湿剂 ... 50
香砂养胃丸 ... 50
香砂平胃丸 ... 51

第六节 化痰止咳平喘剂 ... 52

一、温化寒痰剂 ... 53
通宣理肺口服液 ... 53
二陈丸 ... 53
橘红痰咳液 ... 54

二、理肺止咳剂 ... 55
利肺片 ... 55
祛痰止咳颗粒 ... 55
蛇胆陈皮液 ... 56
标准桃金娘油肠溶胶囊（成人装）... 56
消咳喘片 ... 57
强力枇杷露 ... 58
克咳胶囊 ... 58
急支糖浆 ... 59
苏黄止咳胶囊 ... 60

三、清热化痰剂 60
肺力咳合剂 60
痰咳净片（散）..................................... 61
复方鲜竹沥液 62
橘红丸（胶囊）..................................... 62
止咳橘红丸 63
热炎宁颗粒 63
清咳平喘颗粒 64

四、润燥化痰剂 65
养阴清肺糖浆（口服液）..................... 65
金果饮 66
蜜炼川贝枇杷膏 66

五、平喘剂 67
蛤蚧定喘胶囊 67
京制咳嗽痰喘丸 67

第七节 开窍剂 68

一、清热开窍剂 69
清开灵口服液 69
同仁牛黄清心丸 70
紫雪散 70
安脑丸 71
安宫牛黄丸 72

二、芳香、化痰开窍剂 73
苏合香丸 73

第八节 固涩剂 74
固本益肠片 74

第九节 扶正剂 75

一、补气剂 77
(一)健脾益气剂 77
补中益气丸 77
参苓白术丸 78
肠泰合剂 79
(二)健脾和胃剂 79
香砂六君丸 79
六君子丸 80
人参健脾丸 81
养胃舒胶囊 82

二、养血剂 83
八珍颗粒 83
养血饮口服液 84
当归补血口服液 85
复方阿胶浆 86
益气维血胶囊 87
四物颗粒 87
生血丸 87

三、滋阴剂 88
(一)滋补肾阴剂 88
六味地黄丸(胶囊) 88
麦味地黄丸 89
知柏地黄丸 90
大补阴丸 91
(二)滋补心肺剂 92
补肺活血胶囊 92

滋心阴胶囊 92
　（三）滋补肝肾剂 93
　　杞菊地黄丸 93
　　杞菊地黄口服液（无糖型） 93
四、温阳剂 94
　　金匮肾气丸 94
　　右归胶囊 95
　　强肾片 96
　　五子衍宗口服液 97
　　苁蓉益肾颗粒 98
　　阿魏酸哌嗪片 98
五、阴阳双补剂 99
　　复方苁蓉益智胶囊 99
六、气血双补剂 99
　　人参归脾丸 99
　　生血宝合剂 101
　　补肾益脑丸 102
七、补肺益肾剂 104
　　百令胶囊 104
　　金水宝胶囊（片） 104
八、益气养阴剂 106
　　消渴丸 106
　　金芪降糖片 108
　　糖脉康颗粒 109
　　渴乐宁胶囊 109
　　通脉降糖胶囊 109
　　十味玉泉胶囊 110
　　生脉饮（党参方） 110

　　　　芪冬颐心口服液 111
　　　　振源胶囊 112
　　　　养心生脉颗粒 112
　　　　仙桂胶囊 113
　　九、益气复脉剂 113
　　　　参松养心胶囊 113
　　　　稳心颗粒 114
第十节　安神剂 115
　　一、养心安神剂 116
　　　　柏子养心丸 116
　　　　天王补心丸 116
　　　　安神补心胶囊 117
　　　　九味镇心颗粒 118
　　　　清脑复神液 118
　　　　枣仁安神液 119
　　　　枣仁地黄胶囊 120
　　　　心神宁片 121
　　二、益气养血安神剂 121
　　　　活力苏口服液 121
　　　　七叶神安片 121
　　　　安神健脑液 122
　　三、清肝安神剂 123
　　　　百乐眠胶囊 123
　　四、补肾安神剂 124
　　　　甜梦口服液 124
　　　　精乌胶囊 124

第十一节 止血剂 ... 125

独一味胶囊 ... 126
金薯叶止血合剂 ... 126

第十二节 祛瘀剂 ... 127

一、益气活血剂 ... 128

麝香保心丸 ... 128
通心络胶囊 ... 129
血栓心脉宁片 ... 130
保利尔胶囊 ... 131
参芍胶囊 ... 131
复方地龙胶囊 ... 132
脑安滴丸 ... 132
心灵丸 ... 133
益心舒胶囊 ... 134
脑心通胶囊 ... 134
木丹颗粒 ... 136
银杏蜜环口服溶液 ... 137
心脑欣丸 ... 137

二、行气活血剂 ... 138

复方丹参滴丸（片）... 138
速效救心丸 ... 139
冠脉宁片 ... 139
黄杨宁片 ... 140
乐脉颗粒 ... 141
利脑心片 ... 142
心可舒片 ... 142
脑得生片 ... 143

血府逐瘀胶囊 144
　　丹七片 144
　　丹红注射液 145
三、滋阴活血剂 146
　　脉络宁颗粒 146
　　通脉养心丸 147
　　通塞脉片 147
四、补肾活血剂 148
　　培元通脑胶囊 148
　　心元胶囊 149
　　参仙升脉口服液 150
五、化瘀宽胸剂 151
　　冠心苏合胶囊 151
　　愈风宁心滴丸 151
　　脑心清片 152
六、化瘀通脉剂 153
　　银杏叶片 153
　　灯盏生脉胶囊 153
　　脉血康胶囊 154
　　三七通舒胶囊 154
　　血塞通片 155
　　消栓通络片 156
　　消栓再造丸 156
　　心脑康胶囊 157
　　注射用血栓通（冻干） 158
　　注射用血塞通（冻干） 160
　　舒血宁注射液 161

七、活血消癥剂 ... 163

    大黄䗪虫丸 ... 163

    活血通脉胶囊 ... 164

    脑血康胶囊 ... 165

第十三节 理气剂 ... 165

一、疏肝解郁剂 ... 166

    加味逍遥丸 ... 166

    丹栀逍遥丸 ... 167

    舒肝丸 ... 167

    舒肝片 ... 167

    平肝舒络丸 ... 168

    九味肝泰胶囊 ... 169

二、疏肝和胃剂 ... 169

    气滞胃痛颗粒 ... 169

    胃苏颗粒（无糖型） ... 170

    元胡止痛滴丸 ... 170

    摩罗丹 ... 171

    枳术宽中胶囊 ... 172

    沉香舒气丸 ... 172

    舒肝和胃丸 ... 173

    舒肝止痛丸 ... 174

第十四节 消导剂 ... 175

    开胸顺气丸 ... 175

    四磨汤口服液 ... 176

    枳实导滞丸 ... 176

    越鞠保和丸 ... 177

加味保和丸 177
　　活胃散 178

第十五节　治风剂 179

一、疏散外风剂 180
　　川芎茶调颗粒 180
　　祛风止痛胶囊 181
　　通天口服液 181

二、平肝息风剂 182
　　牛黄降压丸（片） 182
　　强力定眩片 183
　　全天麻胶囊 183
　　松龄血脉康胶囊 184
　　丹珍头痛胶囊 185
　　复方羊角颗粒 185
　　天麻钩藤颗粒 185
　　石龙清血颗粒 186
　　藤丹胶囊 186

三、平肝潜阳剂 187
　　复方罗布麻颗粒 187
　　脑立清胶囊 188

四、化痰息风剂 189
　　眩晕宁片 189

五、化瘀祛风剂 189
　　丹膝颗粒 189
　　强力天麻杜仲胶囊 190
　　肿痛安胶囊 191
　　头痛宁胶囊 191

六、养血祛风剂 192
养血清脑颗粒 192
养血荣筋丸 192

七、祛风通络剂 193
华佗再造丸 193
小活络丸 194
祖师麻片 195
同仁大活络丸 195

第十六节 祛湿剂 197

一、散寒除湿剂 198
风湿骨痛胶囊 198
复方雪莲胶囊 199

二、祛风除湿剂 199
黑骨藤追风活络胶囊 199
虎力散胶囊 200

三、化瘀祛湿剂 200
脉络舒通颗粒 200
迈之灵片 201

四、消肿利水剂 202
黄葵胶囊 202
尿毒清颗粒（无糖型）............ 203
五苓胶囊 203

五、清热通淋剂 205
癃清片 205
泌淋清胶囊 205
八正胶囊 206
前列舒通胶囊 207

　　　　清热通淋丸 207
　　　　肾安胶囊 208
　　六、化瘀通淋剂 208
　　　　癃闭舒胶囊 208
　　　　前列欣胶囊 209
　　七、扶正祛湿剂 210
　　　　风湿液 210
　　　　普乐安片 211
　　　　肾炎康复片 211
　　　　尪痹片 212
　　　　萆薢分清丸 212
　　　　金天格胶囊 213
　　　　肾康宁胶囊 213
　　　　壮骨伸筋胶囊 214
　　八、化浊降脂剂 215
　　　　降脂灵分散片 215
　　　　绞股蓝总甙片 215
　　　　血脂康胶囊 215

第二章　外科用药 217
　第一节　清热剂 217
　　一、清利肝胆剂 218
　　　　胆舒软胶囊 218
　　　　胆宁片 218
　　二、清热解毒剂 219
　　　　地榆槐角丸 219
　　　　连翘败毒丸 219

丹参酮胶囊 220
　　康复新液 220
三、清热利湿剂 221
　　马应龙麝香痔疮膏 221
　　化痔栓 222
　　普济痔疮栓 223
四、通淋消石剂 223
　　金钱草颗粒 223
　　排石颗粒 223
　　消石利胆胶囊 224
　　胆石利通片 225

第二节　温经理气活血剂 225
　　代温灸膏 226
　　茴香橘核丸 226
　　西黄丸 226
　　小金胶囊 227

第三章　肿瘤用药 229
　　平消胶囊 229
　　参莲胶囊 230
　　参丹散结胶囊 230
　　槐耳颗粒 231
　　康莱特软胶囊 232
　　威麦宁胶囊 232
　　华蟾素胶囊 232
　　紫龙金片 233
　　贞芪扶正胶囊 233

养正合剂 234

第四章 妇科用药 235

第一节 理血剂 235

一、活血化瘀剂 236
鲜益母草胶囊 236
桂枝茯苓胶囊 236
坤复康胶囊 237
散结镇痛胶囊 238

二、止血剂 238
葆宫止血颗粒 238

第二节 清热剂 239

一、内服药 239
妇科千金片 239
金刚藤糖浆 240
抗宫炎分散片 241
宫炎康颗粒（无蔗糖）...................... 242
康妇炎胶囊 242

二、外用药 243
保妇康栓 243
康妇消炎栓 244
红核妇洁洗液 244

第三节 扶正剂 245
同仁乌鸡白凤丸 245
安坤颗粒 246
更年安片 247

　　　　坤宝丸 248
　　　　孕康颗粒 248
　第四节　消肿散结 249
　　　　乳癖消片 249
　　　　乳癖散结颗粒 250
　　　　消乳散结胶囊 251
　　　　宫瘤消胶囊 251

第五章　眼科用药 253

　第一节　清热剂 253
　　　　黄连羊肝丸 253
　　　　麝珠明目滴眼液 254
　　　　熊胆眼药水 255

　第二节　扶正剂 256
　　　　明目地黄丸 256
　　　　石斛夜光丸 257
　　　　珍珠明目滴眼液 258
　　　　和血明目片 259

　第三节　祛瘀剂 259
　　　　复方血栓通胶囊（片） 260

第六章　耳鼻喉科用药 261

　第一节　耳病 261
　　　　耳聋左慈丸 261

第二节 鼻病 262

　　鼻炎康片 262

　　鼻渊舒口服液（无糖型） 263

　　鼻渊通窍颗粒 264

　　香菊胶囊（片） 265

　　辛芳鼻炎胶囊 266

　　通窍鼻炎片 266

　　藿胆片 267

第三节 咽喉病 268

　　黄氏响声丸 268

　　清咽滴丸 269

　　清咽片 269

　　清咽润喉丸 270

　　金喉健喷雾剂 271

　　北豆根片 271

　　西黄清醒丸 272

　　口炎清颗粒（无蔗糖） 272

　　咽立爽口含滴丸 273

第七章 骨伤科用药 274

第一节 活血化瘀剂 274

一、内服药 274

　　三七伤药胶囊 274

　　龙血竭胶囊 275

　　云南白药胶囊 275

　　七厘胶囊 277

二、外用药 278
　　　跌打镇痛膏 278
　　　伤科灵喷雾剂 279
　　　云南白药膏 279
　　　云南白药气雾剂 280

第二节　活血通络剂 281

　　一、内服药 281
　　　活血止痛胶囊 281
　　　颈舒颗粒 282
　　　颈复康颗粒 282
　　　根痛平颗粒（无糖型） 283
　　　痛血康胶囊 283
　　　痛舒片 284

　　二、外用药 284
　　　狗皮膏（改进型） 284
　　　活血止痛膏 285
　　　复方南星止痛膏 286
　　　正骨水 287
　　　寒痛乐熨剂 288
　　　麝香壮骨膏 288
　　　通络祛痛膏 289
　　　伤湿祛痛膏 290
　　　正红花油 291

第三节　补肾壮骨剂 291

　　　骨疏康胶囊 291
　　　强骨胶囊 292

仙灵骨葆胶囊 292
　　　骨康胶囊 293
　　　藤黄健骨胶囊 293

第八章　皮肤科用药 294

　　斑秃丸 294
　　当归苦参丸 295
　　复方青黛胶囊 295
　　湿毒清片 297
　　消风止痒颗粒 297
　　消银片 298
　　皮肤病血毒丸 299
　　皮肤康洗液 300
　　荣发胶囊 301

第九章　儿科用药 303

第一节　解表剂 303

一、辛温解表剂 304
　　小儿柴桂退热颗粒 304

二、辛凉解表剂 305
　　小儿金翘颗粒 305
　　小儿宝泰康颗粒 305
　　小儿热速清口服液 305

三、表里双解剂 306
　　小儿豉翘清热颗粒 306
　　儿感清口服液 307

第二节 清热剂

一、清热理肺剂
儿童清肺丸 ... 308

二、清利肠胃湿热剂
小儿泻速停颗粒 ... 309

三、清热镇惊剂
瓜霜退热灵胶囊 ... 310

第三节 止咳剂

一、清化热痰剂
小儿肺热咳喘口服液 ... 311
金振口服液 ... 312

二、消积化痰剂
小儿消积止咳口服液 ... 313

三、健脾止咳剂
小儿肺咳颗粒 ... 314

第四节 扶正剂
健儿消食口服液 ... 314
醒脾养儿颗粒 ... 315

第五节 安神剂
小儿黄龙颗粒 ... 316

第六节 消导剂
小儿化食丸 ... 317

第十章 民族药 318

第一节 藏药 318

利舒康胶囊 318
如意珍宝丸 318
消痛贴膏 319
青鹏软膏 320
白脉软膏 320

第二节 蒙药 321

风湿二十五味丸 321
六味安消胶囊 321
扎冲十三味丸 322
外用溃疡散 323

第三节 维药 323

百癣夏塔热胶囊 323
祖卡木颗粒 324

索 引 325

药名笔画索引 325
药名拼音索引 334
中医病证名药名索引 349
西医病症名药名索引 367

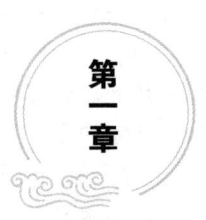

第一章

内科用药

第一节 解表剂

中药解表剂适用于现代医学的普通感冒、咽喉炎、扁桃体炎、急性气管支气管炎、流行性感冒、胃肠型感冒等,用以治疗以鼻塞、流涕、喷嚏、头痛、恶寒、发热、全身不适等为主要临床表现的外感病,临床上需结合中医辨证进行选用。

辛温解表剂,适用于风寒感冒,表现为恶寒,不发热或发热不甚,鼻塞声重,喷嚏,流清涕,无汗,周身酸痛,咳嗽,痰白质稀,舌苔薄白,脉浮紧。可选用风寒感冒颗粒、感冒清热颗粒、九味羌活颗粒(丸)等。

辛凉解表剂,适用于风热感冒,表现为发热,微恶风寒,汗出不畅,头痛,鼻塞涕浊,口干而渴,咽喉红肿疼痛,咳嗽,痰黄黏稠,舌边尖红,苔薄白微黄,脉浮数。可选用银翘解毒丸、风热感冒颗粒、双黄连口服液等。

表里双解剂,适用于表寒里热证、表里俱热证及表热里实证,主要由解表清里剂和解表攻里剂组成,用于表里同病。解表清里剂主要以辛温解表或辛凉解表药结合清里热药研制而成。表寒里热证症见发热恶寒,头痛,无汗,咳嗽,痰黄,口渴,咽干等;表里俱热证症见身热,目赤肿痛,口苦舌干,口舌生疮,牙龈肿痛,咽喉肿痛,口渴饮冷等。解表攻里剂由解表药与通里攻下药组合而来,用于表热里实证,临床上通常出现表里俱热证症状,见大便秘结方可使用本剂,可服用防风通圣丸、九味双解口服液等。

兹将治疗各种感冒的中成药分述于下。

一、辛温解表剂

感冒清热颗粒(含糖型、无糖型)

【药物组成】荆芥穗、薄荷、防风、柴胡、紫苏叶、葛根、桔梗、苦杏仁、白芷、苦地丁、芦根。

【功能主治】疏风散寒,解表清热。用于风寒感冒,症见头痛发热,恶寒身痛,鼻流清涕,咳嗽,咽干。

【临床应用】感冒。外感风寒或内有郁热所致。症见头痛发热,恶寒身痛,鼻流清涕,咳嗽,咽干,舌红,苔薄白或薄黄,脉浮。上呼吸道感染见上述证候者。

【剂型规格】含糖颗粒:每袋装 12 g。无糖颗粒:每袋装 6 g。

【用法用量】开水冲服,口服,每次 1 袋,每日 2 次。

【注意事项】①服药期间不要同时服用滋补性中药。②与环孢素 A 同用,可能引起环孢素 A 血药浓度升高。

桂枝颗粒

【药物组成】桂枝、白芍、生姜、大枣、甘草。

【功能主治】解肌发表,调和营卫。用于感冒风寒表虚证,症见头痛发热,汗出恶风,鼻塞,干呕。

【临床应用】感冒。风寒袭表,表虚不固所致。症见头痛,发热,汗出恶风,鼻塞,干呕,苔白,脉浮缓。上呼吸道感染见上述证候者。

【剂型规格】颗粒剂。每袋装 5 g。

【用法用量】口服,每次 1 袋,每日 3 次。

【注意事项】①表实无汗或温病内热口渴者慎用。②服药后多饮热水或热粥,覆被保暖,取微汗为度。

葛根汤颗粒

【药物组成】葛根、麻黄、白芍、桂枝、甘草、生姜、大枣。

【功能主治】发汗解表,生津舒经。用于风寒感冒,症见发热恶寒,鼻塞流涕,咳嗽咽痒,咳痰稀白,头痛身疼,项背强急不舒,苔薄白或薄白润,脉浮或脉紧。

【临床应用】感冒。风寒袭表所致。症见恶寒发热无汗,头痛,项背强急不舒,肢节酸痛,鼻塞声重,时流清涕,咳嗽,痰稀薄色白,口不渴或渴喜热饮,舌苔薄白而润,脉浮或浮紧。急性上呼吸道感染见上述证候者。

此外,还有本品联合达菲胶囊治疗甲型 H1N1 流感的报道。

【剂型规格】颗粒剂。每袋装 4 g。

【用法用量】开水冲服,每次1袋,每日3次。

九味羌活颗粒

【药物组成】羌活、防风、苍术、细辛、川芎、白芷、黄芩、地黄、甘草。

【功能主治】疏风解表,散寒除湿。用于外感风寒夹湿所致的感冒,症见恶寒,发热,无汗,头重而痛,肢体酸痛。

【临床应用】①感冒。外感风寒湿邪所致。症见恶寒发热,肌表无汗,头痛项强,肢体酸楚疼痛,口苦而涩。上呼吸道感染见上述证候者。②痹病。风寒湿邪所致。症见关节疼痛,腰膝沉痛。类风湿关节炎见上述证候者。

【剂型规格】颗粒剂。每袋装15 g。

【用法用量】姜汤或开水冲服,每次1袋,每日2~3次。

【注意事项】风热感冒或湿热证慎用。

正柴胡饮颗粒

【药物组成】柴胡、防风、生姜、赤芍、陈皮、甘草。

【功能主治】发散风寒,解热止痛。用于外感风寒所致的发热恶寒,无汗,头痛,鼻塞,喷嚏,咽痒咳嗽,四肢酸痛。

【临床应用】感冒。外感风寒初起所致。症见发热恶寒,头痛,身痛,鼻塞流涕,无汗,咽痒,咳嗽,四肢酸痛,舌质淡红,苔薄白,脉浮或浮紧。流感初起、轻度上呼吸道感染见上述证候者。

此外,本品还可治疗肿瘤发热和骨折发热。

【剂型规格】含糖颗粒:每袋装10 g。无蔗糖颗粒:每袋装 3 g。

【用法用量】开水冲服,每次 1 袋,每日 3 次。小儿酌减或遵医嘱。

【注意事项】风热感冒慎用。

二、辛凉解表剂

银翘解毒片

【药物组成】金银花、连翘、薄荷、荆芥、淡豆豉、牛蒡子(炒)、桔梗、淡竹叶、甘草。

【功能主治】疏风解表,清热解毒。用于风热感冒,症见发热头痛,咳嗽口干,咽喉疼痛。

【临床应用】感冒。外感风热所致发热,微恶风寒,鼻塞,流黄浊涕,身热,无汗,头痛,咳嗽,口干,咽喉疼痛,舌苔薄黄,脉浮数。上呼吸道感染见上述证候者。

【剂型规格】素片:每片重 0.3 g。薄膜衣片:每片重 0.52 g。

【用法用量】口服,每次 4 片,每日 2~3 次。

【注意事项】①风寒感冒者慎用。②孕妇慎用。

双黄连颗粒

【药物组成】金银花、黄芩、连翘。辅料为蔗糖、糊精。

【功能主治】疏风解表,清热解毒。用于外感风热所致的感冒,症见发热,咳嗽,咽痛。

【临床应用】感冒。外感风热所致发热,微恶风,汗出不畅,鼻塞,流黄浊涕,咳嗽,痰黏难咳,舌红,苔薄黄,脉浮数。上呼吸道感染见上述证候者。

此外,本品还可治疗流感、支气管炎、肺炎、扁桃体炎、咽炎,以及热毒壅盛引起的口腔炎、舌叶状乳头炎、小儿肺炎。

【药理作用】本品有解热、抗炎、抗菌和抗病毒作用。

【剂型规格】颗粒剂。每袋装5 g(相当于净饮片15 g)。

【用法用量】口服,每次2袋,每日3次。6个月以下,每次2/5~3/5袋;6个月至1岁,每次3/5~4/5袋;1岁至3岁,每次4/5~1袋;3岁以上儿童酌量或遵医嘱。

【不良反应】有文献报道,服用本品可出现全身皮肤瘙痒、皮疹。

【注意事项】①不宜在服药期间同时服用滋补性中药。②本药苦寒,易伤胃气,脾胃虚寒者慎服,风寒感冒者不适用。

芎菊上清丸

【药物组成】川芎、菊花、黄芩、栀子、炒蔓荆子、黄连、薄荷、连翘、荆芥穗、羌活、藁本、桔梗、防风、甘草、白芷。

【功能主治】清热解毒,散风止痛。用于外感风邪引起的恶风发热,偏正头痛,鼻流清涕,牙痛,喉痛,口苦咽干,舌质红,苔薄黄,脉浮数。

【临床应用】①头痛。症见头目不清,牙痛,喉痛,偏头痛。感冒见上述证候者。②伤风。症见鼻塞流涕,喷嚏。感冒见上述证候者。

【剂型规格】水丸。每袋装6 g。

【用法用量】口服,每次1袋,每日2次。

【注意事项】①忌烟、酒及辛辣食物。②不宜在服药期间同时服用滋补性中药。③服药后大便次数增多且不成形者,应酌情减量。④体虚者慎用。

羚翘解毒丸

【药物组成】羚羊角、金银花、连翘、薄荷、荆芥穗、淡豆豉、牛蒡子(炒)、桔梗、淡竹叶、甘草。辅料为蜂蜜。

【功能主治】疏风清热,解毒利咽。用于风热感冒,症见恶寒发热,头晕目眩,咳嗽,咽痛。

【临床应用】感冒。外感温邪或风热之邪所致的发热恶风,四肢倦怠,头痛,鼻塞,咳嗽,咽痛。上呼吸道感染见上述证候者。

【药理作用】本品有解热、抗炎、镇痛等作用。

【剂型规格】大蜜丸。每丸重 9 g。

【用法用量】口服,每次 1 丸,每日 2~3 次。

【注意事项】①不宜在服药期间同时服用滋补性中药。②风寒感冒者慎用。

牛黄清感胶囊

【药物组成】黄芩、金银花、连翘、人工牛黄、珍珠母。辅料为滑石粉。

【功能主治】疏风解表,清热解毒。用于外感风热所致的感冒发热,咳嗽,咽痛。

【临床应用】普通感冒、流行性感冒、咽喉肿痛、扁桃体炎见上述证候者。

【药理作用】抗病毒。本品在体外具有预防和抑制呼吸道合胞病毒和甲型 H3N2 流感病毒感染作用。

【剂型规格】胶囊剂。每粒重 0.3 g。

【用法用量】口服,每次 2~4 粒,每日 3 次。

【注意事项】①不宜在服药期间同时服用滋补性中药。②风寒感冒者不适用。③脾胃虚寒症见腹痛,喜暖,泄泻者慎用。④孕妇禁用。

疏风解毒胶囊

【药物组成】虎杖、连翘、板蓝根、柴胡、败酱草、马鞭草、芦根、甘草。

【功能主治】疏风清热,解毒利咽。用于急性上呼吸道感染属风热证,症见发热,恶风,咽痛,头痛,鼻塞,流浊涕,咳嗽等。

【剂型规格】胶囊剂。每粒装 0.52 g。

【用法用量】口服,每次 4 粒,每日 3 次。

【不良反应】偶见恶心。

金花清感颗粒

【药物组成】金银花、浙贝母、黄芩、青蒿、石膏、麻黄(蜜炙)、苦杏仁、连翘、知母、牛蒡子、薄荷、甘草等。

【功能主治】疏风宣肺,清热解毒。用于外感时邪引起的发热,恶寒轻或不恶寒,咽红咽痛,鼻塞流涕,口渴,咳嗽或咳而有痰等,舌质红,苔薄黄,脉数。

【剂型规格】颗粒剂。每袋装 6 g。

【用法用量】开水冲服,每次 1 袋,每日 3 次,3 天为 1 个疗程。或遵医嘱。

【注意事项】①高血压、心功能不全、青光眼、免疫缺陷者慎用。②孕妇禁用。

柴黄清热颗粒

【药物组成】石膏、柴胡、知母、黄芩、大青叶、薄荷、连翘、人工牛黄、板蓝根、水牛角浓缩粉、芦根。

【功能主治】疏风透表,清热解毒。用于外感风热或时疫瘟邪引起的恶寒高热,头痛眩晕,肢体酸痛,咽喉肿痛,烦躁口渴,口苦喜呕。

【剂型规格】颗粒剂。每袋装 4 g（无蔗糖）。

【用法用量】开水冲服,每次1袋,每日2～3次。

三、表里双解剂

防风通圣丸

【药物组成】防风、荆芥穗、薄荷、麻黄、大黄、芒硝、栀子、滑石、桔梗、石膏、川芎、当归、白芍、黄芩、连翘、甘草、白术（炒）。

【功能主治】解表通里,清热解毒。用于外寒内热、表里俱实之恶寒壮热,头痛咽干,小便短赤,大便秘结,风疹湿疮。

【临床应用】①感冒。外感风寒、内有蕴热所致恶寒壮热,头痛,咽干,小便短赤,大便秘结,舌红,苔黄厚,脉浮紧或弦数。上呼吸道感染见上述证候者。②风疹湿疮。内蕴湿热、复感风邪所致恶寒发热,头痛,咽干,小便短赤,大便秘结,丹斑瘾疹、瘙痒难忍或湿疮。荨麻疹、湿疹见上述证候者。③瘰疬。颈部一侧或两侧见结块肿大如豆,兼见恶寒发热,小便短赤,大便秘结。淋巴结结核早期见上述证候者。

此外,本品还可用于治疗扁平疣、三叉神经痛、肥胖症、急性细菌性痢疾、副鼻窦炎等属风热证者。

【药理作用】本品有通便、解热、抗炎、抑菌等作用。

【剂型规格】水丸。每袋装 6 g(每 20 丸重 1 g)。

【用法用量】口服,每次 1 袋,每日 2 次。

【不良反应】文献报道本品可致过敏性皮疹。

【注意事项】①忌海鲜类食物。②不宜在服药期间同时服用滋补性中药。③服药后大便次数增多且不成形者,应酌情减量。④运动员慎用。⑤孕妇慎用。⑥虚寒证者慎用。

九味双解口服液

【药物组成】柴胡、大黄(熟)、青蒿、金银花、黄芩(酒炙)、大青叶、蒲公英、重楼、草果(去皮、姜制)。辅料为蔗糖、甜菊甙、羟苯乙酯。

【功能主治】解表清热,泻火解毒。用于外感风热表邪所致的风热感冒,表里俱热,症见发热或恶风,头痛,鼻塞,咳嗽,流涕,咽痛或伴红肿,口渴或伴溲赤,便干。

【剂型规格】口服液。每支装 10 mL。

【用法用量】口服,每次 20 mL,每日 3 次。儿童减量服用,1~2 岁每次 3 mL,每日 2 次;3~4 岁每次 5 mL,每日 2 次;5~6 岁每次 5 mL,每日 3 次;7~9 岁每次 10 mL,每日 2 次;13~14 岁每次 20 mL,每日 2 次。

【注意事项】①不宜在服药期间同时服用滋补性中药。②风寒感冒者不适用。③对本品过敏者禁用,过敏体质者慎用。

玉屏风颗粒

【药物组成】黄芪、白术(炒)、防风。

【功能主治】益气,固表,止汗。用于表虚不固,自汗恶风,面色㿠白,或体虚易感风邪。

【临床应用】自汗。此由气虚卫外不固所致,症见自汗,恶风,气短,乏力,舌淡,脉虚弱。

【剂型规格】颗粒剂。每袋装5 g。

【用法用量】开水冲服,每次1袋,每日3次。

【注意事项】①热病汗出者慎用。②阴虚盗汗者慎用。③服药期间饮食宜清淡。

第二节 祛暑剂

祛暑剂用于夏日所患暑热证,主要由清热祛暑、芳香化湿、淡渗利湿药物组成。暑热证有如下特点:暑气多夹湿;同气相求,暑热证常见脾为湿困的症状;暑为阳邪,易耗气伤津。故临床常见身热,烦渴,头重如裹,恶心,呕吐,倦怠,身重,脘腹痞闷,小便不利,泄泻等症。祛暑剂适用于现代医学的暑季感冒、胃肠型感冒、急性胃肠炎、中暑、晕动症等,可服用保济口服液、藿香正气软胶囊等。

保济口服液

【药物组成】钩藤、薄荷、蒺藜、白芷、木香、广东神曲、菊花、广藿香、苍术、茯苓、厚朴、化橘红、天花粉、薏苡仁、葛根、稻芽。辅料蔗糖、聚山梨酯80。

【功能主治】解表,祛湿,和中。用于腹痛吐泻，噫食嗳酸，恶心呕吐，肠胃不适，消化不良，舟车晕浪，四时感冒，发热头痛。

【临床应用】①感冒。外感表邪、胃失和降所致的胃肠型感冒见上述证候者。②吐泻。感受时邪、饮食不慎所致吐泻不止，下利清稀或如米泔，腹痛或不痛，胸膈满闷，四肢清冷，舌苔白腻，脉濡弱。③晕动症。乘坐交通工具时出现头晕，恶心，呕吐，面色苍白，汗出肢冷。

【药理作用】本品具有抗炎、抗菌、镇痛及调节胃肠运动等作用。

【剂型规格】口服液。每支装 10 mL。

【用法用量】口服，每次 1~2 支，每日 3 次。

【注意事项】①不适用于急性肠道传染病之剧烈恶心，呕吐，水泻不止。②哺乳期女性慎用。③本品含有天花粉，孕妇忌用。

藿香正气软胶囊

【药物组成】苍术、陈皮、厚朴（姜制）、白芷、茯苓、大腹皮、生半夏、甘草浸膏、广藿香油、紫苏叶油。辅料为明胶、甘油。

【功能主治】解表化湿，理气和中。用于外感风寒、内伤湿滞或夏伤暑湿所致的感冒，症见头痛昏重，胸膈痞闷，脘腹胀痛，呕吐泄泻。

【临床应用】①感冒。外感风寒、内伤湿滞所致的恶寒发热，头身困重疼痛，胸脘满闷，恶心纳呆，舌质淡红，舌苔白腻，脉浮缓。胃肠型感冒见上述证候者。②呕吐。湿阻中焦所致的呕吐，脘腹胀痛，伴发热恶寒，周身酸困，头身疼痛。胃肠型感冒见上述证候者。③泄泻。湿阻气机，大肠湿热所致的泄泻暴作,便下清稀,肠鸣腹痛,脘闷纳呆,伴见恶寒发热,周身酸楚。胃肠型感冒见上述证候者。④中暑。外感暑湿,气机受阻所致的突然恶寒发热,头晕昏沉,胸脘满闷,恶心欲呕,甚则昏仆,舌苔白厚腻。胃肠型感冒见上述证候者。

【药理作用】本品具有影响肠道运动、抗过敏、镇吐、镇痛、抗菌、抗病毒、解热作用。

【剂型规格】软胶囊剂。每粒装 0.45 g。

【用法用量】口服,每次 2~4 粒,每日 3 次。

【注意事项】①不宜在服药期间服用滋补性中药。②本品辛温解表,热邪导致的霍乱、感冒忌服,阴虚火旺者忌服。

十滴水

【药物组成】樟脑、干姜、大黄、小茴香、肉桂、辣椒、桉油。辅料为乙醇。

【功能主治】健胃,祛暑。用于因中暑所致的头晕,恶心,腹痛,胃肠不适。

【临床应用】中暑。夏秋季节感受暑湿所致头晕,头重如裹,恶心,脘腹胀痛,肠胃不适或泄泻,身热不扬,舌苔白腻,脉濡缓。

此外,文献报道本品还可用于治疗皮炎、烧伤烫伤、冻疮。

【药理作用】本品有抑制胃肠运动、镇痛、兴奋中枢、耐高温等作用。

【剂型规格】口服液。每支装 5 mL。

【用法用量】口服,每次 2~5 mL,每日 1 次。

【不良反应】本品有引起猩红热样药疹、接触性皮炎、误致眼损伤的文献报道。

【注意事项】①孕妇忌服。② 不宜在服药期间同时服用滋补性中药。③驾驶员、高空作业者慎用。④对酒精过敏者禁用。

第三节 泻下剂

泻下通便类成药是以泻下或润下药物为主组成,适用于各种有大便秘结的疾患。便秘是指因大肠传导失常,导致大便秘结,排便周期延长;或周期不长,但粪便干结,排出艰难;或粪质不硬,虽有便意,却排便不畅的病症。一般便秘没有多大痛苦,如果时间过长,就可产生食欲不振,腹胀,腹痛,烦躁等症状。可根据具体情况不同选择服用麻仁润肠丸、一清胶囊、通便胶囊等。

麻仁润肠丸

【药物组成】火麻仁、炒苦杏仁、大黄、木香、陈皮、白芍。辅料为赋形剂蜂蜜。

【功能主治】润肠通便。用于肠胃积热,胸腹胀满,大便秘结。

【临床应用】便秘。胃肠积热所致大便秘结,脘腹胀满,口苦,尿黄,舌红苔黄或黄燥,脉滑数。习惯性便秘见上述证候者。

【药理作用】通便。本品对小鼠有促排便作用,可增加小鼠粪便中水分含量。

【剂型规格】大蜜丸。每丸重 6 g。

【用法用量】口服,每次 1~2 丸,每日 2 次。

【注意事项】①不宜在服药期间同时服用滋补性中药。②严格按用法用量服用,本品不宜长期服用。③脾胃虚寒性便秘慎用。④孕妇忌服。

麻仁软胶囊

【药物组成】火麻仁、苦杏仁、大黄、枳实（炒）、厚朴（姜制）、白芍（炒）。辅料为氢化植物油、蜂蜡和大豆油。

【功能主治】润肠通便。用于肠燥便秘。

【临床应用】便秘。胃肠燥热，津液亏虚所致。症见大便干结难下，腹胀满，小便短赤，身热，心烦，口咽干燥，舌红苔黄，脉滑数。习惯性便秘、老年人便秘、痔疮便秘见上述证候者。

【药理作用】通便、促进肠道运动。

【剂型规格】软胶囊剂。每粒装 0.6 g。

【用法用量】口服，每次 3~4 粒，每日 2 次。小儿服用减半，并搅拌溶解在开水中，加适量蜂蜜后服用。

【注意事项】①年老体虚者不宜久服。②孕妇忌服。③虚寒性便秘慎用。

一清胶囊

【药物组成】黄连、大黄、黄芩。

【功能主治】清热泻火解毒，化瘀凉血止血。用于火毒血热所致的身热烦躁，目赤口疮，咽喉、牙龈肿痛，大便秘结，吐血，咯血，衄血，痔血。

【临床应用】①暴风客热。火毒血热上攻于目所致的目赤肿痛，口渴咽干，大便秘结，小便黄赤，舌红苔黄，脉数。急性结膜炎见上述证候者。②口疮。心脾火毒熏蒸口舌所致的口舌发红，起小疱或溃烂，疼痛，灼热，口臭，便秘，舌红苔黄，脉数。急性口炎、口疮见上述证候者。③喉痹。肺胃火毒客于咽喉所致的咽喉红肿疼痛,声音嘶哑,口干喜饮,便秘,尿赤,舌红苔黄,脉数。急性咽炎见上述证候者。④乳蛾。肺胃火毒熏灼喉核所致的喉核红肿疼痛,吞咽时疼痛加重,口干喜饮,便秘,尿赤,舌红苔黄,脉数。急性扁桃体炎见上述证候者。⑤便秘。火毒内热结于胃肠所致的大便干燥,小便黄赤,烦躁,兼有腹胀、腹痛、口干口臭,舌红苔黄燥,脉滑数。⑥牙宣。胃火炽盛,熏蒸牙龈所致的牙龈红肿疼痛,烦渴多饮,口臭,便秘,尿黄,舌红苔黄,脉数。牙龈(周)炎见上述证候者。⑦吐血。火毒血热灼伤胃络所致的吐血,血色鲜红,夹有食物残渣,身热烦躁,牙龈肿痛,便秘尿赤,舌红苔黄,脉数有力。胃及十二指肠溃疡出血见上述证候者。⑧咯血。火毒血热灼伤肺络所致的咯血,血色鲜红,夹有痰涎,咽痒,咳嗽,舌红苔黄,脉数有力。支气管扩张见上述证候者。⑨衄血。肺胃热盛,灼伤络脉所致的鼻出血,齿龈或牙缝出血,血色鲜红,身热,烦躁,口鼻干燥,牙龈肿痛,大便秘结,小便黄赤,舌红苔黄,脉数有力。干燥性鼻炎、萎缩性鼻炎、牙周炎见上述证候者。⑩便血。火热壅遏肠道,灼伤络脉所致的大便带血,血色鲜红,肛门肿胀,舌红苔黄,脉数。胃及十二指肠溃疡出血、痔疮、肛裂出血见上述证候者。

【剂型规格】胶囊剂。每粒装 0.5 g。

【用法用量】口服,每次 2 粒,每日 3 次。

【不良反应】偶见皮疹,恶心,腹泻,腹痛。

【注意事项】①孕妇及体质虚弱者慎用,不宜长期大量服用。②出现腹泻时,可酌情减量。③阴虚火旺者慎用。

通便宁片

【药物组成】番泻叶干膏粉、牵牛子、砂仁、白豆蔻。

【功能主治】宽中理气,泻下通便。用于肠胃实热积滞所致的便秘,症见大便秘结,腹痛拒按,腹胀纳呆,口干口苦,小便短赤,舌红苔黄,脉弦滑数。

【临床应用】便秘。症见腹痛拒按,口干口苦,小便短赤,舌红苔黄,脉弦滑数。功能性便秘见上述证候者。

【剂型规格】片剂。每片重 0.4 g

【用法用量】口服,每次 4 片,每日 1 次。如服药 8 小时后不排便,再服 1 次,或遵医嘱。

【注意事项】①脾胃虚寒、冷积便秘者慎服。②体虚者忌长期服用。③孕妇及哺乳期、月经期女性禁用。

便通胶囊

【药物组成】白术(炒)、肉苁蓉、当归、桑椹、枳实、芦荟。

【功能主治】健脾益肾,润肠通便。用于脾肾不足,肠腑气滞所致的便秘。

【临床应用】便秘。大便秘结或排便乏力,神疲气短,头晕目眩,腰膝酸软等。原发性习惯性便秘、肛周疾患所引起的便秘见以上证候者。

【剂型规格】胶囊剂。每粒装 0.35 g。

【用法用量】口服,每次 3 粒,每日 2 次。

【不良反应】偶见轻度腹痛、腹泻及皮疹。

【注意事项】①忌食辛辣刺激性食物。②不宜在服药期间同时服用温补性中药。③孕妇禁服,实热便秘者禁服。

芪蓉润肠口服液

【药物组成】黄芪(炙)、肉苁蓉、白术、太子参、地黄、玄参、麦冬、当归、黄精(制)、桑椹、黑芝麻、火麻仁、郁李仁、枳壳(麸炒)、蜂蜜。

【功能主治】益气养阴,健脾滋肾,润肠通便。用于气阴两虚,脾肾不足,大肠失于濡润而致的虚证便秘。

【临床应用】便秘。气阴两虚,脾肾不足所致。症见大便干结,临厕努挣乏力,便后疲乏,腹胀不适,舌淡红,苔薄白,脉沉或细弦。习惯性便秘见上述证候者。

【药理作用】本品可缩短开始排便时间,增加排便量,促进小肠推进运动。并可增加肠管容积,刺激肠蠕动。

【剂型规格】口服液。每支装 20 mL。

【用法用量】口服,每次 1 支,每日 3 次。或遵医嘱。

【注意事项】①实热病禁用。②感冒发热时停服。③孕妇慎用。

第四节　清热剂

清热剂适用于各种疾病所见里热证，以清热、泻火、凉血、解毒药物为主组成。由于病因和临床表现不同，故里热证有气分热和血分热、实热和虚热之不同，以及所在脏腑之异。中药清热剂适用于现代医学的急性结膜炎、急性口炎、口疮、急性咽炎、急性扁桃体炎、牙周炎、上呼吸道感染、支气管肺炎、尿路感染、皮肤化脓性炎症、蜂窝组织炎、细菌性痢疾、乳腺炎、腮腺炎、病毒性肝炎、慢性胃炎、癌症等属里热者。临床上可根据里热所在病位和性质辨别选用。

清热泻火剂，适用于各种疾病所见火热内盛证。火热之邪充斥三焦，累及脏腑较多，临床表现比较复杂，症见身热、烦躁、口疮、目赤肿痛、咽喉肿痛、牙龈肿痛、便秘、淋涩、各种急性出血等，可服用牛黄解毒片（丸）等。

清热解毒剂，适用于三焦火毒、热毒、瘟毒所见瘟疫、疮疡疔毒等，症见身热、胸膈烦热、口舌生疮、吐衄发斑、疔毒痈疮、便秘、尿赤等，可服用清热解毒软胶囊（口服液）等。

清脏腑热剂，适用于热邪偏盛于某脏腑所产生的火热证，用药因热在脏腑不同而有所区别。热在肺，症见发热、咳嗽、喘促、痰黄黏稠等；热在胃，症见口舌生疮、胃脘痛、反酸、便秘等；热在肝胆，症见发热、身目俱黄、胁肋胀痛、脘腹胀闷、口干口苦等。可依据病位不同选择服用连花清瘟颗粒、澳泰乐颗粒、茵栀黄颗粒等。

清热镇惊剂，适用于各种热性病之发热不退甚或惊痫证候，如扁桃体炎、鼻炎、咽炎、喉炎、气管炎、感冒所引起的高热，以及温热病之烦热不解、动风抽搐等。症见发热、头痛、烦躁不安、惊风等症，可服用新雪片等。

兹将治疗各种里热证的中成药分述于下。

一、清热泻火剂

牛黄解毒片（丸）

【药物组成】人工牛黄、雄黄、石膏、大黄、黄芩、桔梗、冰片、甘草。丸辅料为蜂蜜。

【功能主治】清热解毒。用于火热内盛，咽喉肿痛，牙龈肿痛，口舌生疮，目赤肿痛。

【临床应用】①口疮。胃火亢盛所致的口舌生疮，疼痛剧烈，反复发作，口干喜饮，大便秘结，舌质红，苔黄，脉沉实有力。口腔炎、口腔溃疡见上述证候者。②牙痛。三焦火盛所致的牙龈红肿疼痛，发热，甚则牵引头痛，日轻夜重，口渴引饮，大便秘结，小便黄赤，或面颊红肿，颌下瘰疬疼痛，苔黄，脉滑数有力。急性牙周炎、牙龈炎见上述证候者。③喉痹。火毒内盛，火热上攻所致的咽痛红肿，壮热，烦渴，大便秘结，腹胀，胸满，小便黄赤，舌红苔黄，脉滑数有力。急性咽炎见上述证候者。

【药理作用】本品具有抗炎、抑菌、解热、镇痛等作用。

【剂型规格】薄膜衣片剂：每片重 0.27 g。蜜丸：每丸重 3 g。

【用法用量】口服。片剂：每次 3 片，每日 2~3 次。蜜丸：每次 1 丸，每日 2~3 次。

【不良反应】有 1 例报道，大量服用本品所致慢性砷中毒和全身皮肤黑色素沉着。还有涉及神经、循环、消化、呼吸、血液等系统的不良反应报道。

【注意事项】①虚火上炎所致口疮、牙痛、喉痹者慎用。②脾胃虚弱者慎用。③本品含有雄黄，故不宜过量、久服。④孕妇禁用。

牛黄清火丸

【药物组成】大黄、黄芩、桔梗、山药、丁香、人工牛黄、冰片、雄黄、薄荷脑。辅料为蜂蜜。

【功能主治】清热，散风，解毒。用于肝胃肺蕴热引起的头晕目眩，口鼻生疮，风火牙痛，咽喉肿痛，痄腮红肿，耳鸣肿痛。

【剂型规格】蜜丸。每丸重 3 g。

【用法用量】口服，每次 2 丸，每日 2 次。

【注意事项】①孕妇忌服。②本品不宜久服，肝肾功能不全者慎用。

牛黄清胃丸

【药物组成】人工牛黄、大黄、菊花、麦冬、薄荷、石膏、栀子、玄参、番泻叶、黄芩、甘草、桔梗、黄柏、连翘、牵牛子（炒）、枳实（沙烫）、冰片。

【功能主治】清热泻火，润燥通便。用于心胃火盛，头晕目眩，口舌生疮，牙龈肿痛，乳蛾咽痛，便秘尿赤。

【临床应用】①口疮、口糜。由心胃火盛，熏蒸上焦，上攻于口所致。症见口腔黏膜充血发红，水肿破溃，渗出疼痛，口热口臭，口干口渴，便干，尿黄，舌红苔黄，脉洪数。急性口炎、复发性口疮见上述证候者。②牙宣。因胃有积热，嗜酒辛辣，蕴热生火，循经上蒸牙龈所致。症见牙龈红肿，出血渗出，化脓疼痛，口热口臭，烦躁，喜冷饮，便秘，尿赤，脉洪大或滑数。急性牙龈（周）炎见上述证候者。③牙痈。为胃热生火化毒所致。症见牙龈肿胀高起，脓液积聚，红肿疼痛，口黏口臭，便秘，尿赤，舌红苔黄厚，脉弦滑数。急性龈炎见上述证候者。④乳蛾。可由风热侵袭，邪热入里，心、肺、胃热毒蕴结，循经搏结，上壅于咽喉所致。症见咽干咽痛，局部黏膜充血肿胀，身热，口渴欲饮，便秘，尿黄，舌红苔黄，脉浮滑数。急性扁桃体炎见上述证候者。⑤喉痹。由风热邪毒入侵，邪毒蕴结，循经上蒸咽喉所致。症见咽喉红肿疼痛，尿黄，便结，舌苔黄，脉浮洪数。急性咽炎见上述证候者。

【药理作用】改善胃肠功能、镇痛。

【剂型规格】大蜜丸。每丸重 6 g。

【用法用量】口服，每次 2 丸，每日 2 次。

【注意事项】①阴虚火旺者慎用。②老人、儿童及素体脾胃虚寒者慎服。③孕妇忌服。

牛黄上清丸

【药物组成】人工牛黄、薄荷、菊花、荆芥穗、白芷、川芎、栀子、黄连、黄柏、黄芩、大黄、连翘、赤芍、当归、地黄、桔梗、甘草、石膏、冰片。辅料为赋形剂蜂蜜。

【功能主治】清热泻火,散风止痛。用于热毒内盛、风火上攻所致的头痛眩晕,目赤耳鸣,咽喉肿痛,口舌生疮,牙龈肿痛,大便燥结。

【临床应用】①头痛。症见头痛,伴有头晕,面红目赤,口干口苦。原发性高血压、血管神经性头痛见上述证候者。②眩晕。症见眩晕,面红,目赤,耳鸣,耳聋。原发性高血压见上述证候者。③暴风客热。引动肝火,上犯头目所致。症见眼内刺痒交作,羞明流泪,眵多,白睛红赤,头痛,身热,口渴,尿赤,舌苔黄,脉浮数。急性结膜炎见上述证候者。④喉痹。蕴热生火相结,循经上蒸咽喉所致。症见咽喉红肿疼痛,头痛,身热,尿黄,便干,舌苔黄,脉弦数。急性咽炎见上述证候者。⑤口疮、口糜。风火上攻牙龈所致。症见黏膜充血发红,水肿破溃,渗出疼痛,口干口渴,身痛,乏力,便干,尿黄,舌红苔黄,脉弦洪数。急性口炎、复发性口疮见上述证候者。⑥牙宣。风火上攻牙龈所致。症见牙龈红肿,出血渗出疼痛,口干口渴,口臭口热,便秘,尿黄,舌苔黄,脉浮弦数。急性牙龈(周)炎见上述证候者。⑦牙痈。蕴热化火结毒,循经上犯冠周牙龈所致。症见牙龈充血肿胀,渗出化脓,疼痛剧烈,口热口臭,张口受限,便秘,尿黄,舌苔黄厚,脉弦实数。急性智齿冠周炎见上述证候者。

【药理作用】镇痛、抗炎、通便、解热。

【剂型规格】大蜜丸。每丸重 6 g。

【用法用量】口服,每次1丸,每日2次。

【不良反应】本品不良反应有药疹及过敏性休克。

【注意事项】①不宜在服药期间同时服用滋补性中药。②服药后大便次数增多且不成形者,应酌情减量。③阴虚火旺所致的头痛、眩晕、牙痛、咽痛慎用。④孕妇、老人、儿童、素体脾胃虚弱者慎用。

上清片

【药物组成】大黄(酒炒)、黄芩(酒炒)、连翘、菊花、白芷、黄柏(酒炒)、栀子、荆芥、防风、薄荷、川芎、桔梗。辅料为硬脂酸镁、蔗糖、羟丙基纤维素。

【功能主治】清热散风,解毒通便。用于风热所致头晕耳鸣,目赤,鼻流黄涕,口舌生疮,牙龈肿痛,大便秘结。

【临床应用】①暴风客热。风热火盛上攻头目所致的目赤肿痛,头痛,口苦,烦躁易怒,便秘,尿黄赤,舌红苔黄,脉弦数。急性结膜炎见上述证候者。②鼻渊。风热郁肺火盛,湿热入里,邪热循经上蒸于鼻腔所致。症见鼻塞流涕,黏膜充血肿胀,舌苔黄,脉弦数。急性鼻窦炎见上述证候者。③口疮。风热化火,蕴毒上蒸于口所致。症见口腔黏膜红斑充血,水肿糜烂,渗出疼痛,口热口干,便干,尿黄,舌红苔黄,脉浮数。急性口炎见上述证候者。④牙宣。风热火盛,引动胃火上攻所致。症见牙龈充血发红,肿胀渗出,出血疼痛,口热口干,口臭口黏,舌红苔黄,脉浮数。急性牙龈(周)炎见上述证候者。

【剂型规格】薄膜衣片剂。每片重0.31 g。

【用法用量】口服。每次 5 片,每日 2 次。

【注意事项】①不宜在服药期间同时服用滋补性中药。②对酒精及本品过敏者禁用,过敏体质者慎用。③孕妇禁用。

当归龙荟胶囊

【药物组成】龙胆(酒炒)、大黄(酒炒)、芦荟、黄连(酒炒)、黄芩(酒炒)、黄柏(盐炒)、栀子、青黛、当归(酒炒)、木香、麝香。

【功能主治】泻火通便。用于肝胆火旺,心烦不宁,头晕目眩,耳鸣耳聋,胁肋疼痛,脘腹胀痛,大便秘结。

【临床应用】①便秘。胃肠炽热引起大便秘结,口干口苦,牙龈肿痛,小便黄赤,舌红苔黄,脉数。习惯性便秘见上述证候者。②眩晕。肝经火盛,肝气郁结,或随气逆,上扰清窍所致。症见头目眩晕,耳鸣耳肿,口苦胁痛,心中烦热,大便燥结,小便黄赤,目赤肿痛,舌苔黄,脉弦数。原发性高血压见上述证候者。

【药理作用】本品能增加小鼠小肠炭末推进率,缩短排便时间;缩短燥结失水型便秘小鼠排便时间,增加排便粒数;拮抗阿托品致小鼠排便时间的延长和排便粒数的减少;增加大鼠大肠含水量。

【剂型规格】胶囊剂。每粒装 0.4 g。

【用法用量】口服,每次 2 粒,每日 1 次。

【注意事项】①冷积便秘,阴虚阳亢之眩晕慎用。②素体脾虚、年迈体弱者慎用。③孕妇禁用。

当归龙荟片

【药物组成】青黛、芦荟、龙胆、黄芩、木香、栀子、大黄、当归、黄柏、黄连。

【功能主治】清肝明目，泻火通便。用于肝胆实热，耳聋，耳鸣，耳内生疮，胃肠湿热，头晕牙痛，眼目赤肿，大便不通。

【剂型规格】片剂。每片重 0.5 g。

【用法用量】口服，每次 4 片，每日 2 次。

【注意事项】孕妇禁用。

栀子金花丸

【药物组成】栀子、黄连、黄芩、黄柏、大黄、金银花、知母、天花粉。

【功能主治】清热泻火，凉血解毒。用于肺胃热盛，口舌生疮，牙龈肿痛，目赤眩晕，咽喉肿痛，大便秘结。

【临床应用】①口疮。由肺胃热盛上蒸于口所致。症见口腔黏膜充血水肿，破溃疼痛，口热口干，便秘，尿黄，舌红苔黄，脉弦洪数。复发性口疮、急性口炎见上述证候者。②牙宣、牙痛。因肺胃火盛，上蒸于牙龈所致。症见牙龈充血肿胀，渗出出血，化脓疼痛，口热口臭，口干口渴，便干，尿黄，舌红苔黄，脉弦实数。急性牙龈（周）炎、急性化脓性牙龈（周）炎见上述证候者。③喉痹。因肺胃火盛，外感风热所致。症见咽喉黏膜充血、发红、水肿、疼痛，咽干咽痒，便干尿黄，舌苔黄，脉弦实数。急性咽炎见上述证候者。④暴风客热。因外感风热，肺胃火盛，引动肺经实火，上攻头目而致。症见目赤肿痛，头痛，口苦，烦躁易怒，便秘，尿黄，舌红苔黄，脉弦数。急性结膜炎见上述证候者。

【剂型规格】水丸。每袋装9 g（每100粒重6 g）。

【用法用量】口服，每次1袋，每日1次。

【注意事项】①不宜在服药期间同时服用滋补性中药。②服药后大便次数增多且不成形者，应酌情减量。③孕妇禁用。④阴虚火旺者忌用。⑤年迈体弱者慎服。

二、清热解毒剂

清热解毒软胶囊（口服液）

【药物组成】石膏、金银花、玄参、地黄、连翘、栀子、甜地丁、黄芩、龙胆、板蓝根、知母、麦冬。胶囊辅料为大豆油、卵磷脂、蜂蜡、棕榈油、硅胶、明胶、甘油、钛白粉、焦糖色素、红色素、亮蓝、黄色素。口服液辅料为蔗糖。

【功能主治】清热解毒。用于热毒壅盛所致发热面赤，咽燥口渴，咽喉肿痛。

【临床应用】①感冒。风热犯表，入里化热，热毒壅盛所致。症见发热恶寒，咽喉疼痛，咽燥口渴，咳嗽痰黏或黄，舌苔薄黄，脉浮数。上呼吸道感染见上述证候者。②时行感冒。风热毒邪结于腮颊所致。症见壮热，头痛，无汗，口渴咽干，四肢酸痛，脉浮数。时行感冒见上述证候者。

【剂型规格】软胶囊剂：每粒装1.2 g。口服液：每支装10 mL。

【用法用量】口服。软胶囊：每次2～4粒，每日3次。口服液：每次1～2支，每日3次。儿童酌减。

【注意事项】①软胶囊剂孕妇禁用。②不宜在服药期间同时服滋补性中药。③脾胃虚寒泄泻者慎用。④风寒感冒者不适用。

板蓝根颗粒（无糖型）

【药物组成】板蓝根。辅料为糊精。

【功能主治】清热解毒，凉血利咽。用于肺胃热盛所致的咽喉肿痛，口咽干燥。

【临床应用】①喉痹。因火毒炽盛，上灼于咽而致。症见咽部红肿、疼痛，发热，舌红苔黄，脉数。急性咽炎见上述证候者。②乳蛾。因肺胃热毒壅盛，上蒸喉核而致。症见喉核红肿，疼痛剧烈或化脓，吞咽困难，发热，舌红，苔黄，脉数。急性扁桃体炎见上述证候者。③痄腮。因瘟疫时毒，热毒蕴结所致。症见发热，腮部肿胀，舌红苔黄，脉数。急性腮腺炎见上述证候者。

【药理作用】本品有抗炎、抗内毒素、抗病原微生物等作用。

【剂型规格】颗粒剂。每袋装3 g。

【用法用量】开水冲服，每次1～2袋，每日3～4次。

【注意事项】①阴虚火旺者慎用。②不宜在服药期间同时服用滋补性中药。③老人及素体脾胃虚弱者慎用。

冬凌草片

【药物组成】冬凌草。辅料为淀粉、胃溶型薄膜包衣预混剂。

【功能主治】清热解毒，消肿散结，利咽止痛。用于热毒壅盛所致咽喉肿痛，声音嘶哑。

【临床应用】因热毒壅盛，循经上逆，搏结于咽喉或熏灼口舌所致乳蛾、喉痹及口疮。①乳蛾。症见咽喉红肿胀大，咽部疼痛，吞咽时疼痛加重，有堵塞感。②喉痹。症见咽部红肿，咽痛，吞咽困难，咽部如有异物感。③口疮。症见口舌黏膜破溃，疼痛，局部红肿，灼热。急、慢性扁桃体炎，急、慢性咽炎，口腔炎见上述证候者。

【不良反应】少数人于服药后有轻度腹胀、肠鸣及大便增加，一般不需要处理，减少药物用量即可自行消失。

【剂型规格】薄膜衣片剂。每片重 0.25 g。

【用法用量】口服，每次 2～5 片，每日 3 次。

【注意事项】①忌辛辣、鱼腥食物，戒烟酒。②用于咽炎、扁桃体炎之轻症，体温高、扁桃体化脓者慎用。③虚火乳蛾、喉痹、口疮者慎用。

复方双花口服液

【药物组成】金银花、连翘、穿心莲、板蓝根。

【功能主治】清热解毒，利咽消肿。用于外感风热、毒热炽盛所致发热，微恶风寒，鼻塞流涕，咽喉肿痛，吞咽困难，局部淋巴结肿痛，或见红丝。

【临床应用】①感冒。症见发热，头痛，微恶风寒，鼻塞流涕，咳嗽咽痛。流行性感冒、上呼吸道感染见上述证候者。②乳蛾。症见发热，微恶风，头痛，咽红而痛或干燥灼痛，吞咽则加剧。急性扁桃体炎见上述证候者。

【药理作用】本品具有解热、抗炎、抗菌、抗病毒、提高免疫力等作用。

【剂型规格】口服液。每支装 10 mL。

【用法用量】口服，每次 2 支，每日 4 次。儿童3岁以下每次1支,每日3次;3~7岁,每次1支,每日4次;7岁以上,每次2支,每日3次。疗程为3天。

【性　　状】棕红色液体,久置有微量沉淀。

【不良反应】服药后见恶心、纳差、腹泻。

【注意事项】①由于本品味苦,少数患者不适应,平素脾胃虚寒者慎用。②不宜在服药期间同时服用滋补性中药。③风寒感冒不宜使用。④虚火乳蛾者慎用。

复方双花片

【药物组成】金银花、连翘、穿心莲、板蓝根。

【功能主治】清热解毒,利咽消肿。用于风热外感,风热乳蛾。症见发热,微恶风,头痛,鼻塞流涕,咽红而痛或咽喉干燥灼痛,吞咽则加剧,咽及扁桃体红肿,舌边尖红,苔薄黄,或舌红苔黄,脉浮数或数。

【剂型规格】薄膜衣片剂。每片重 0.62 g。

【用法用量】口服,成人每次4片,每日4次。儿童3岁以下,每次2片,每日3次;3~7岁,每次2片,每日4次;7岁以上,每次4片,每日3次。疗程3天。

【注意事项】①不宜在服药期间同时服用滋补性中药。②风寒感冒者不适用。③脾胃虚寒者慎用。

金莲花片

【药物组成】金莲花。

【功能主治】清热解毒。用于风热袭肺、热毒内盛证,症见发热恶风,咽喉肿痛。

【临床应用】①感冒。外感风热而致。症见发热,头痛,口干,咳嗽,咽喉痛,舌红,苔黄,脉浮数。上呼吸道感染见上述证候者。②喉痹。风热袭肺,热毒内盛而致。症见发热,咽喉肿痛,或声音嘶哑,舌红,苔黄,脉浮数。急性咽炎见上述证候者。③乳蛾。风热外感,热毒内盛而致。症见发热,头痛,咽喉肿痛,舌红,苔黄,脉浮数。急性扁桃体炎见上述证候者。

【剂型规格】片剂。每片重 0.31 g。

【用法用量】口服,每次 3~4 片,每日 3 次。

【注意事项】①风寒外感者慎用。②服药期间忌食辛辣、油腻食物。

抗病毒口服液

【药物组成】板蓝根、石膏、芦根、地黄、郁金、知母、石菖蒲、广藿香、连翘。辅料为蜂蜜、蔗糖、防腐剂(羟苯甲酯、羟苯乙酯)。

【功能主治】清热祛湿,凉血解毒。用于风热感冒、流行性感冒等。

【临床应用】用于风热感冒,瘟病发热,及上呼吸道感染、流行性感冒、肝炎、腮腺炎等病毒性感染疾患。

【剂型规格】口服液。每支装 10 mL。

【用法用量】口服,每次 1 支,每日 2~3 次(早饭前和午饭、晚饭后各服 1 次)。

【药理作用】本品有抗病毒、抗炎、增强免疫功能的作用。①抗病毒。本品可延长甲型 H1N1 流感病毒株 FM1 和 PR8 感染小鼠的生存期。②抗炎。本品可抑制二甲苯所致小鼠耳肿胀度和冰醋酸所致小鼠腹腔毛细血管通透性。③调节免疫。本品可促进 SRBC 诱导的小鼠 IgM 生成,可抑制 LPS 诱导的 B 淋巴细胞增殖和 ConA 诱导的 T 淋巴细胞增殖。本品可提高 A 型流感病毒感染小鼠的体重、脾脏指数和胸腺指数,增加肺组织中 IL-2 蛋白表达而减少 TNF-β 蛋白表达。

【不良反应】偶发轻度恶心、腹泻。

【注意事项】①不宜在服药期间同时服用滋补性中药。②孕妇、哺乳期女性禁用。

蓝芩口服液

【药物组成】板蓝根、黄芩、栀子、黄柏、胖大海。辅料为蔗糖、苯甲酸钠、聚山梨酯 80。

【功能主治】清热解毒,利咽消肿。用于急性咽炎、肺胃实热证所致的咽痛,咽干,咽部灼热。

【临床应用】喉痹。因肺胃蕴热,热毒上灼咽喉而致。症见咽痛,咽干,咽部灼热,咳嗽痰黄,发热,口渴欲饮,大便秘结,小便黄,舌红,苔黄,脉数有力。急性咽炎见上述证候者。

此外,本品还可用于治疗急性上呼吸道感染。

【剂型规格】口服液。每支装 10 mL。

【用法用量】口服,每次 2 支,每日 3 次。

【不良反应】个别患者服药后出现轻度腹泻,一般可自行缓解。

【注意事项】①不宜在服药期间同时服用温补性中药。②本品苦寒,易伤胃气,孕妇、老人、儿童及素体脾胃虚弱者慎服。③风寒感冒咽痛者慎用。

清热散结片(胶囊)

【药物组成】千里光。

【功能主治】清热解毒，散结止痛。用于急性结膜炎，急性咽喉炎，急性扁桃体炎，急性肠炎，急性菌痢，上呼吸道感染，急性支气管炎，淋巴结炎，疮疖疼痛，中耳炎，皮炎湿疹。

【剂型规格】片剂：每片重 0.33 g。胶囊剂：每粒装 0.35 g。

【用法用量】口服。片剂：每次 5~8 片，每日 3 次。胶囊剂：每次 4~6 粒，每日 3 次。

新清宁片

【药物组成】熟大黄。辅料为乙醇、淀粉、硬脂酸镁。

【功能主治】清热解毒，泻火通便。用于内结实热所致的喉肿，牙痛，目赤，便秘，发热。

【临床应用】①便秘。饮食积滞，大肠积热，邪热与糟粕相结所致大便秘结，脘腹胀痛，饱胀烦热，小便热赤，舌红苔黄厚或黄腻，脉沉实或滑数有力。功能性便秘见上述证候者。②目赤。上焦火盛，火热上冲清窍所致头痛眩晕，目赤肿痛，口舌干燥，心烦口渴，便秘尿赤，舌红苔黄，脉数。急性结膜炎见上述证候者。③牙痛。胃火亢盛所致牙龈肿痛，身热面赤，口干口渴，尿赤便结，舌红苔黄，脉数。牙周炎见上述证候者。

【剂型规格】薄膜衣片剂。每片重 0.31 g。

【用法用量】口服，每次 3~5 片，每日 3 次。用于便秘，临睡前服 5 片。

【注意事项】①脾胃虚寒，冷积便秘者忌服。②胃阴不足，虚火牙痛者忌服。③不宜在服药期间同时服用滋补性中药。④孕妇及哺乳期、月经期女性忌服。

三、清脏腑热剂

（一）清热理肺剂

连花清瘟颗粒

【药物组成】连翘、金银花、炙麻黄、炒苦杏仁、石膏、板蓝根、绵马贯众、鱼腥草、广藿香、大黄、红景天、薄荷脑、甘草。

【功能主治】清瘟解毒，宣肺泄热。用于治疗流行性感冒属热毒袭肺证，症见发热，恶寒，肌肉酸痛，鼻塞流涕，咳嗽，头痛，咽干咽痛，舌偏红，苔黄或黄腻。

【临床应用】①时行感冒。因瘟热毒邪所致。症见发热甚或高热，恶寒，肌肉酸痛，咳嗽，头痛，舌偏红，苔黄或黄腻。流行性感冒见上述证候者。②喉痹。因感受风热毒邪所致。症见咽干，咽痛，咳嗽，或有发热，舌偏红，苔黄或黄腻。

【剂型规格】颗粒剂。每袋装 6 g。

【用法用量】口服，每次 1 袋，每日 3 次。

【药理作用】临床前药理学试验表明本品口服给药可降低流感病毒甲型鼠肺适应株（FM1）感染小鼠的肺指数；减少金黄色葡萄球菌感染的小鼠 48 小时死亡数；本品对三联菌苗致家兔发热有解热作用；可抑制二甲苯致小鼠耳肿胀，抑制卡拉胶致大鼠足肿胀，降低醋酸所致小鼠腹腔毛细血管通透性；本品可增加小鼠气管段酚红排泌量；可延长氨水引咳小鼠的咳嗽潜伏期并减少其咳嗽次数，减少枸橼酸引咳豚鼠的咳嗽次数；本品可增强氢化可的松致免疫功能低下模型小鼠的迟发性超敏反应，提高环磷酰胺致免疫功能低下模型小鼠的腹腔巨噬细胞吞噬功能和血清溶血素抗体水平。体外试验表明本品对流感病毒、副流感病毒1型（PIV-1）、呼吸道合胞病毒（RSV）、腺病毒3型和7型（ADV-3和ADV-7）、单纯疱疹病毒1型和2型（HSV-1和HSV-2）、SARS病毒、金黄色葡萄球菌、甲型溶血性链球菌、乙型溶血性链球菌、肺炎球菌、流感杆菌均有一定的抑制作用。本品具有抗菌、抗病毒、抗炎、解热作用。

【注意事项】运动员慎用。

银黄颗粒（无糖型）

【药物组成】金银花提取物、黄芩提取物。辅料为糊精、蛋白糖。

【功能主治】清热疏风，利咽解毒。用于外感风热、肺胃热盛所致的咽干，咽痛，喉核肿大，口渴，发热。

【临床应用】外感风热，邪热入里，肺胃热盛所致乳蛾、喉痹、感冒。①乳蛾。症见咽喉疼痛剧烈，咽痛连及耳根及颌下，吞咽困难，喉核红肿较甚，表面有黄白色脓点，或连成伪膜，高热，渴饮，口臭，舌质红赤，苔黄厚，脉洪大而数。急、慢性扁桃体炎见上述证候者。②喉痹。症见咽部红肿，疼痛较剧，发热较甚，口干，大便秘结，小便黄，舌赤，苔黄，脉洪数。急、慢性喉炎见上述证候者。③感冒。症见身热较著，微恶风，头胀痛，咳嗽，痰黏或黄，咽燥，或咽喉红肿疼痛，鼻塞，流黄浊涕，口渴欲饮，舌苔黄，脉浮数。上呼吸道感染见上述证候者。

此外，本品尚可用于治疗高热症。

【剂型规格】颗粒剂。每袋装 4 g。

【用法用量】开水冲服，每次 0.5～1 袋，每日 2 次。

【注意事项】①不宜在服药期间同时服用温补性中药。②脾气虚寒症见大便溏者慎用。

清肺抑火丸

【药物组成】黄芩、栀子、黄柏、浙贝母、桔梗、前胡、苦参、知母、天花粉、大黄。

【功能主治】清肺止咳，化痰通便。用于痰热阻肺所致的咳嗽，痰黄稠黏，口干咽痛，大便干燥。

【临床应用】咳嗽。痰热阻肺，肺失宣肃所致的咳嗽气粗，痰多色黄稠黏，口干咽痛，大便干燥，小便黄赤，舌红苔黄，脉滑数。支气管炎、肺部感染见上述证候者。

【剂型规格】水丸。每袋装 6 g（每 100 粒重 6 g）。

【用法用量】口服，每次 1 袋，每日 2～3 次。

【注意事项】①风寒咳嗽或脾胃虚弱者慎用。②孕妇慎用。③服药期间饮食宜清淡，忌食生冷、辛辣、燥热食物，忌烟酒。

羚羊清肺丸

【药物组成】浙贝母、桑白皮（蜜炙）、前胡、麦冬、天冬、天花粉、地黄、玄参、石斛、桔梗、枇杷叶（蜜炙）、苦杏仁（炒）、金果榄、金银花、大青叶、栀子、黄芩、板蓝根、牡丹皮、薄荷、甘草、熟大黄、陈皮、羚羊角粉。

【功能主治】清肺利咽，清瘟止嗽。用于肺胃热盛、感受时邪所致的身热头晕，四肢酸懒，咳嗽痰盛，咽喉肿痛，鼻衄咳血，口舌干燥。

【临床应用】①时行感冒。感受时邪，肺胃热盛所致。症见身热，头晕，四肢酸懒，咳嗽痰多，咽喉肿痛，鼻衄咳血，口干舌燥，舌质红，苔薄黄腻，脉滑数。流行性感冒见上述证候者。②咳嗽。外感时邪，肺胃热盛，肺失宣肃所致。症见咳嗽气喘，痰多黏稠，色黄，咯吐不爽，胸胁胀满，或身热，舌红，苔薄黄腻，脉滑数。上呼吸道感染、急性支气管炎见上述证候者。③喉痹。外感时邪，肺胃热盛所致。症见身热，咽喉红肿疼痛，口干口渴，尿赤，便结。急性咽炎见上述证候者。

【药理作用】本品有解热、抗炎、镇咳、祛痰、抗病毒等作用。

【剂型规格】大蜜丸。每丸重 6 g。

【用法用量】口服，每次 1 丸，每日 3 次。

【注意事项】外感风寒或寒痰咳嗽者慎用。

咳露口服液

【药物组成】川贝母、枇杷叶、紫菀、麻黄、黄芩、罂粟壳、甘草、薄荷脑、蜂蜜、蔗糖、苯甲酸钠。

【功能主治】清热，宣肺，平喘，化痰止咳。用于风热犯肺、内郁化火所致的咳嗽痰多或吐痰不爽，咽喉肿痛，胸满气短。

【临床应用】感冒，咳嗽，急、慢性支气管炎。

【药理作用】本品有抑菌、抗炎、镇咳、排痰作用。

【剂型规格】合剂。每瓶装 60 mL；每瓶装 120 mL；每瓶装 180 mL。

【用法用量】口服,每次10~20 mL,每日3次。小儿酌减。

【不良反应】尚不明确。

【注意事项】①不宜在服药期间服用补益或滋补性中药。②高血压、心脏病患者慎用。

(二)清肝解毒剂

澳泰乐颗粒

【药物组成】返魂草、郁金、黄精、白芍、麦芽。

【功能主治】疏肝理气,清热解毒。用于肝郁毒蕴所致的胁肋胀痛,口苦纳呆,乏力。

【临床应用】胁痛。因肝郁热毒内蕴所致。症见胁肋胀痛或窜痛,口苦咽干,食少纳呆,体倦乏力。慢性肝炎见上述证候者。

【剂型规格】颗粒剂。每袋装5 g。

【用法用量】口服,每次1袋,每日3次。

【注意事项】①本品药性偏寒,脾胃虚寒者慎用,偏于瘀血停着、肝阴不足所致胁痛者不宜用,寒湿阴黄者忌用。②凡急性肝病湿热疫毒壅盛,不兼有肝郁者忌用;或只见肝郁气滞而不兼有毒热蕴结者当慎用。③本品适用于郁久化热者,尤以体质偏弱者更为适宜。

护肝片

【药物组成】柴胡、茵陈、板蓝根、五味子、猪胆粉、绿豆。

【功能主治】疏肝理气,健脾消食。具有降低转氨酶作用,用于慢性肝炎及早期肝硬化。

【临床应用】①胁痛。因肝郁气滞、肝失疏泄所致胸膈痞满，两胁胀痛或窜痛，脉弦，舌质暗。慢性肝炎、早期肝硬化、胆囊炎见上述证候者。②黄疸。因毒蕴肝胆所致身目发黄，尿黄，舌苔黄腻，弦滑数。病毒性肝炎见上述证候者。

【药理作用】本品有保肝、抗炎作用。

【剂型规格】薄膜衣片剂。每片重 0.36 g。

【用法用量】口服，每次 4 片，每日 3 次。

【注意事项】①本品药性苦寒，脾胃虚寒者慎用，寒湿阴黄者忌用，肝阴不足所致胁痛者忌用。②服药期间饮食宜清淡，忌食辛辣、油腻之品并戒酒。③使用本品降低血清谷丙转氨酶时，一般以 1 个月为 1 个疗程，最多 3 个月。在谷丙转氨酶指标正常或下降的同时应伴有全身症状好转，但易反跳，停药时应剂量递减，不宜骤停。

茵莲清肝颗粒

【药物组成】茵陈、柴胡、郁金、板蓝根、绵马贯众、白花蛇舌草、半枝莲、虎杖、重楼、茯苓、广藿香、砂仁、佩兰、白芍（炒）、当归、丹参、红花、泽兰、琥珀。

【功能主治】清热解毒，芳香化湿，疏肝利胆，健脾和胃，养血活血。本品主要用于病毒性肝炎患者、肝炎病毒携带者及肝功能异常患者。

【临床应用】胁痛。因肝胆湿热瘀滞所致。症见胁腹胀痛或刺痛，口苦，纳呆，恶心呕吐，乏力，身目俱黄，尿黄，舌红苔黄，脉滑数。病毒性肝炎见上述证候者。

【剂型规格】颗粒剂。每袋装 10 g。

【用法用量】口服,每次1袋,每日3次。

【注意事项】①肝旺脾虚所致胁痛者慎用。②儿童、老年人、肾功能不全者慎用。③绵马贯众有毒,不可久服。④孕妇禁用。

肝爽颗粒

【药物组成】党参、柴胡(醋制)、白芍、当归、茯苓、白术(炒)、枳壳(炒)、蒲公英、虎杖、夏枯草、丹参、桃仁、鳖甲(烫)。

【功能主治】疏肝健脾,清热散瘀,保肝护肝,软坚散结。用于急、慢性肝炎,肝硬化,肝功能损害者。

【临床应用】急、慢性肝炎,肝硬化,肝功能损害,伴乏力、纳差、腹胀、肝区疼痛等症状。

【药理作用】本品有抑制肝纤维化、抗氧化、抗炎等作用。

【剂型规格】颗粒剂。每袋装3 g。

【用法用量】口服,每次1袋,每日3次。

【不良反应】尚不明确。

【注意事项】尚不明确。

(三)清肝胆湿热剂

茵栀黄颗粒

【药物组成】茵陈(绵茵陈)提取物、栀子提取物、黄芩提取物(以黄芩苷计)、金银花提取物。

【功能主治】清热解毒,利湿退黄。有退黄疸和降低谷丙转氨酶的作用。用于湿热毒邪内壅所致的急、慢性肝炎和重症肝炎(Ⅰ型),也可用于其他型重症肝炎的综合治疗。

【临床应用】黄疸。因湿热交蒸于肝胆,胆汁外溢所致。症见面目悉黄,胸胁胀痛,恶心呕吐,小便黄赤,舌红,苔黄腻,脉弦滑数。急、慢性肝炎见上述证候者。

【药理作用】本品具有保肝、抗菌及提高小鼠腹腔巨噬细胞吞噬功能的作用。

【剂型规格】颗粒剂。每袋装3 g。

【用法用量】口服,每次2袋,每日3次。

【注意事项】① 妊娠及哺乳期女性慎用。②黄疸属寒湿阴黄者不宜使用。③忌愤怒、忧郁、劳碌。

亮菌口服液

【药物组成】亮菌多糖及多肽。

【功能主治】用于慢性肝炎,迁延性肝炎,慢性胆管炎和胆囊炎,慢性、浅表性、萎缩性胃炎,以及放疗、化疗引起的白细胞减少的辅助治疗。

【药理作用】本品有保肝、抗炎、镇痛、解痉作用,能加速造血组织DNA的合成,具有显著的免疫活性并有明显的抑制肿瘤生长作用。

【剂型规格】口服液。每支装10 mL。

【用法用量】口服,每次1~2支,每日3次。

【注意事项】①糖尿病患者禁用。②孕妇及哺乳期女性慎用。

大黄利胆胶囊

【药物组成】大黄、手掌参、余甘子。

【功能主治】清热利湿,解毒退黄。用于肝胆湿热所致的胁痛,口苦,食欲不振等症。胆囊炎、脂肪肝见上述证候者。

【药理作用】有文献报道本品对大鼠酒精性脂肪肝具有保护作用。

【剂型规格】胶囊剂。每粒装 0.3 g。

【用法用量】口服,每次 2 粒,每日 2~3 次。

【注意事项】孕妇忌用。

龙胆泻肝丸

【药物组成】龙胆、柴胡、黄芩、栀子(炒)、泽泻、木通、盐车前子、酒当归、地黄、炙甘草。

【功能主治】清肝胆,利湿热。用于肝胆湿热,头晕目赤,耳鸣耳聋,胁痛口苦,尿赤,湿热带下。

【临床应用】①眩晕。因肝胆实火上炎所致。症见眩晕,面红,目赤,烦躁易怒,口苦而干,耳鸣耳聋,舌红苔黄,脉弦数。高血压病见上述证候者。②头痛。因肝胆实火上炎所致。症见头痛,面红,目赤,烦躁易怒,口苦而干,耳鸣耳聋,舌红苔黄,脉弦数。高血压病、神经性头痛、顽固性偏头痛等见上述证候者。③暴风客热。因外感风热,客入肝经,上攻头目所致。症见目赤肿痛,头痛口苦,烦躁易怒,小便黄赤,大便秘结,舌红苔黄,脉弦数。急性结膜炎见上述证候者。④耳鸣耳聋。因情志所伤,肝气郁结,化火暴涨,上扰耳窍所致。症见耳鸣如风雷声,耳聋时轻时重,每于郁怒之后耳鸣、耳聋加重,头痛,眩晕,心烦易怒,舌红苔黄,脉弦数。神经性耳聋见上述证候者。⑤脓耳。因肝胆湿热,蕴结耳窍所致。症见耳内流脓,色黄而稠,耳内疼痛,听力减退,舌红苔黄，脉弦数。化脓性中耳炎见上述证候者。⑥耳疖。多因肝胆湿热，上结耳道，郁结肌肤经络，气滞血瘀所致。症见耳肿疼痛，口苦咽干，小便黄赤，大便秘结，舌红苔黄，脉弦数。外耳道疖肿见上述证候者。⑦胁痛。因肝胆湿热，肝失疏泄，经络不通所致。症见胁痛口苦，胸闷纳呆，恶心呕吐，目赤或目黄身黄，小便黄赤，舌红苔黄，脉弦滑数。急性黄疸性肝炎、急性胆囊炎、带状疱疹等见上述证候者。⑧淋痛。因肝胆湿热下注，膀胱气化失司所致。症见小便赤涩热痛，淋沥不畅，小腹急满，口苦而干，舌红苔黄腻，脉弦滑数。急性肾盂肾炎、急性膀胱炎、尿道炎、急性前列腺炎见上述证候者。⑨带下阴痒。因肝胆湿热下注所致。症见带下色黄，稠黏臭秽，外阴瘙痒难忍，阴汗腥臭，口苦口干，舌红苔黄腻，脉弦数。外阴炎、阴道炎、急性盆腔炎见上述证候者。

此外，有使用本品治疗流行性出血性结膜炎的报道。

【剂型规格】丸剂（水丸）。每袋装 6 g。

【用法用量】口服，每次 0.5～1 袋，每日 2 次。

【注意事项】①不宜在服药期间同时服用滋补性中药。②服药后大便次数增多且不成形者，应酌情减量。③孕妇禁用。

（四）清利肠胃湿热剂

枫蓼肠胃康颗粒

【药物组成】牛耳枫、辣蓼。

【功能主治】清热除湿化滞。用于急性胃肠炎属伤食泄泻及湿热泄泻者,症见腹痛腹满,泄泻臭秽,恶心呕腐,或有发热恶寒,苔黄,脉数等。亦可用于食滞胃痛者,症见胃脘痛,拒按,恶食欲吐,嗳腐吞酸,舌苔厚腻或黄腻,脉滑数。

【临床应用】泄泻。脾胃不和、气滞湿困所致腹痛,腹泻,大便稀薄,次数明显增加,伴恶心呕吐,不思饮食,口干渴,发热,头痛,头晕。急性胃肠炎见上述证候者。

【药理作用】本品具有抗炎、抑制胃酸分泌、抑制回肠收缩、抗溃疡性结肠炎作用。

【剂型规格】颗粒剂。每袋装 3 g。

【用法用量】开水冲服,每次 1 袋,每日 3 次。浅表性胃炎 15 天为 1 个疗程。

【不良反应】少数患者服用本品可出现头晕。

【注意事项】①脾胃虚寒泄泻者禁用。②孕妇禁用。

加味香连丸

【药物组成】木香、姜黄连、黄芩、黄柏(酒炙)、白芍、当归、姜厚朴、麸炒枳壳、槟榔、醋延胡索、制吴茱萸、炙甘草。

【功能主治】清热祛湿,化滞止痛。用于大肠湿热所致的痢疾,症见大便脓血,腹痛下坠,里急后重。

【临床应用】痢疾。饮食不洁,湿热邪毒壅滞大肠所致腹泻,脓血样大便,里急后重,腹痛,恶心,呕吐,发热。细菌性痢疾见上述证候者。

【剂型规格】水丸。每袋装 6 g(每 100 粒重 6 g)。

【用法用量】口服,每次1袋,每日3次。

【注意事项】① 慢性虚寒性泻痢者慎用。②本药苦寒,易伤胃气,中病即止,不可过服、久服。

三九胃泰颗粒

【药物组成】三叉苦、九里香、两面针、木香、黄芩、茯苓、地黄、白芍。辅料为蔗糖。

【功能主治】清热燥湿,行气活血,柔肝止痛。用于湿热内蕴、气滞血瘀所致的胃痛,症见脘腹隐痛,饱胀反酸,恶心呕吐,嘈杂纳减。

【临床应用】①胃痛。饮食不节、湿热内蕴所致胃脘疼痛,嘈杂纳减,口苦口黏,大便黏滞,舌苔黄腻。慢性胃炎见上述证候者。②痞满。肝郁气滞、瘀血阻滞所致胃部饱胀,夜痛甚,舌质红,有瘀点。胃炎、功能性消化不良见上述证候者。

【剂型规格】颗粒剂。每袋装20 g。

【用法用量】开水冲服,每次1袋,每日2次。

【不良反应】药疹、肝损害。

【注意事项】①忌情绪激动或生闷气。②胃寒患者慎用。③过敏体质者慎用。

四、清热镇惊剂

新雪片

【药物组成】磁石、石膏、滑石、寒水石、硝石、芒硝、栀子、竹叶卷心、广升麻、穿心莲、珍珠层粉、沉香、冰片、人工牛黄。

【功能主治】清热解毒。用于各种热性病之发热,如扁桃体炎、上呼吸道感染、咽炎、气管炎所引起的高热,以及温热病之烦热不解。

【临床应用】①发热。外感热病、热邪入里所致高热头痛,烦躁不安,胸闷,咳嗽,舌红,苔黄,脉数。上呼吸道感染、支气管炎见上述证候者。②乳蛾。外感热病、热毒炽盛所致发热,头痛,咽喉肿痛,烦躁不安,舌红,苔黄,脉数。扁桃体炎见上述证候者。

【剂型规格】薄膜衣片剂。每片重 0.56 g。

【用法用量】口服,每次 2 片,每日 3 次。

【药理作用】①抗炎。本品能抑制二甲苯致小鼠耳肿胀,降低氨水所致急性咽炎大鼠血清白细胞介素 -6(IL-6)、前列腺素 E2(PGE2)、肿瘤坏死因子 -α(TNF-α)含量。②解热。本品对伤寒杆菌内毒素引起的大鼠发热有解热作用。③抗病毒。本品体外有抑制呼吸道合胞病毒作用。

【注意事项】①外感风寒者慎用。②孕妇禁用。

第五节 温里剂

温里剂以温热药为主组成,用于里寒证,具有温里助阳、散寒通脉的功能。里寒证成因,不外寒从内生和寒从外来两途。里寒证主要症见但寒不热,喜暖蜷卧,口淡不渴,小便清冷等。

温中散寒剂,用于脾胃虚寒证。症见脘胀冷痛,肢体倦怠,手足不温,或腹痛下利,恶心呕吐,不思饮食,口淡不渴等。可服用理中丸、良附丸等。

温中除湿剂,用于中焦脾胃不和,寒湿中阻

证。症见胃脘部不适，呕吐酸水，嘈杂喜暖，不思饮食，大便稀溏，畏寒肢冷。可服用香砂养胃丸、香砂平胃丸等。

一、温中散寒剂

理中丸

【药物组成】炮姜、党参、白术（土炒）、炙甘草。

【功能主治】温中散寒，健胃。用于脾胃虚寒，呕吐泄泻，胸满腹痛，消化不良。

【临床应用】①胃痛。脾胃虚寒，运化失司所致。症见胃脘冷痛，畏寒肢凉，喜热饮食，舌淡苔白，脉细弦。胃及十二指肠溃疡、慢性胃炎见上述证候者。②泄泻。脾胃虚弱，内寒自生，升降失常，清浊相干所致。症见腹痛喜暖，畏寒肢冷，舌淡苔白，脉细滑。慢性腹泻见上述证候者。③呕吐。脾胃虚寒，升降失常，胃气上逆所致。症见恶心呕吐，口淡乏味，纳少脘胀，大便溏薄，畏寒肢冷，倦怠乏力，舌淡苔白，脉沉细。胃肠功能紊乱见上述证候者。

【剂型规格】大蜜丸：每丸重9 g。浓缩丸：每8丸相当于原药材3 g。

【用法用量】口服。大蜜丸：每次1丸，每日2次，小儿酌减。浓缩丸：每次8丸，每日3次。

【注意事项】①阴虚内热、感冒发热者不宜使用。②湿热中阻所致胃痛、呕吐、泄泻者不宜使用。

附子理中丸

【药物组成】附子（制）、党参、炒白术、干姜、甘草。辅料为蜂蜜。

【功能主治】温中健脾。用于脾胃虚寒,脘腹冷痛,呕吐泄泻,手足不温。

【临床应用】①胃痛。中虚有寒、不能运化所致胃脘冷痛,畏寒肢凉,喜热饮食,舌淡苔白,脉细弦。急、慢性胃炎见上述证候者。②泄泻。脾胃虚弱、寒邪困脾所致脘腹冷痛,呕吐清水,或大便稀溏,手足不温。急、慢性肠炎,肠道功能紊乱见上述证候者。

【药理作用】本品具有增强抗寒能力、镇痛、调节肠道运动等作用。

【剂型规格】大蜜丸。每丸重 9 g。

【用法用量】口服,每次 1 丸,每日 2 ~ 3 次。

【不良反应】有文献报道,口服本品后发生心律失常。

【注意事项】①感冒发热患者不宜服用。②忌不易消化食物。③大肠湿热泄泻者慎用。④本品中有附子,服药后如有血压增高、头痛、心悸等症状,应立即停药。⑤孕妇慎用。

良附丸

【药物组成】高良姜、醋香附。

【功能主治】温胃理气。用于寒凝气滞,脘痛吐酸,胸腹胀满。

【临床应用】①胃痛。过食生冷,或感受寒凉而寒凝气滞所致。症见胃脘冷痛,喜按喜暖,遇冷痛重,尿清便溏。②呕吐。暴饮生冷,损伤中阳,胃气上逆所致。症见恶心呕吐,胃凉胀满,口淡纳呆,嗳气吐酸。胃及十二指肠溃疡,急、慢性胃炎见上述证候者。

【剂型规格】水丸。每袋装 6 g(每 100 粒重 6 g)。

【用法用量】口服,每次 3～6 g,每日 2 次。

【注意事项】①忌愤怒、忧郁,保持心情舒畅。②胃部灼痛,口苦、便秘之胃热者不适用。

温胃舒胶囊

【药物组成】党参、附子(黑顺片)、炙黄芪、肉桂、山药、肉苁蓉(酒蒸)、白术(清炒)、南山楂(炒)、乌梅、砂仁、陈皮、补骨脂。辅料为二氧化硅、淀粉、滑石粉。

【功能主治】温中养胃,行气止痛。用于中焦虚寒所致的胃痛,症见胃脘冷痛,腹胀嗳气,纳差食少,畏寒无力。

【临床应用】胃痛。过食寒凉,损伤胃阳所致。症见胃凉隐痛,口淡纳差,喜热饮食,大便稀溏,畏寒肢凉,神疲乏力。萎缩性胃炎、浅表性胃炎见上述证候者。

【药理作用】本品具有抗慢性胃炎和抗炎、镇痛、抑制小肠运动、提高免疫功能等作用。

【剂型规格】胶囊剂。每粒装 0.4 g。

【用法用量】口服,每次 3 粒,每日 2 次。

【不良反应】有文献报道 1 例过敏反应。

【注意事项】①湿热中阻胃痛者忌用。②本品含大辛大热、活血通经之品,孕妇忌用。③胃大出血时忌用。

小建中片

【药物组成】桂枝、白芍、炙甘草、生姜、大枣。

【功能主治】温中补虚，缓急止痛。用于脾胃虚寒，脘腹疼痛，喜温喜按，嘈杂吞酸，食少。

【临床应用】胃痛。脾胃虚寒，中气不足，失于温养所致。症见胃痛隐隐，绵绵不休，喜温喜按，空腹痛甚，得食则缓，劳累或遇冷后发作或痛甚，泛吐清水，食少纳呆，神疲乏力，四肢倦怠，手足不温，大便溏薄，舌淡苔白，脉虚弱或迟缓。胃及十二指肠溃疡见上述证候者。

【剂型规格】薄膜衣片剂。每片重 0.6 g。

【用法用量】口服，每次 2～3 片，每日 3 次。

【注意事项】阴虚内热胃痛者不宜使用。

二、温中除湿剂

香砂养胃丸

【药物组成】木香、砂仁、白术、陈皮、茯苓、半夏（制）、醋香附、枳实（炒）、豆蔻（去壳）、姜厚朴、广藿香、甘草、生姜、大枣。

【功能主治】温中和胃。用于不思饮食，胃脘满闷或泛吐酸水。

【临床应用】①痞满。脾虚不运，胃气阻滞所致。症见不思饮食，脘腹痞满，胸脘堵闷，嘈杂不适，苔薄白，脉细滑。功能性消化不良、胃炎见上述证候者。②胃痛。胃阳不足，湿阻气滞所致。症见胃脘胀痛，痛窜胁背，脘闷不适，呕吐酸水。胃炎、溃疡病见上述证候者。③纳呆。脾胃虚弱，胃不受纳，脾不运化所致。症见不思饮食，食则饱胀，大便稀溏，体乏无力。消化不良见上述证候者。

【药理作用】本品具有抗消化性溃疡、促进胃酸分泌、镇痛及调节胃肠蠕动的作用。

【剂型规格】浓缩丸。每8丸相当于原药材3 g。

【用法用量】口服,每次8丸,每日3次。

【注意事项】①胃痛症见胃部灼热,隐隐作痛,口干舌燥者不宜服用。②宜用温开水送服。

香砂平胃丸

【药物组成】苍术、厚朴(姜制)、木香、砂仁、陈皮、甘草。

【功能主治】理气化湿,和胃止痛。用于湿浊中阻、脾胃不和所致的胃脘疼痛,胸膈满闷,恶心呕吐,纳呆食少。

【临床应用】①痞证。湿浊中阻,脾胃不和,中焦气滞所致。症见胸脘满闷,痞满不舒,纳呆食少,饮食乏味,恶心呕吐,肢体倦怠,大便溏软,舌苔白腻,脉细缓。胃肠功能紊乱、慢性胃炎、慢性肠炎、胃神经官能症、消化不良见上述证候者。②胃痛。湿浊中阻,胃失和降所致。症见胃脘胀满,隐隐作痛,口淡无味,不思饮食,泛泛欲呕,肢体困倦,神疲乏力,大便溏薄,舌苔白腻,脉濡缓。急、慢性胃炎,胃及十二指肠溃疡,胃神经官能症见上述证候者。③呕吐。湿浊中阻,脾胃不和,胃气上逆所致。症见呕吐,恶心,胸脘痞闷,不思饮食,时泛清水,倦怠体重,大便溏薄,舌苔白腻,脉濡缓。急性胃炎、胃神经官能症见上述证候者。

【剂型规格】水丸。每袋装6 g。

【用法用量】口服,每次1袋,每日1~2次。

【注意事项】①脾胃阴虚者慎用。② 饮食宜清淡,忌生冷、油腻、煎炸食物和海鲜发物。

第六节 化痰止咳平喘剂

化痰止咳平喘剂,以祛痰、止咳、平喘药为主组成,是具有消除或减轻咳嗽、气喘、痰饮等作用的一类方剂。主要治疗外感邪气犯肺,肺气不宣,或肺气虚、肺阴虚,或脏腑功能失调,影响于肺所引起的咳嗽、气喘、咯痰稀白或黏稠,或干咳无痰,或痰饮等症,还可治疗与痰有关的瘰疬痰核。化痰止咳平喘剂的具体划分如下。

温化寒痰剂,适用于寒痰所致的咳嗽。症见咳嗽,痰多清稀色白等。可服用通宣理肺口服液、二陈丸等。

理肺止咳剂,适用于感受外邪或脾胃虚弱而致肺失宣肃,痰浊阻肺。症见咳嗽,咯痰,痰白或黄,喘息等。可服用利肺片、祛痰止咳颗粒等。

清热化痰剂,适用于痰热咳嗽。症见咳嗽,痰稠色黄,咯之不爽,胸膈痞闷,口渴,咽干。可服用肺力咳合剂、复方鲜竹沥液等。

润燥化痰剂,适用于燥痰所致的咳嗽。症见燥咳,少痰,或痰黄黏稠,痰中带血,口干咽燥,咽喉干痛等。可服用养阴清肺糖浆(口服液)、金果饮等。

平喘剂,适用于素体多痰或肺气不足复感风寒,肺气上逆之咳嗽喘息。症见咳嗽痰盛,干咳少痰或无痰,气促,哮喘等。可服用蛤蚧定喘胶囊、京制咳嗽痰喘丸等。

一、温化寒痰剂

通宣理肺口服液

【药物组成】紫苏叶、前胡、桔梗、苦杏仁、麻黄、甘草、陈皮、半夏（制）、茯苓、枳壳（炒）、黄芩。矫味剂为单糖浆。

【功能主治】解表散寒，宣肺止嗽。用于风寒束表、肺气不宣所致的感冒咳嗽，咳痰不畅，发热恶寒，鼻塞流涕，头痛，无汗，肢体酸痛。

【临床应用】咳嗽。风寒外束，肺气不宣，气逆痰阻所致。症见发热恶寒，恶寒较甚，头痛鼻塞，咳嗽痰白，无汗而喘，骨节身痛，舌苔薄白，脉浮紧。感冒、急性支气管炎见上述证候者。

此外，本品尚可治疗急性鼻炎、慢性鼻炎、荨麻疹。

【药理作用】本品有镇咳、祛痰、平喘、抗炎、解热作用。

【剂型规格】口服液。每支装 10 mL。

【用法用量】口服，每次 2 支，每日 2～3 次。

【注意事项】①本品辛温、发散风寒，风热或痰热咳嗽、阴虚干咳者忌服。②运动员慎用。

二陈丸

【药物组成】陈皮、半夏（制）、茯苓、甘草。辅料为生姜。

【功能主治】燥湿化痰，理气和胃。用于痰湿停滞导致的咳嗽痰多，胸脘胀闷，恶心呕吐。

【临床应用】咳嗽。痰湿停滞所致的咳嗽痰多，色白易咳，胸脘痞闷，恶心呕吐，肢体困倦，头眩心悸，舌苔白滑或腻，脉弦缓。慢性支气管炎见上述证候者。

【剂型规格】丸剂。每袋装6g（每100粒重6g）。

【用法用量】口服，每次9～15g，每日2次。

【注意事项】①肺阴虚所致的燥咳、咯血慎用。②不宜在服药期间同服滋补性中药。

橘红痰咳液

【药物组成】化橘红、蜜百部、茯苓、半夏（制）、白前、甘草、苦杏仁、五味子。辅料为蔗糖、蜂蜜、香精、薄荷脑、苯甲酸钠、羟苯乙酯。

【功能主治】理气化痰、润肺止咳。用于痰浊阻肺所致的咳嗽，气喘，痰多。

【临床应用】①咳嗽。因脾胃虚弱，聚湿生痰，痰饮阻肺所致。症见咳嗽，痰多，痰稀色白，胸脘痞闷，食少纳差，或气促喘息，舌淡苔白或腻，脉弦滑。慢性支气管炎见上述证候者。②喘证。由脾胃虚弱，痰浊内生，上犯阻肺所致。症见呼吸困难，甚则张口抬肩，鼻煽，呕吐痰涎，胸脘憋闷，舌淡苔白滑，脉弦滑。阻塞性肺气肿、肺心病见上述证候者。

【剂型规格】口服液。每支装10 mL。

【用法用量】口服，每次1～2支，每日3次。

【注意事项】①不宜在服药期间同时服用滋补性中药。②服药期间，若患者发热，体温超过38.5℃，或出现喘促气急者，或咳嗽加重，痰量明显增多者应去医院就诊。③过敏体质者慎用。④风热者忌用。

二、理肺止咳剂

利肺片

【药物组成】百部、百合、五味子、枇杷叶、白及、牡蛎、甘草、冬虫夏草、蛤蚧粉。

【功能主治】驱痨补肺,镇咳化痰。用于肺痨咳嗽、咯痰、咯血,气虚哮喘,慢性气管炎等。

【剂型规格】片剂。每片重 0.25 g。

【用法用量】口服,每次 2 片,每日 3 次。

祛痰止咳颗粒

【药物组成】党参、芫花(醋制)、甘遂(醋制)、水半夏、紫花杜鹃、明矾。

【功能主治】健脾燥湿,祛痰止咳。用于慢性支气管炎、肺气肿、肺心病所引起的痰多,咳嗽,喘息等症。

【临床应用】①咳嗽。因脾胃虚弱,聚湿生痰,痰饮阻肺所致。症见咳嗽,痰多,痰稀色白,胸脘痞闷,食少纳差,脉弦滑。慢性支气管炎见上述证候者。②喘证。由脾胃虚弱,痰浊内生,上犯阻肺所致。症见呼吸困难,甚则张口抬肩,鼻煽,呕吐痰涎,胸脘痞闷,舌淡苔白滑,脉弦滑。阻塞性肺气肿、肺心病见上述证候者。

【剂型规格】颗粒剂。每袋装 6 g。

【用法用量】口服,每次 2 袋,每日 2 次。小儿酌减,温开水冲服。

【不良反应】文献报道服用本品致支气管哮喘急性发作 1 例。

【注意事项】①孕妇禁用。②外感咳嗽、阴虚久咳、肾虚作喘者慎用。③体弱年迈者慎用。

蛇胆陈皮液

【药物组成】蛇胆汁、陈皮。辅料为蔗糖、苯甲酸钠。

【功能主治】顺气，止咳，化痰。用于咳喘，痰多。

【临床应用】①咳嗽。痰浊阻肺所致的咳嗽痰多，质稠厚或黄，量多易咯，胸闷，脘痞，呕恶，苔腻或黄腻，脉滑。支气管炎见上述证候者。②呕吐。脾不运化，痰饮内停，或痰郁化热所致。症见胃气上逆，恶心呕吐，胸膈烦闷，口苦，失眠或眩晕，舌苔黄腻，脉滑。③呃逆。痰浊中阻，胃失和降所致。症见呃逆连声，恶心，饮食不下，头晕目眩，舌苔薄腻，脉滑。

【药理作用】本品有祛痰、推动小鼠肠道运动的作用。

【剂型规格】口服液。每支装 10 mL。

【用法用量】口服，每次 1 支，每日 3～4 次。

【不良反应】文献报道蛇胆陈皮散引起全身多处黏膜溃烂 1 例。

【注意事项】服药期间饮食宜清淡，忌辛辣厚味食物，忌烟酒。

标准桃金娘油肠溶胶囊（成人装）

【药物组成】标准桃金娘油。

【功能主治】黏液溶解性祛痰药。适用于急、慢性鼻窦炎和支气管炎。

【剂型规格】肠溶软胶囊剂。每粒含 0.3 g。

【用法用量】口服，本品较宜在餐前 30 分钟用较多的凉开水送服。勿将胶囊掰开或咀嚼服用。急性患者：每次1粒，每日3～4次。慢性患者：每次1粒，每日2次。

【不良反应】极个别有胃肠道不适及原有的肾结石和胆结石的移动。偶有过敏反应，如皮疹、面部浮肿、呼吸困难和循环障碍。

【注意事项】①孕妇及哺乳期女性用药应充分考虑本品的亲脂性而可进入乳汁。②儿童用药请选择儿童装。③本品高剂量的中毒反应有头晕、恶心、腹痛，严重时可出现昏迷和呼吸障碍，严重中毒后罕见有心血管并发症。解救措施为使用液体石蜡每公斤体重3 mL或用5%碳酸氢钠溶液洗胃并吸氧。

消咳喘片

【药物组成】满山红油、满山红浸膏粉。

【功能主治】止咳，祛痰，平喘。用于慢性支气管炎及感冒咳嗽。

【临床应用】①咳嗽。痰浊阻肺所致的咳嗽痰多。急、慢性支气管炎见上述证候者。②喘证。痰浊阻肺所致的气喘胸闷，咳嗽痰多。喘息性支气管炎见上述证候者。

【药理作用】本品有镇咳、祛痰、平喘、抗炎作用。

【剂型规格】薄膜衣片剂。每片重0.31 g。

【用法用量】口服，每次4～5片，每日3次。

【不良反应】有报道口服本品后出现皮肤潮红、眼睑水肿、体温上升的过敏反应，以及哮喘发作、过敏休克、室上性心动过速、肾病综合征等不良反应。

【注意事项】①糖尿病患者慎用。②过敏体质者慎用。

强力枇杷露

【药物组成】枇杷叶、罂粟壳、百部、白前、桑白皮、桔梗、薄荷脑。辅料为蔗糖、苯甲酸钠、枸橼酸、香精。

【功能主治】养阴敛肺，止咳祛痰。用于支气管炎咳嗽。

【临床应用】咳嗽。外感风热之邪，入里犯肺，肺失宣肃，其气上逆而致。症见咳嗽，痰黄或稠，咳痰不爽，口渴咽干，咽喉肿痛，胸闷胀痛，舌苔黄，脉浮数。感冒，急、慢性支气管炎见上述证候者。

【剂型规格】糖浆剂。每瓶装 330 mL。

【用法用量】口服，每次 15 mL，每日 3 次。

【药理作用】本品具有止咳、祛痰、抗炎功效。

【注意事项】①运动员慎用，过敏体质慎用。②不宜在服药期间同时服用滋补性中药。③儿童、孕妇、哺乳期女性禁用，糖尿病患者禁服。④本品不宜长期服用，服药 3 天症状无缓解，应去医院就诊。

克咳胶囊

【药物组成】麻黄、罂粟壳、甘草、苦杏仁、莱菔子、桔梗、石膏。辅料为碳酸钙。

【功能主治】止嗽，定喘，祛痰。用于咳嗽，喘急气短。

【临床应用】①咳嗽。痰热蕴肺，或痰湿化热所致。症见胸闷，咳嗽，痰多色黄，痰质黏稠。支气管炎见上述证候者。②喘证。风寒外束,入里化热,或素有痰火,遇寒而发,肺气壅滞所致。症见喘息急促,呼吸困难,甚者张口抬肩,鼻煽,不能平卧,舌红苔黄,脉滑数。喘息性支气管炎见上述证候者。

【剂型规格】胶囊剂。每粒装 0.3 g。

【用法用量】口服,每次 3 粒,每日 2 次。

【不良反应】荨麻疹、皮疹等。

【注意事项】①不宜在服药期间同时服用滋补性中药。②高血压、心脏病患者慎服。③过敏体质者慎用。④婴幼儿、孕妇及哺乳期女性禁用。

急支糖浆

【药物组成】鱼腥草、金荞麦、四季青、麻黄、前胡、紫菀、枳壳、甘草。辅料为蔗糖、苯甲酸、山梨酸钾。

【功能主治】清热化痰,宣肺止咳。用于外感风热所致的咳嗽,症见发热,恶寒,胸膈满闷,咳嗽咽痛。

【临床应用】咳嗽。外感风热或痰热壅肺所致。症见发热恶寒,咳嗽,痰黄,口渴,咽痛,舌边尖红,苔薄黄,脉浮数;或咳嗽胸闷,痰多黄稠,小便短赤,舌红苔黄,脉滑数。急性气管支气管炎、慢性支气管炎急性发作见上述证候者。

【不良反应】有文献报道患者服用急支糖浆后出现药疹、痉挛性咳嗽、呼吸困难等过敏反应。

【药理作用】本品有镇咳、平喘、抗炎等作用。

【剂型规格】糖浆剂。每瓶装 200 mL。

【用法用量】口服,每次 20~30 mL,每日 3~4

次。儿童1岁以内每次5 mL，1~3岁每次7 mL，3~7岁每次10 mL，7岁以上每次15 mL，每日3~4次。

【注意事项】①寒证者慎用。②高血压、心脏病患者慎用。③孕妇慎用。④运动员慎用。

苏黄止咳胶囊

【药物组成】麻黄、紫苏叶、地龙、蜜枇杷叶、炒紫苏子、蝉蜕、前胡、炒牛蒡子、五味子。

【功能主治】疏风宣肺，止咳利咽。用于风邪犯肺，肺气失宣所致的咳嗽、咽痒，痒时咳嗽或呛咳阵作，气急，遇冷空气、异味等因素突发或加重，或夜卧晨起咳剧，多呈反复性发作，干咳无痰或少痰，舌苔薄白等。感冒后咳嗽及咳嗽变异性哮喘见上述证候者。

【剂型规格】硬胶囊剂。每粒装0.45 g。

【用法用量】口服，每次3粒，每日3次。疗程7~14天。

【不良反应】偶见恶心，呕吐，胃部不适，便秘，咽干。

【注意事项】①孕妇忌用。②运动员慎用。③高血压、心脏病患者慎服。

三、清热化痰剂

肺力咳合剂

【药物组成】黄芩、前胡、百部、红花龙胆、梧桐根、白花蛇舌草、红管药。

【功能主治】清热解毒，镇咳祛痰，用于痰热犯肺引起的咳嗽痰黄。

【临床应用】咳嗽。症见痰黄而稠,或痰白而胶结难出,身热面赤,心烦口渴,尿黄便结,咳嗽气喘,或气粗息促,舌质红,苔黄腻,脉滑数或弦滑。急、慢性支气管炎,肺气肿见上述证候者。

【剂型规格】合剂。每瓶装 150 mL。

【用法用量】口服。7 岁以内每次 10 mL,7 ~ 14 岁每次 15 mL,成人每次 20 mL,每日 3 次。或遵医嘱。

【注意事项】①孕妇慎服。②本品含辅料阿斯巴甜,苯丙酮尿症患者不宜使用。

痰咳净片(散)

【药物组成】桔梗、远志、苦杏仁、冰片、五倍子、炙甘草、咖啡因。

【功能主治】通窍顺气,止咳化痰。用于支气管炎、咽炎等引起的痰多,气促,喘息。

【临床应用】①咳嗽。因外邪袭肺,肺失宣肃所致。症见咳嗽,痰多而稀,色白或微黄,咽喉不适或疼痛,胸闷,伴气促,喘息,舌淡苔白或黄,脉滑。急、慢性支气管炎,咽喉炎见上述证候者。②喘证。由痰浊阻肺,肺失宣肃所致。症见呼吸困难,喉中痰鸣,甚则张口抬肩,呕吐痰涎,胸脘憋闷,舌淡苔白滑,脉弦滑。喘息性支气管炎、肺气肿见上述证候者。

【剂型规格】片剂:每片重 0.2 g。散剂:每盒装 6 g。

【用法用量】片剂:口服,每次 1 片,每日 3 ~ 6 次,儿童用量酌减。散剂:含服,每次 0.2 g,每日 3 ~ 6 次。

【注意事项】①阴虚燥咳者慎用。②孕妇禁用。③本品含咖啡因,不宜过量服用;胃溃疡患者慎用。④不宜在服药期间同时服用滋补性中药。

复方鲜竹沥液

【药物组成】鲜竹沥、鱼腥草、枇杷叶、桔梗、生半夏、生姜、薄荷素油。辅料为苯甲酸钠、甜菊素等。

【功能主治】清热化痰,止咳。用于痰热咳嗽,痰黄黏稠。

【临床应用】咳嗽。感受外邪,入里化热,肺失清肃,痰浊内生所致。症见咳嗽,痰多,黏稠色黄,舌淡,苔薄腻,脉滑。急性支气管炎见上述证候者。

【药理作用】本品有祛痰、止咳等作用。

【剂型规格】口服液。每支装 20 mL(无糖型)。

【用法用量】口服,每次 1 支,每日 2~3 次。

【注意事项】①风寒咳嗽及脾虚便溏者慎用。②孕妇慎用。③不宜在服药期间同时服用滋补性中药。

橘红丸(胶囊)

【药物组成】化橘红、陈皮、半夏(制)、茯苓、甘草、桔梗、苦杏仁、炒紫苏子、紫菀、款冬花、瓜蒌皮、浙贝母、地黄、麦冬、石膏。

【功能主治】清肺,化痰,止咳。用于痰热咳嗽,痰多,色黄黏稠,胸闷口干。

【临床应用】咳嗽。痰浊阻肺,郁而化热,肺失宣降所致。症见咳嗽,痰多,色黄,不易咯出,胸闷,口干,纳呆,舌红,苔黄腻,脉弦数。急、慢性气管炎见上述证候者。

【剂型规格】大蜜丸：每丸重 6 g。胶囊剂：每粒装 0.5 g。

【用法用量】口服。大蜜丸：每次 2 丸，每日 2 次。胶囊剂：每次 5 粒，每日 2 次。

【注意事项】①气虚咳喘及阴虚燥咳者慎用。②孕妇慎用。③服药期间忌食辛辣、油腻食物。

止咳橘红丸

【药物组成】化橘红、陈皮、法半夏、茯苓、甘草、紫苏子（炒）、苦杏仁（炒）、紫菀、款冬花、麦冬、瓜蒌皮、知母、桔梗、地黄、石膏。辅料为赋形剂蜂蜜。

【功能主治】清肺，止嗽，化痰。用于痰热阻肺引起的咳嗽痰多，胸闷气短，咽干喉痒。

【临床应用】咳嗽。因痰热阻肺所致。症见咳嗽，痰多，色黄白黏稠，咯吐不爽，胸满，气短，咽干，喉痒，舌质红，苔黄腻，脉滑数。急、慢性支气管炎见上述证候者。

【药理作用】本品有镇咳、祛痰、平喘作用。

【剂型规格】大蜜丸。每丸重 6 g。

【用法用量】口服，每次 2 丸，每日 2 次。

【注意事项】风寒咳嗽、干咳无痰者慎用。

热炎宁颗粒

【药物组成】蒲公英、虎杖、北败酱、半枝莲。辅料为糊精、甜菊糖。

【功能主治】清热解毒。用于外感风热、内郁化火所致的风热感冒，发热，咽喉肿痛，口苦咽干，咳嗽痰黄，尿黄便结。

【临床应用】①感冒。外感风热，邪热入里化热,肺胃热盛所致。症见身热较著,微恶风,头胀痛,鼻塞流黄浊涕,咳嗽,痰黏或黄,咽燥,或咽痛,口渴欲饮,舌苔黄,脉浮数。上呼吸道感染见上述证候者。②乳蛾。外感风热,内郁化火,热毒内盛所致。症见咽喉疼痛剧烈,连及耳根及颌下,吞咽困难,喉核红肿较甚,表面有黄白色脓点,或连成伪膜,高热,口渴喜饮,口臭,舌质红赤,苔黄厚,脉洪大而数。急性扁桃体炎见上述证候者。③喉痹。外感风热,内郁化火,热毒内盛所致。症见咽喉肿痛,口苦咽干,发热,恶寒,便秘,溲赤,脉数,苔黄腻。急性咽炎见上述证候者。④咳嗽。外感风热,内郁化火,热毒内结,肺热壅盛所致。症见咳嗽,或喘急,痰多色黄,质黏稠,咯吐不爽,面赤,身热,口干欲饮,舌苔黄腻,质红,脉滑数。急性支气管炎、单纯性肺炎见上述证候者。

【药理作用】本品有抗炎、解热、止咳、化痰、抑菌等作用。

【剂型规格】颗粒剂。每袋装4 g(无蔗糖)。

【用法用量】口服,每次1~2袋,每日2~3次。

【注意事项】①孕妇禁用。②不宜在服药期间同时服用滋补性中药。③风寒感冒者不适用。

清咳平喘颗粒

【药物组成】石膏、金荞麦、鱼腥草、麻黄(蜜炙)、炒苦杏仁、川贝母、矮地茶、枇杷叶、紫苏子(炒)、炙甘草。

【功能主治】清热宣肺,止咳平喘。用于急性支气管炎、慢性支气管炎急性发作属痰热郁肺证。症见咳嗽气急,甚或喘息,咯痰色黄或不爽,发热，咽痛，便干，苔黄或黄腻等。

【药理作用】本品可延长氨水或二氧化硫引咳小鼠的咳嗽潜伏期，减少咳嗽次数；可促进小鼠气管酚红排出；可延长组胺和乙酰胆碱混合液引喘豚鼠的引喘潜伏期；可抑制二甲苯所致小鼠耳肿胀与卡拉胶所致大鼠足跖肿；对金黄色葡萄球菌感染小鼠的死亡有一定的保护作用。

【剂型规格】颗粒剂。每袋装 10 g。

【用法用量】开水冲服，每次 1 袋，每日 3 次。

【注意事项】运动员慎用。

四、润燥化痰剂

养阴清肺糖浆（口服液）

【药物组成】地黄、玄参、麦冬、甘草、牡丹皮、川贝母、白芍、薄荷脑。辅料为蔗糖。

【功能主治】养阴润肺，清热利咽。用于咽喉干痛，干咳少痰或痰中带血。

【临床应用】①咳嗽。阴虚肺燥所致干咳无痰或痰少而黏，或痰中带血，舌质红，脉细数。慢性支气管炎见上述证候者。②咽痛。阴津不足所致咽干咽痛，舌质红，脉细数。

此外，有本品用于治疗慢性咽喉炎、急性支气管炎、小儿肺炎恢复期咳嗽等的报道。

【药理作用】本品有镇咳、祛痰、抗炎、抗肺纤维化、增强免疫功能等作用。

【剂型规格】糖浆剂：每瓶装 120 mL。口服液：每支装 10 mL。

【用法用量】口服。糖浆剂：每次 20 mL，每日2次。口服液：每次1支，每日2~3次。

【注意事项】①脾虚便溏，痰多湿盛咳嗽者慎服。②孕妇慎用。

金果饮

【药物组成】地黄、元参、西青果、蝉蜕、麦冬、胖大海、南沙参、太子参、陈皮、薄荷素油。辅料为蔗糖、枸橼酸、苯甲酸钠。

【功能主治】养阴生津，清热利咽。用于肺热阴伤所致的咽部红肿，咽痛，口干咽燥。急、慢性咽炎见上述证候者。亦可用于放疗引起的咽干不适。

【剂型规格】口服液。每支装 15 mL。

【用法用量】口服，每次1支，每日3次。

【注意事项】①不宜在服药期间同时服用温补性中药。②不适用于外感风热引起的咽喉痛及声哑者。

蜜炼川贝枇杷膏

【药物组成】川贝母、枇杷叶、北沙参、桔梗、陈皮、水半夏、五味子、款冬花、杏仁水、薄荷脑。辅料为蜂蜜、蔗糖。

【功能主治】清热润肺，止咳平喘，理气化痰。用于肺燥咳嗽，痰黄而黏，胸闷，咽喉疼痛或痒，声音嘶哑。

【临床应用】咳嗽。外感燥邪，入里犯肺，肺失宣肃，其气上逆而致。症见咳嗽，痰黄而黏，咯痰不爽，口渴咽干，咽喉疼痛或痒，声音嘶哑，舌苔薄黄，脉数。急、慢性支气管炎，咽喉炎见上述证候者。

【药理作用】本品有镇咳、平喘、祛痰、抗炎等作用。

【剂型规格】膏剂。每瓶装 345 g。

【用法用量】口服，每次 22 g（约一汤匙），每日 3 次。

【注意事项】外感风寒咳嗽慎用。

五、平喘剂

蛤蚧定喘胶囊

【药物组成】蛤蚧、紫苏子（炒）、瓜蒌子、苦杏仁（炒）、麻黄、石膏、甘草、紫菀、鳖甲（醋制）、黄芩、麦冬、黄连、百合、石膏（煅）。辅料为淀粉、滑石粉、明胶。

【临床应用】①喘证。肺肾两虚，肾不纳气，痰热内阻所致。症见气喘，动则尤甚，干咳少痰或无痰，自汗盗汗，不思饮食，舌质红，苔薄黄，脉细数。喘息性支气管炎见上述证候者。②咳嗽。肺肾两虚，阴虚内热所致的虚劳久嗽。症见干咳无痰或痰少黏白，兼见喘息，动则尤甚，不思饮食，舌质红，苔薄黄，脉细数。慢性支气管炎见上述证候者。本品还可用于慢性阻塞性肺疾病的治疗。

【剂型规格】胶囊剂。每粒装 0.5 g。

【用法用量】口服，每次 3 粒，每日 2 次。

【注意事项】①儿童，孕妇及脾胃虚寒者慎用。②运动员慎用。

京制咳嗽痰喘丸

【药物组成】前胡、白前、苦杏仁（去皮炒）、桑叶、麻黄、半夏曲（麸炒）、桔梗、川贝、紫苏子（炒）、化橘红（盐炙）、紫菀、款冬花（蜜炙）、旋覆花、海浮石（煅）、马兜铃（蜜炙）、茯苓、甘草（蜜炙）、远志（炒焦）、石膏、细辛、五味子（醋炙）、桂枝（炒）、浙贝母、白芍（酒炙）、葶苈子、射干、百部（蜜炙）、薤白、黄芩、党参、大枣、煅蛤壳粉、青黛、罂粟壳（蜜炙）、生姜、枇杷叶。

【功能主治】散风清热，宣肺止咳，祛痰定喘。用于外感风邪，痰热阻肺，咳嗽痰盛，气促哮喘，不能躺卧，喉中作痒，胸膈满闷，老年痰喘。

【剂型规格】浓缩丸。每100粒重21 g。

【用法用量】口服，每次30粒，每日2次，8岁以内小儿酌减。

【注意事项】①本品含马兜铃酸，可引起肾脏损伤等不良反应，定期检查肾功能，如发现肾功能异常应立即停药。②儿童及老年人慎用，孕妇、婴幼儿及肾功能不全者禁用。③运动员慎用。

第七节　开窍剂

开窍剂用于治疗神昏窍闭证，以芳香开窍药为主组成，具有开窍醒神作用。开窍剂适用于西医学的脑血管病、脑炎、中毒性脑病、冠心病等以高热神昏、胸痛为临床特征者。临床上应结合辨证合理选用。

清热开窍剂，适用于温热邪毒内陷心包的热闭证。症见高热，神昏谵语，甚或痉厥，面红，身热，苔黄，脉数。其他如中风、痰厥及感受秽浊之气，猝然昏倒，不省人事，有热象者，亦属此类。

治宜清热开窍。可服用安宫牛黄丸、清开灵口服液、紫雪散等。

芳香、化痰开窍剂,适用于寒湿痰浊蒙蔽心窍,或秽浊之气闭阻气机之证。症见突然昏倒,牙关紧闭,不省人事。可服用苏合香丸等。

一、清热开窍剂

清开灵口服液

【药物组成】胆酸、珍珠母、猪去氧胆酸、栀子、水牛角、板蓝根、黄芩苷、金银花。辅料为甜菊素、菠萝香精。

【功能主治】清热解毒,镇静安神。用于外感风热、火毒内盛所致发热,烦躁不安,咽喉肿痛,舌质红绛,苔黄,脉数者。

【临床应用】①感冒。外感风热之邪而致发热,微恶风,或高热不退,烦躁不安,咳嗽痰黄,咽喉肿痛,大便秘结,小便短赤,舌红绛,苔黄,脉浮数。上呼吸道感染见上述证候者。②乳蛾。外感风热、肺胃热盛而致咽喉肿痛,喉核红肿,发热。急性化脓性扁桃体炎见上述证候者。③喉痹。外感风热时毒、火毒内盛而致咽喉红肿疼痛,发热。急性咽炎见上述证候者。④咳嗽。感受风热,肺失宣肃,痰热阻肺所致。症见咳嗽,胸闷,痰多色黄。急性支气管炎见上述证候者。

【药理作用】本品可提高免疫功能。

【剂型规格】口服液。每支装 10 mL。

【用法用量】口服。每次 2～3 支,每日 2 次。儿童酌减。

【注意事项】①不宜在服药期间同时服用滋补性中药。②风寒感冒者不适用,久病体虚患者如出现腹泻时慎用。

同仁牛黄清心丸

【药物组成】人工牛黄、羚羊角、人工麝香、人参、白术(麸炒)、当归、白芍、柴胡、干姜、阿胶、桔梗、水牛角浓缩粉等27味。

【功能主治】益气养血,镇静安神,化痰息风。用于气血不足,痰热上扰引起的胸中郁热,惊悸虚烦,头目眩晕,中风不语,口眼歪斜,半身不遂,言语不清,神志昏迷,痰涎壅盛。

【临床应用】风痰阻窍,肝风内动所致的中风、癫痫、惊风。①中风。症见瘫痪,神志模糊,语言不清,痰涎壅盛,口舌歪斜,舌质红,苔黄腻,脉弦滑数。脑出血及脑梗死见上述证候者。②癫痫。症见突然昏仆,两目上视,口吐涎沫,四肢抽搐,移时苏醒,胸闷心烦。癫痫见上述证候者。③惊风。症见神志昏迷,四肢抽搐,喉间痰鸣。

【剂型规格】大蜜丸。每丸重3 g。

【用法用量】口服,每次1~2丸,每日2次。小儿酌减。

【注意事项】①孕妇慎用。②过敏体质者慎用。③运动员慎用。

紫雪散

【药物组成】石膏、北寒水石、滑石、磁石、玄参、木香、沉香、升麻、甘草、丁香、芒硝(制)、硝石(精制)、水牛角浓缩粉、羚羊角、人工麝香、朱砂。

【功能主治】清热开窍，止痉安神。用于热入心包，热动肝风证。症见高热烦躁，神昏谵语，惊风抽搐，斑疹吐衄，尿赤便秘。

【临床应用】①高热。外感热病，热入心包，热动肝风所致。症见高热烦躁，神昏谵语，惊风抽搐，舌红，苔黄燥，脉数。脑炎、脑膜炎等急性热病见上述证候者。②麻疹。热毒内盛，疹色紫红，或透发不畅所致。症见高热，喘促，昏迷。麻疹见上述证候者。③血证。热入营血、血溢络外所致斑疹，口鼻出血，舌红，脉数。

【剂型规格】散剂。每瓶装 1.5 g。

【用法用量】口服，每次 1～2 瓶，每日 2 次。1 岁儿童每次 0.3 g，5 岁以内儿童每增 1 岁递增 0.3 g，每日 1 次；5 岁以上儿童酌情服用。

【不良反应】服用过量可出现大汗、呕吐、肢冷、气短、心悸、眩晕等反应。

【注意事项】①本品含朱砂，不宜过量久服，肝肾功能不全者慎用。②运动员慎用。③孕妇禁服。

安脑丸

【药物组成】人工牛黄、猪胆汁粉、朱砂、冰片、水牛角浓缩粉、珍珠、黄芩、黄连、栀子、雄黄、郁金、石膏、赭石、珍珠母、薄荷脑。

【功能主治】清热解毒，醒脑安神，豁痰开窍，镇静息风。用于高热神昏，烦躁谵语，抽搐惊厥，中风窍闭，头痛眩晕。亦用于高血压及一切急性炎症伴有的高热不退、神志昏迷等。

【剂型规格】红棕色小蜜丸，每 11 丸重 3 g。

【用法用量】口服，每次 1～2 丸，每日 2 次。

或遵医嘱，小儿酌减。

安宫牛黄丸

【药物组成】牛黄、水牛角浓缩粉、麝香、珍珠、朱砂、雄黄、黄连、黄芩、栀子、郁金、冰片。

【功能主治】清热解毒，镇惊开窍。用于热病，邪入心包，高热惊厥，神昏谵语。

【临床应用】①神昏。风温、春温、暑温疫毒，燔灼营血，内陷心包，风动痰生，上蒙清窍所致。症见高热烦躁，神昏谵语，喉间痰鸣，惊厥抽搐，斑疹吐衄，舌绛苔焦，脉细数。流行性脑脊髓膜炎、乙型脑炎、中毒性脑病、败血症见上述证候者。②中风。痰火内盛，肝阳化风，风阳挟痰，上扰神明所致。症见突然昏迷，不省人事，两拳固握，牙关紧闭，面赤气粗，口舌歪斜，喉间痰声辘辘，舌质红，苔黄腻，脉弦滑而数。脑梗死、脑出血见上述证候者。③惊风。小儿外感热病，热极生风，兼及痰热内盛，闭塞神明所致。症见高热烦躁，头痛咳嗽，喉间痰鸣，神昏谵妄，惊厥抽搐，舌红绛，苔焦黄，脉弦数。流行性脑脊髓膜炎、乙型脑炎见上述证候者。

此外，本品还可用于颅脑损伤、重型肝炎、肺性脑病等引起的高热、神昏等。

【药理作用】本品具有保护脑组织、镇静、解热、抗炎等作用。

【剂型规格】丸剂。每丸重 3 g。

【用法用量】口服，每次 1 丸，每日 1 次。小儿 3 岁以内每次 1/4 丸，4～6 岁每次 1/2 丸，每日 1 次。

【不良反应】使用不当可致体温过低，亦有引起汞毒性肾病或过敏反应等。

【注意事项】①本品为热闭神昏所设,寒闭神昏不得使用。②方中含有麝香,芳香走窜,有损胎气,孕妇忌服。③本品含朱砂、雄黄,不宜过量久服,肝肾功能不全者慎用。④在治疗过程中如出现肢寒畏冷,面色苍白,冷汗不止,脉微欲绝,由闭证变为脱证时,应立即停药。⑤高热神昏,中风昏迷等口服本品困难者,当鼻饲给药。⑥运动员慎用。

二、芳香、化痰开窍剂

苏合香丸

【药物组成】苏合香、安息香、冰片、水牛角浓缩粉、人工麝香、檀香、沉香、丁香、木香、香附、乳香(制)、荜茇、白术、诃子肉、朱砂。

【功能主治】芳香开窍,行气止痛。用于痰迷心窍所致的痰厥昏迷,中风偏瘫,肢体不利,以及中暑,心胃气痛。

【临床应用】①中风寒痹。痰湿蒙塞心神所致。症见神昏不语,痰涎壅盛,面色苍白或晦暗,四肢不温,肢体不用或松懈瘫软,舌质淡,舌苔白腻,脉沉缓或细滑。急性脑血管病见上述证候者。②中暑。感受暑湿秽浊,蒙闭心包所致。症见突然神昏,不省人事,牙关紧闭,苔白,脉迟。③胸痹。胸阳不振,痰瘀互阻,心脉不通所致。症见胸痛胸闷,气短喘促,舌质淡,舌苔白腻,脉滑。冠心病、心绞痛见上述证候者。④腹痛。由寒湿凝滞,气机不畅所致。症见脘腹冷痛,面色苍白,四肢不温等。

【剂型规格】丸剂。每丸重 3 g。

【用法用量】口服,每次 1 丸,每日 1 ~ 2 次。

【注意事项】①运动员慎用。②热病、阳闭、脱证者不宜使用。③中风正气不足者慎用。④本品易耗正气,不宜久服。⑤孕妇禁服。

第八节 固涩剂

固涩剂以固涩药物为主,兼顾补益药物组合而成,用以治疗气、血、精、津液滑脱所致诸病症。

固涩止泻剂,用于泄泻日久,脾肾两虚或脾肾阳虚所见大便滑脱不禁。临床症见腹泻,腹痛喜按或冷痛,腹胀,食少,腰酸或腰冷。可服用固本益肠片等。

固本益肠片

【药物组成】党参、白术、补骨脂、麸炒山药、黄芪、炮姜、当归、炒白芍、醋延胡索、煨木香、地榆炭、煅赤石脂、儿茶、炙甘草。

【功能主治】健脾温肾,涩肠止泻。用于脾肾阳虚所致的泄泻。症见腹痛绵绵,大便清稀或有黏液及黏液血便,食少腹胀,腰酸乏力,形寒肢冷。

【临床应用】泄泻。肾阳不足,阴寒内盛,伤及脾阳,或久泻而致脾肾阳虚。症见腹痛绵绵,大便清稀或有黏液及黏液血便,食少,腹胀,腰酸乏力,形寒肢冷,舌淡苔白。慢性肠炎见上述证候者。

【药理作用】抑制小肠运动、抗实验性溃疡性结肠炎等。

【剂型规格】片剂。每片重 0.32 g。

【用法用量】口服,每次 4 片,每日 3 次。30 天为 1 个疗程,连服 2~3 个疗程。

【注意事项】泄泻时腹部热胀痛者忌服。

第九节 扶正剂

本类成药用于治疗各种虚证,分别以益气、补血、滋阴、助阳的药物为主所组成,具有补虚扶弱,增强抗病功能的作用。所谓虚证,一般说来,有气虚、阳虚、血虚和阴虚,人体的气、血、阴、阳又有着互相依存的关系。现将不同疾病的主要症状和适宜的中成药分述于下。

补气剂,用于治疗气虚(脾气虚和肺气虚)。脾气虚症见气短懒言,倦怠乏力,饮食不振,腹胀便溏;如果气虚下陷,则见脱肛,女性子宫下垂等。肺气虚则症见少气,气息不能续接,说话声音低弱,易出虚汗,劳动则喘促等。常用补气中成药如补中益气丸、参苓白术散(见胃肠类)、香砂六君丸等。

养血剂,用于治疗血虚(主要由久病生血不足或失血过多所致)。症见面色萎黄或㿠白,口唇及爪甲苍白,没有红润颜色,头晕,耳鸣,心悸,失眠,以及女性月经不调等。治宜补血养血,可服八珍颗粒、当归补血口服液、复方阿胶浆等。

滋阴剂，用于治疗阴虚（主要针对肾阴不足、津液亏耗而言）。症见身体消瘦，肌肉枯涩，咽干口燥，五心烦热，腰酸腿软，头晕耳鸣，目涩昏暗，甚则骨蒸盗汗，潮热颧红等。治宜滋补肾阴，增津生液。可服六味地黄丸、知柏地黄丸、补肺活血胶囊、杞菊地黄丸等。

温阳剂，用于治疗阳虚（心阳虚、脾阳虚、肾阳虚），以温补肾阳为主。肾阳衰弱，症见畏寒肢冷，阳痿遗精，腰酸腿软，小便频数，精神不振等。治宜温肾助阳。可服金匮肾气丸、右归胶囊、苁蓉益肾颗粒等。

阴阳双补剂，用于各病阴阳两虚证，临床并见阳虚和阴虚征象。阴阳双补剂用于西医学阳痿、遗精、脑动脉硬化、冠心病、前列腺增生、更年期综合征、原发性高血压、白细胞减少症、原发性血小板减少症、功能性子宫出血等。可服用复方苁蓉益智胶囊等。

气血双补剂，用于各病气血两虚证，临床并见气虚和血虚征象。症见气短懒言，身体乏力，动则气喘，面色萎黄，唇爪苍白，头晕目花，心悸失眠等。治宜气血双补。可服人参归脾丸、生血宝合剂等。

补肺益肾剂，用于肺肾两虚，精气不足的咳喘。症见久咳虚喘，气短，盗汗，神疲乏力，腰膝酸软等。可以服用百令胶囊、金水宝胶囊等。

益气养阴剂，用于各病气阴两虚证，临床并见气虚和阴虚征象。该剂用于西医学肺结核、冠心病心绞痛、2型糖尿病等，以及肿瘤放、化疗所致白细胞下降的辅助治疗。可服用消渴丸、金芪降糖片等。

益气复脉剂，适用于气阴两虚，瘀血阻脉的心痹胸痛。症见心悸不安，脉率不整，气短乏力，动则加剧，胸部闷痛，失眠多梦等。可以服用参松养心胶囊、稳心颗粒等。

现将治疗各种虚证的常用中成药列下。

一、补气剂

（一）健脾益气剂

补中益气丸

【药物组成】炙黄芪、党参、炙甘草、炒白术、当归、升麻、柴胡、陈皮。辅料为生姜、大枣。

【功能主治】补中益气，升阳举陷。用于脾胃虚弱、中气下陷所致的泄泻，症见体倦乏力，食少腹胀，便溏久泻，肛门下坠。

【临床应用】①泄泻。脾胃虚弱，中气下陷所致。症见大便溏泻，久泻不止，水谷不化，稍进油腻等不易消化之物，则大便次数增多，气短，肢体乏力，纳食减少，脘腹胀闷，面色萎黄，脉细弱。慢性肠炎、慢性结肠炎、术后胃肠功能紊乱见上述证候者。②脱肛。症见肛门下坠或脱出，劳累、腹压增加、咳嗽等均可脱出，伴面色苍白，唇淡，气短，倦怠乏力，腹胀腹痛，舌淡苔白，脉虚无力。③阴挺。症见自觉阴道有块状物脱出，阴道坠胀，活动或体力劳动时加重，白带增多，质稀色白，小腹下坠，舌淡苔薄白，脉细弱。子宫脱垂或阴道脱垂见上述证候者。

此外，还有本品治疗胃下垂、消化性溃疡、慢性胃炎、上睑下垂、餐后低血压、气虚头痛、眩晕症、排尿晕厥、多汗症、尿潴留、产后尿潴留、口疮、气虚喉痹、荨麻疹、湿疹、过敏性皮炎、2型糖尿病、混合痔术后顽固性疼痛、小儿厌食症的报道。

【药理作用】本品有调节胃肠运动、抗胃溃疡、影响消化液的分泌、促进小肠吸收、增强免疫功能、抗肿瘤、抗突变等作用。

【剂型规格】水丸。每袋装6 g（每100粒重6 g）。

【用法用量】口服，每次1袋，每日2～3次。

【注意事项】①阴虚内热者慎用。②不宜与感冒药同时使用。

参苓白术丸

【药物组成】人参、茯苓、麸炒白术、山药、炒白扁豆、莲子、麸炒薏苡仁、砂仁、桔梗、甘草。

【功能主治】健脾，益气。用于体倦乏力，食少便溏。

【临床应用】①泄泻。脾胃气虚，运化失常所致。症见大便溏泄，饮食不消，大便次数增多，或大便稀薄，脘腹胀闷不舒，纳食减少，或咳嗽无力，痰白清稀，面色萎黄，肢倦乏力，舌淡苔白腻，脉濡而弱。肠易激综合征、胃肠功能紊乱、慢性结肠炎、消化不良、放射性直肠炎见上述证候者。②厌食。脾胃气虚，升降失司所致。症见厌食或拒食，纳呆腹胀，面色萎黄，乏力，自汗，精神欠佳，肌肉不实，或形体羸瘦，大便溏薄，舌淡苔腻，脉无力。小儿厌食症、消化不良、小儿缺锌症、神经性厌食见上述证候者。③咳嗽。脾胃气虚，夹湿生痰所致。症见咳嗽气短，痰白量多，咳声重浊，因痰而嗽，痰出咳平，进食甜腻食物加重，胸闷脘痞，呕恶食少，大便时溏，舌苔白腻，脉濡滑。支气管哮喘、肺气肿、慢性肺心病、老年慢性呼吸道感染见上述证候者。

此外，本品有治疗老年人急性腹泻、艾滋病相关性腹泻、周期性瘫痪、口腔黏膜病、中心性浆液性脉络膜视网膜病变的报道。

【药理作用】本品有调节胃肠运动、增强机体免疫功能等作用。

【剂型规格】水丸。每袋装6 g（每100粒重6 g）。

【用法用量】口服，每次1袋，每日3次。

【注意事项】①泄泻兼有大便不通畅，肛门有下坠感者忌服。②服本药时不宜同时服用藜芦、五灵脂、皂荚或其制剂。③不宜喝茶和吃萝卜，以免影响药效。④不宜和感冒类药同时服用。⑤本品宜饭前服用或进食同时服。⑥湿热内蕴所致泄泻、厌食、水肿及痰火咳嗽者不宜使用。⑦孕妇慎用。

肠泰合剂

【药物组成】白头翁、马齿苋、黄柏、丹参、儿茶。辅料为蜂蜜、防腐剂（苯甲酸钠）。

【功能主治】清热渗湿，固肠止泻。适用于大肠湿热内蕴所致的腹痛，腹泻，口苦的辅助治疗。

【剂型规格】合剂。每瓶装100 mL。

【用法用量】口服，每次25 mL，每日2次。

【注意事项】①不宜在服药期间同时服用滋补性中药。②孕妇禁用。

（二）健脾和胃剂

香砂六君丸

【药物组成】党参、白术（炒）、茯苓、陈皮、木香、砂仁、姜半夏、炙甘草。

【功能主治】益气健脾，和胃。用于脾虚气滞，消化不良，嗳气食少，脘腹胀满，大便溏泄。

【临床应用】①胃痛。脾胃气虚，胃气阻滞所致。症见胃脘不适，疼痛胀闷，劳累或受凉后发作或加重，泛吐清水，神疲乏力，胸闷，嗳气，食少纳呆，大便溏泄，舌淡苔白，脉细弱。急、慢性胃炎，胃及十二指肠溃疡见上述证候者。②痞满。脾胃气虚，健运失职，胃气阻滞，升降失司所致。症见脘腹满闷，嗳腐吞酸，恶心呕吐，食少便溏，少气懒言，舌淡红，苔白腻，脉细弱。功能性腹胀见上述证候者。③泄泻。脾虚失常，清浊不分所致。症见大便溏泄，迁延反复，食少，食后脘闷不舒，稍进油腻则大便次数明显增加，大便中夹有未消化食物，面色萎黄，脘腹胀闷，舌质淡，苔白，脉细。慢性消化不良见上述证候者。

此外，本品有治疗氯氮平所致流涎、维持性腹膜透析患者营养不良的报道。

【药理作用】本品具有调节胃液分泌、保护胃黏膜、调节胃肠运动、降血脂和抗氧化等作用。

【剂型规格】浓缩丸。每8丸相当于原药材3 g。

【用法用量】口服，每次12丸，每日3次。

【注意事项】①孕妇忌服。②阴虚内热胃痛，湿热痞满、泄泻者忌用。

六君子丸

【药物组成】党参、白术（麸炒）、茯苓、半夏（制）、陈皮、炙甘草。

【功能主治】补脾益气，燥湿化痰。用于脾胃虚弱，食量不多，气虚痰多，腹胀便溏。

【临床应用】①泄泻。脾胃虚弱，胃气不和所致。症见大便溏泄，水谷不化，稍进油腻不易消化之物，则大便次数增多，纳食减少，脘腹胀闷，或恶心呕吐，面色萎黄，肢倦乏力，色淡苔白，脉细弱。慢性腹泻，肠易激综合征，溃疡性结肠炎，放、化疗所致胃肠道反应见上述证候者。②胃痛。脾胃虚弱，胃气不和所致。症见胃脘隐隐作痛，喜温喜按，空腹痛甚，得食痛减，嗳气食少，泛吐清水，腹胀，便溏，体倦乏力，舌淡苔薄，脉缓弱。胃及十二指肠溃疡、慢性胃炎、胃神经官能症见上述证候者。③胃痞。脾胃虚弱，胃气不和所致。症见胃脘痞满，隐痛，喜温喜按，纳呆食少，食后胀满，倦怠，消瘦，乏力，舌淡苔白，脉虚弱。萎缩性胃炎见上述证候者。④咳嗽。脾胃虚弱，脾湿不运，聚液为痰，痰湿犯肺所致。症见咳嗽反复发作，咳声重浊，气短，痰多色白，胸脘痞闷，呕恶，食少，体倦乏力，大便时溏，舌苔白腻，脉濡滑。慢性支气管炎见上述证候者。

【药理作用】本品有调节胃肠运动和保护胃黏膜作用。

【剂型规格】水丸。每袋装 9 g。

【用法用量】口服，每次 1 袋，每日 2 次。

【注意事项】①脾胃阴虚胃痛、痞满者慎用。②湿热泄泻者慎用。③痰热咳嗽者慎用。④孕妇忌服。

人参健脾丸

【药物组成】人参、白术（麸炒）、茯苓、山药、陈皮、木香、砂仁、炙黄芪、当归、酸枣仁（炒）、远志（制）。辅料为赋形剂蜂蜜。

【功能主治】健脾益气，和胃止泻。用于脾胃虚弱所致的饮食不化，脘闷嘈杂，恶心呕吐，腹痛便溏，不思饮食，体弱倦怠。

【临床应用】①泄泻。脾胃虚弱所致。症见大便时溏时泻，水谷不化，稍进油腻之物，则大便次数增多，饮食减少，恶心呕吐，脘腹疼痛，胀闷不舒，面色萎黄，肢倦乏力，舌淡苔白，脉细弱者。②痞满。脾胃虚弱，运化失职，气机不行所致。症见胃脘痞闷胀满，午后为甚，矢气则舒，纳食减少，嗳气泛恶，大便时溏，神倦乏力，面色白或萎黄，苔薄，脉缓弱。慢性胃炎、胃肠炎、胃肠功能紊乱、慢性肝炎见上述证候者。③纳呆。脾胃虚弱，胃气不和所致。症见纳呆，食少，或不思饮食，脘中痞塞，胀闷不舒，倦怠乏力，大便时溏，面色萎黄，舌淡苔白，脉缓弱。慢性胃炎、胃肠功能紊乱、厌食症、慢性肝炎见上述证候者。此外，本品有用于原发性肝癌的辅助治疗的报道。

【药理作用】本品有抗应激、减轻化疗不良反应的作用。

【剂型规格】大蜜丸。每丸重6 g。

【用法用量】口服，每次2丸，每日2次。

【注意事项】①感冒发热患者不宜服用。②湿热积滞泄泻、痞满、纳呆者不宜使用。

养胃舒胶囊

【药物组成】党参、陈皮、黄精（蒸）、山药、玄参、乌梅、山楂（炒）、北沙参、干姜、菟丝子、白术（炒）。辅料为二氧化硅、淀粉、滑石粉。

【功能主治】滋阴养胃。用于慢性胃炎，胃脘灼热，隐隐作痛。

【临床应用】胃痛。由脾胃气阴两虚所致。症见胃脘灼热疼痛，痞胀，口干口苦，神疲，纳呆，消瘦，乏力，手足心热，舌红苔少或无，脉细数。慢性萎缩性胃炎、慢性胃炎见上述证候者。

【药理作用】本品具有增加胃液酸度、提高胃蛋白酶和胰酶活性等作用。

【剂型规格】胶囊剂。每粒重 0.4 g。

【用法用量】口服，每次 3 粒，每日 2 次。

【注意事项】①孕妇慎用。②湿热胃痛及重度胃痛者应在医师指导下服用。

二、养血剂

八珍颗粒

【药物组成】党参、炒白术、茯苓、炙甘草、当归、炒白芍、川芎、熟地黄。辅料为可溶性淀粉。

【功能主治】补气益血。用于气血两虚，面色萎黄，食欲不振，四肢乏力，月经过多。

【临床应用】①气血两亏证。因素体虚弱，或久病不愈，或劳伤过度，气虚不能生血或血虚无以化气以致气血两虚，面色萎黄不华，食欲不振，四肢乏力，精神恍惚，少气懒言，口唇指甲淡白。贫血见上述证候者。②月经过多。因禀赋不足，或大病久病，损伤脾气，冲任不固，血失统摄，以致月经量多，色淡红，质清稀，小腹空坠，面色苍白，神疲体倦，气短懒言。

此外,还有本品治疗血小板减少症和配合腹腔化疗及全身化疗治疗进展期胃癌术后的报道。

【药理作用】提高造血功能、增强免疫功能、改善血液流变学等。

【剂型规格】颗粒剂。每袋装 3.5 g(无蔗糖)。

【用法用量】开水冲服,每次 1 袋,每日 2 次。

【注意事项】①孕妇慎用。②不宜和感冒类药物同时服用。③服本药时不宜同时服用藜芦或其制剂。④本品为气血双补之药,性质较黏腻,有碍消化,故咳嗽痰多,脘腹胀痛,纳食不消,腹胀便溏者忌服。⑤本品宜饭前服用或进食同时服。⑥体实有热者慎用。

养血饮口服液

【药物组成】当归、黄芪、鹿角胶、阿胶、大枣。

【功能主治】补气养血,益肾助脾。用于气血两亏,崩漏下血,体虚羸弱,血小板减少及贫血,对放疗和化疗引起的白细胞减少症有一定的治疗作用。

【临床应用】①气血两亏证。因禀赋不足,或久虚未复,或积劳成疾,或病久失养,气血亏虚而致体虚羸弱,神疲倦怠,面色萎黄,气短懒言,食少纳差。血小板减少,贫血,放、化疗后白细胞减少症见上述证候者。②崩漏。由素体虚弱,或劳倦思虑,饮食不节,损伤脾气,血失统摄,冲任不固,不能制约经血而致经血非时而下,或淋漓日久不尽,血色淡,质清稀,面色苍白,神疲气短,小腹空坠。功能性子宫出血见上述证候者。

此外,本品还有治疗小儿缺铁性贫血,改善维持性血液透析患者免疫功能和临床症状的报道。

【剂型规格】口服液。每支装 10 mL。

【用法用量】口服。每次 1 支,每日 2 次。

【注意事项】①体实有热者忌服。②感冒者慎用。

当归补血口服液

【药物组成】当归、黄芪。辅料为蔗糖、山梨酸。

【功能主治】补养气血。适用于气血两虚证。

【临床应用】①气血两虚证。多因久病不愈,耗伤气血,或脾胃虚弱,气血化源不足所致。症见气短乏力,四肢倦怠,面色萎黄或苍白,头晕目眩,失眠,健忘,舌淡苔薄,脉细弱。贫血见上述证候者。②眩晕。此为气血亏虚,不能荣养清窍所致。症见眩晕,动则加剧,面色㿠白,神疲乏力,少寐,舌淡苔薄白,脉细弱。各类贫血见上述证候者。③心悸。此由气血亏虚,心神失养所致。症见心悸,气短,面色无华,神疲乏力,纳呆食少,舌质淡,脉细弱。神经衰弱见上述证候者。④失眠。此由气血耗伤,心失所养,心神不安所致。症见多梦易醒,健忘,神疲,食少,四肢倦怠,面色少华,舌质淡,脉细弱。神经衰弱见上述证候者。

【剂型规格】口服液。每支装 10 mL。

【用法用量】口服,每次 1 支,每日 2 次。

【药理作用】①促进造血功能。本品能提高失血性血虚小鼠红细胞数量及血红蛋白含量;本品对失血合腹腔注射环磷酰胺致血气双虚小鼠可增加骨髓有核增生,增加胸腺皮质厚度、淋巴细胞数、脾脏脾小结数和淋巴细胞数。②抗肿瘤。本品荷瘤鼠含药血清能够抑制人肺癌细胞株 A549 细胞增殖,阻滞 A549 细胞的细胞周期,使 G2/M 期细胞增多,

S期细胞减少,诱导A549细胞的凋亡。本品对S180荷瘤小鼠X线治疗可提高抑瘤率,延长小鼠存活时间。

【注意事项】①本品宜饭前服用。②月经提前量多,色深红,或经前、经期腹痛拒按,乳房胀痛者不宜服用。③高血压患者慎用。

复方阿胶浆

【药物组成】阿胶、红参、熟地黄、党参、山楂。

【功能主治】补气养血。用于气血两虚,头晕目眩,心悸失眠,食欲不振及白细胞减少症和贫血。

【临床应用】①气血两虚证。多因素体虚弱,或思虑过度,或久病不愈,气血两虚以致面色萎黄,食欲不振,唇甲淡白,气短懒言,神疲乏力,舌淡苔薄,脉细无力。白细胞减少症和贫血见上述证候者。②眩晕。多因气血两虚,不能上荣于脑所致。症见头晕目眩,疲乏无力,面色不华,舌淡苔薄,脉细无力。贫血见上述证候者。③心悸。系由气血亏虚,心脉失养所致。症见心悸,失眠,倦怠无力,食欲减退,舌质淡,脉细弱。贫血见上述证候者。

【剂型规格】糖浆剂。每支装20 mL(无蔗糖)。

【用法用量】口服。每次1支,每日3次。

【不良反应】不良反应报道1例,服药后出现心悸、气短、胸闷、腿脚麻木、颜面麻木。

【注意事项】①服用本品同时不宜服用藜芦、五灵脂、皂荚或其制剂,不宜喝茶和吃萝卜,以免影响药效。②凡脾胃虚弱,呕吐泄泻,腹胀便溏、咳嗽痰多者慎用。③感冒患者不宜服用。④本品宜饭前服用。⑤过敏体质者慎用。

益气维血胶囊

【药物组成】猪血提取物、黄芪、大枣。辅料为硬脂酸镁。

【功能主治】补血益气。用于面色萎黄或苍白,头晕目眩,神疲乏力,少气懒言。

【剂型规格】硬胶囊剂。每粒装 0.45 g。

【用法用量】口服。成人：每次4粒,每日3次。儿童：每次4粒,每日2次;3岁以下儿童每次2粒,每日2次。本品宜饭前服用。

【不良反应】偶见恶心呕吐、腹泻、便秘,可自行缓解或停药后症状消失。

【注意事项】①凡脾胃虚弱、呕吐泄泻、腹胀便溏、咳嗽痰多者慎用。②感冒患者不宜服用。③本品不宜用茶水送服。④对本品过敏者禁用,过敏体质者慎用。

四物颗粒

【药物组成】当归、川芎、白芍、熟地黄。

【功能主治】调经养血。用于营血虚弱,月经不调。

【剂型规格】颗粒剂。每袋装 5 g。

【用法用量】温开水冲服,每次1袋,每日3次。

生血丸

【药物组成】鹿茸、黄柏、山药、炒白术、桑枝、炒白扁豆、稻芽、紫河车。

【功能主治】补肾健脾,填精养血。用于脾肾虚弱所致的面黄肌瘦,体倦乏力,眩晕,食少,便溏。放、化疗后全血细胞减少及再生障碍性贫血见上述证候者。

【剂型规格】水蜜丸。每袋装 5 g。

【用法用量】口服,每次 1 袋,每日 3 次,儿童酌减。

【注意事项】阴虚内热,舌红少苔者慎用。

三、滋阴剂

(一)滋补肾阴剂

六味地黄丸(胶囊)

【药物组成】熟地黄、酒山茱萸、牡丹皮、山药、茯苓、泽泻。

【功能主治】滋阴补肾。用于肾阴亏损,头晕耳鸣,腰膝酸软,骨蒸潮热,遗精盗汗,消渴。

【临床应用】①眩晕。因先天肾阴不充,或年老肾亏,或久病伤肾,或房劳精耗,脑髓空虚所致。症见头晕目眩,视物昏花,神疲乏力,腰酸腿软,耳鸣。高血压见上述证候者。②耳鸣。因年老肾中精气不足,房事不节,以致肾阴亏损,耳窍失养。症见耳鸣,眩晕,腰膝酸软。神经性耳聋见上述证候者。③发热。因素体阴虚,或病久伤阴,或误用、过服温燥药品等,导致阴精亏虚,阴衰则阳盛,水不制火。症见午后潮热,骨蒸劳热,夜间发热,手足心热,烦躁,口燥咽干,腰膝酸软。④盗汗。因烦劳过度,邪热伤阴,虚火内生,阴津被扰,不能内藏而外泄。症见寐中汗出,醒后自止,五心烦热,两颧色红,口渴咽干。⑤遗精。因恣情纵欲,房事劳伤,或禀赋不足,或手淫过度,肾精不藏所致。症见遗精,头晕,耳鸣,腰膝酸软。性功能障碍见上述证候者。⑥消渴。因素体阴虚,或热病伤阴,或劳欲过度,阴虚燥热所致。症见口渴多饮,口干舌燥,尿频量多,浑浊如膏脂,形体消瘦。2型糖尿病见上述证候者。

此外,本品还可治疗复发性口疮、糖尿病、支气管哮喘、氯氮平所致遗尿、围绝经期综合征。

【药理作用】增强免疫功能、降血糖、降血脂、抗肿瘤、抗应激、延缓衰老、增强性功能等。

【剂型规格】浓缩丸:每8丸相当于饮片3 g。胶囊剂:每粒装0.3 g。

【用法用量】口服。浓缩丸:每次8丸,每日3次。胶囊剂:每次1粒,每日2次。

【注意事项】①不宜在服药期间服感冒药。②体实及阳虚者慎用。③脾虚、气滞、食少纳呆者慎用。

麦味地黄丸

【药物组成】麦冬、五味子、熟地黄、山茱萸(制)、牡丹皮、山药、茯苓、泽泻。

【功能主治】滋肾养肺。用于肺肾阴亏,潮热盗汗,咽干,眩晕耳鸣,腰膝酸软。

【临床应用】①肺痨。阴虚内热,肺络受损所致。症见干咳带血,午后潮热,骨蒸盗汗,全身乏力,舌质红,少苔或无苔,脉细数。肺结核见上述证候者的辅助治疗。②消渴。肺肾阴亏,阴虚燥热所致。症见口渴多饮,多食易饥,小便频数,身体消瘦,舌红少苔,脉沉细数。糖尿病见上述证候者。

【药理作用】增强免疫功能、降血糖、降甘油三酯等。

【剂型规格】浓缩丸。每8丸相当于原药材3 g。

【用法用量】口服,每次8丸,每日3次。

【注意事项】①感冒发热患者不宜服用。②对本品过敏者禁用,过敏体质者慎用。

知柏地黄丸

【药物组成】知母、黄柏、熟地黄、山茱萸(制)、牡丹皮、山药、茯苓、泽泻。辅料为蜂蜜。

【功能主治】滋阴降火。用于阴虚火旺,潮热盗汗,口干咽痛,耳鸣遗精,小便短赤。

【临床应用】①发热。因素体阴虚,或热病日久,耗伤阴液,或误用、过用温燥药物等,导致阴精亏虚,虚火内扰,阴衰则阳盛,水不制火而见午后潮热,骨蒸劳热,夜间发热,手足心热,烦躁。②盗汗。烦劳过度,或亡血失精,或邪热耗阴,阴精亏虚,虚火内生,阴津被扰,不能内藏而外泄。症见寐中汗出,醒后自止,五心烦热或潮热,两颧色红,口渴,咽干。③慢喉痹。因素体阴虚或热伤津液,虚火上炎,熏灼咽喉而致。症见咽干不适,灼热,隐痛,咽痒干咳,有异物感,腰膝酸软,五心烦热。慢性咽炎见上述证候者。④耳鸣。因年老肾中精气不足,或房事不节,肾阴亏耗,耳窍失养所致。症见耳鸣,眩晕,腰膝酸软。神经性耳聋见上述证候者。⑤遗精。因房事过度,恣情纵欲,或妄想不遂,扰动精室而致。症见遗精,头晕,耳鸣,腰膝酸软,精神萎靡。性功能障碍见上述证候者。

此外,本品还可治疗口腔溃疡、女性更年期功能性出血、慢性前列腺炎、女童单纯性乳房早发育。

【药理作用】本品有降血糖、调节内分泌、增强免疫等作用。

【剂型规格】水蜜丸。每100粒重20 g。

【用法用量】口服,每次30粒,每日2次。

【注意事项】①感冒发热患者不宜服用。②气虚发热及实热者慎用。③脾虚便溏、气滞中满者慎用。

大补阴丸

【药物组成】熟地黄、盐知母、盐黄柏、醋龟甲、猪脊髓。辅料为蜂蜜。

【功能主治】滋阴降火。用于阴虚火旺,潮热盗汗,咳嗽,耳鸣遗精。

【临床应用】①发热。因素体阴虚,或热病日久,耗伤阴液,阴精亏虚,阴衰则阳盛,水亏则火旺。症见午后潮热,骨蒸劳热,或夜间发热,手足心热,烦躁,咽干,腰膝酸软。②盗汗。烦劳过度,或亡血失精,或邪热耗阴,阴精亏虚,虚火内生,阴津被扰,不能自藏而外泄。症见寐中汗出,醒后自止,五心烦热,两颧色红,口渴咽干。③咳嗽咯血。因久病或热病,阴津耗伤,阴虚火旺,热伤肺络,迫血妄行。症见咳嗽痰少,痰中带血,或反复咯血,血色鲜红,口干咽燥,颧红,潮热。肺结核见上述证候者。④耳鸣。因年老肾中精气不足,或欲念妄动,房事不节,肾阴亏耗,耳窍失于濡养而致耳鸣,眩晕,腰膝酸软。神经性耳聋见上述证候者。⑤遗精。因房劳过度,恣情纵欲,或妄想不遂,扰动精室而致遗精,头晕,耳鸣,精神萎靡,腰膝酸软。性功能障碍见上述证候者。

此外,本品尚可治疗早泄、带下崩漏、女童单纯性乳房早发育。

【药理作用】本品具有免疫调节作用。

【剂型规格】水蜜丸。每瓶装60 g。

【用法用量】口服,每次6 g,每日2～3次。

【注意事项】①感冒发热患者不宜服用;虚寒性患者不适用,其表现为怕冷,手足凉,喜热饮。②孕妇慎用。③脾胃虚弱、痰湿内阻、脘腹胀满、食少便溏者慎用。④糖尿病患者禁服。

(二)滋补心肺剂

补肺活血胶囊

【药物组成】黄芪、赤芍、补骨脂。

【功能主治】益气活血,补肺固肾。用于肺心病(缓解期)属气虚血瘀证,症见咳嗽气促,或咳嗽胸闷,心悸气短,肢冷乏力,腰膝酸软,口唇发绀,舌淡苔白或舌紫暗等。

【药理作用】本品有提高氧分压、氧饱和度,增加心排血量、冠脉血流量,降低心肌耗氧量等作用。

【剂型规格】硬胶囊剂。每粒装0.35 g。

【用法用量】口服,每次4粒,每日3次。

滋心阴胶囊

【药物组成】麦冬、赤芍、北沙参、三七。

【功能主治】滋养心阴,活血止痛。用于阴虚血瘀所致的胸痹,症见胸闷胸痛,心悸怔忡,五心烦热,夜眠不安,舌红少苔。

【临床应用】胸痹。因心阴亏虚,心血瘀阻所致。症见胸闷不舒,胸前区刺痛,心悸怔忡,五心烦热,夜寐不安,舌红少苔,脉细数。冠心病心绞痛见上述证候者。

【剂型规格】硬胶囊剂。每粒装 0.35 g。

【用法用量】口服,每次 2 粒,每日 3 次。

【注意事项】①孕妇慎用。②心绞痛持续发作者应及时救治。③阴寒凝滞或痰湿内阻证者禁用。

(三)滋补肝肾剂

杞菊地黄丸

【药物组成】枸杞子、菊花、熟地黄、山茱萸(酒)、牡丹皮、山药、茯苓、泽泻。

【功能主治】滋肾养肝。用于肝肾阴亏的眩晕,耳鸣,目涩畏光,视物昏花。

【临床应用】①眩晕。症见头目眩晕,腰酸腰痛,口燥咽干,周身乏力。原发性高血压见上述证候者。②圆翳内障。症见视力缓慢下降,视物昏花,晶珠轻度混浊。老年性白内障初期见上述证候者。③青盲。症见视物不清,不能久视。视神经萎缩见上述证候者。④目涩症。症见双目干涩,羞明畏光。干眼症见上述证候者。⑤耳聋。症见耳鸣,耳聋,伴有腰酸腰痛,口干咽燥,潮热,盗汗。

【药理作用】本品有降血脂、抗动脉粥样硬化、抗氧化、增强免疫、改善学习记忆的作用。

【剂型规格】浓缩丸。每 8 丸相当于原药材 3 g。

【用法用量】口服,每次 8 丸,每日 3 次。

【注意事项】①脾胃虚寒,便溏者慎用。②对本品过敏者禁用,过敏体质者慎用。③实火亢盛所致头晕、耳鸣者慎用。

杞菊地黄口服液(无糖型)

【药物组成】枸杞子、菊花、熟地黄、山茱萸

(制)、牡丹皮、山药、茯苓、泽泻。辅料为甜菊素、苯甲酸钠。

【功能主治】滋肾养肝。用于肝肾阴亏所致的眩晕,耳鸣,目涩畏光,视物昏花。

【临床应用】①眩晕。症见头目眩晕,腰酸腰痛,口燥咽干,周身乏力。原发性高血压见上述证候者。②圆翳内障。症见视力缓慢下降,视物昏花,晶珠轻度混浊。老年性白内障初期见上述证候者。③青盲。症见视物不清,不能久视。视神经萎缩见上述证候者。④目涩症。症见双目干涩,羞明畏光。干眼症见上述证候者。⑤耳聋。症见耳鸣,耳聋,伴有腰酸腰痛,口干咽燥,潮热,盗汗。

【药理作用】本品有降血脂、抗动脉粥样硬化、抗氧化、增强免疫、改善学习记忆的作用。

【剂型规格】口服液。每支装 10 mL。

【用法用量】口服,每次 1 支,每日 2 次。

【注意事项】①脾胃虚寒,便溏者慎用。②对本品过敏者禁用,过敏体质者慎用。③实火亢盛所致头晕、耳鸣者慎用。

四、温阳剂

金匮肾气丸

【药物组成】地黄、山药、山茱萸(酒炙)、茯苓、牡丹皮、泽泻、桂枝、附子(炙)、牛膝(去头)、盐车前子。辅料为蜂蜜。

【功能主治】温补肾阳,化气行水。用于肾虚水肿,腰膝酸软,小便不利,畏寒肢冷。

【剂型规格】水蜜丸。每 100 粒重 20 g。

【用法用量】口服，每次20～25粒，每日2次。
【注意事项】①忌房欲、气恼。②孕妇忌服。

右归胶囊

【药物组成】熟地黄、附子（炮附片）、肉桂、山药、山茱萸（酒炙）、菟丝子、鹿角胶、枸杞子、当归、杜仲（盐炒）。

【功能主治】温补肾阳，填精止遗。用于肾阳不足，命门火衰，腰膝酸冷，精神不振，怯寒畏冷，阳痿遗精，大便溏薄，尿频而清。

【临床应用】因肾阳亏虚，肾精不足所致的腰痛、阳痿、遗精、泄泻。①腰痛。症见腰膝酸软，下肢痿软，畏寒怕冷，四肢欠温，少气乏力，夜尿频多，舌淡，脉沉细。慢性腰肌劳损见上述证候者。②阳痿。症见阳事不举，精薄清冷，头晕，耳鸣，面色苍白，精神萎靡，腰膝酸软，畏寒肢冷，舌淡苔白，脉沉细。③遗精。症见梦遗日久，或滑精，或余沥不尽，形寒肢冷，舌淡嫩有齿痕，苔白滑，脉沉细。④泄泻。症见黎明前脐腹作痛，肠鸣即泻，形寒肢冷，腰膝酸软，舌淡苔白，脉沉细。慢性结肠炎见上述证候者。

【药理作用】本品有抗实验性肾阳虚证、增强造血功能等作用。

【剂型规格】胶囊剂。每粒装 0.45 g。

【用法用量】口服，每次4粒，每日3次。

【不良反应】服药后偶可发生轻度便秘。

【注意事项】①阴虚火旺、心肾不交、湿热下注而扰动精室者慎用。②湿热下注所致阳痿者慎用。③暑湿、湿热、食滞伤胃和肝气乘脾所致泄泻者慎用。④服药期间忌生冷饮食,慎房事。⑤方中含肉桂、附子大温大热之品,不宜过量服用。⑥孕妇慎用。

强肾片

【药物组成】鹿茸、山药、山茱萸、熟地黄、枸杞子、丹参、补骨脂、牡丹皮、桑椹、益母草、茯苓、泽泻、盐杜仲、人参茎叶总皂苷。

【功能主治】补肾填精,益气壮阳。用于阴阳两虚所致的肾虚水肿,腰痛,遗精,阳痿,早泄,夜尿频数。

【临床应用】因素体虚弱,或肾精亏虚,或病后失于调摄,或房事不节,或他脏虚损,日久及肾而致阴阳两虚,气化无权,水湿泛溢肌肤,精关不固,宗筋失养。①水肿。症见浮肿,腰以下肿甚,腰膝酸软,神疲乏力,畏寒肢冷,小便短少或夜尿频数,大便稀溏,舌淡胖,脉细弱。慢性肾炎和久治不愈的肾盂肾炎见上述证候者。②腰痛。症见腰痛,喜温喜按,倦怠乏力,畏寒肢冷,大便稀溏,夜尿频数,舌淡胖润,脉沉细。慢性肾炎和久治不愈的肾盂肾炎见上述证候者。③遗精。症见遗精,多为无梦而遗,甚则滑泄不禁,精液清稀,形寒肢冷,腰膝酸软,阳痿早泄,夜尿清长,舌淡胖苔白滑,脉沉细。④阳痿。症见阳事不举,精薄清冷,腰膝酸软,神疲乏力,畏寒肢冷,夜尿清长,舌淡胖,苔白滑,脉沉细。性功能障碍见上述证候者。

【药理作用】降低血清肌酐、尿素氮,提高巨噬细胞吞噬百分率和吞噬指数。

【剂型规格】薄膜衣片剂。每片重 0.63 g。

【用法用量】口服,每次2~3片,每日3次。

【注意事项】①孕妇慎用。②湿热壅遏、膀胱气化不行之水肿者慎用。③风湿痹阻、外伤所致的腰痛者慎用。④湿热下注、惊恐伤肾所致阳痿者慎用。⑤服药期间忌房事。

五子衍宗口服液

【药物组成】枸杞子、菟丝子(炒)、覆盆子、五味子(醋蒸)、车前子(盐炒)。辅料为蔗糖、山梨酸钾。

【功能主治】补肾益精。用于腰酸腿软,遗精早泄,阳痿不育。

【临床应用】因肾虚精亏,宗筋失养,精关不固者所致的阳痿、不育、遗精、早泄、腰痛。①阳痿。症见头晕目眩,精神萎靡,腰膝酸软,舌淡苔白,脉沉细弱。②不育。症见性欲低下,阳痿早泄,精液稀薄,腰膝酸软,神疲乏力,舌淡,脉沉细。③遗精。症见梦遗频作,甚至滑精,常伴头晕,腰酸,肢体倦怠,舌淡,脉沉细弱。④早泄。症见早泄,神疲体倦,腰膝酸痛,舌淡,脉沉细无力。⑤腰痛。症见腰背酸痛,身倦乏力,小便余沥不尽,舌淡,脉沉细。腰肌劳损见上述证候者。

【药理作用】本品有提高性功能、降血糖、降血脂、抗骨质疏松、保肝等作用。

【剂型规格】口服液。每支装10 mL。

【用法用量】口服,每次5~10 mL,每日2次。

【注意事项】①孕妇慎服。②不宜与感冒类药物同时服用。③本品宜饭前服用或进食同时服。④对本品过敏者禁用,过敏体质者慎用。

苁蓉益肾颗粒

【药物组成】五味子(酒制)、肉苁蓉(酒制)、菟丝子(酒炒)、茯苓、车前子(盐制)、巴戟天(制)。

【功能主治】补肾填精。用于肾气不足,腰膝酸软,记忆力减退,头晕耳鸣,四肢无力。

【药理作用】可延长氢化可的松致肾阳虚小鼠游泳时间,提高自主活动能力和抑制体重的降低;对戊巴比妥钠引起的小鼠方向性记忆障碍有改善作用;增加去势大鼠包皮腺和提肛肌重量;增加未成熟雄性小鼠的血清睾酮含量;可部分提高正常及环磷酰胺致免疫低下小鼠的免疫功能。

【剂型规格】颗粒剂。每袋装 2 g。

【用法用量】口服,每次 1 袋,每日 2 次。

阿魏酸哌嗪片

【药物组成】阿魏酸哌嗪。

【功能主治】适用于各类伴有镜下血尿和高凝状态的肾小球疾病,如肾炎、慢性肾炎、肾病综合征、早期尿毒症,以及用于冠心病、脑梗死、脉管炎等疾病的辅助治疗。

【剂型规格】片剂。每片重 50 mg。

【用法用量】口服,每次 2~4 片,每日 3 次。

【注意事项】①本品禁与阿苯达唑类和双羟萘酸噻嘧啶类药物合用。② 对阿魏酸哌嗪类药物过敏者禁用。

五、阴阳双补剂

复方苁蓉益智胶囊

【药物组成】制何首乌、荷叶、肉苁蓉、地龙、漏芦。

【功能主治】益智养肝,活血化浊,健脑增智。用于轻、中度血管性痴呆肝肾亏虚兼痰瘀阻络证。症见智力减退,思维迟钝,神情呆滞,健忘,或喜怒不定,腰膝酸软,头晕耳鸣,失眠多梦等。

【药理作用】提高模型大鼠脑组织血流量;增加红细胞变形性,降低全血黏度和血浆黏度;增加学习和记忆能力等。

【剂型规格】硬胶囊剂。每粒装 0.35 g。

【用法用量】口服,每次 4 粒,每日 3 次。

【不良反应】个别病例出现心慌、恶心、腰痛、便溏、腹泻、脘腹胀满、食欲下降、轻度皮肤瘙痒等。

【注意事项】临床试验期间,个别患者出现尿频、呕吐(重度)、中度头晕、乏力、皮肤黏膜疱疹、轻度失眠等,认为与服用药物可能无关。

六、气血双补剂

人参归脾丸

【药物组成】人参、白术(麸炒)、茯苓、甘草(蜜炙)、黄芪(蜜炙)、当归、木香、远志(去心)、甘草(炙)、龙眼肉、酸枣仁(炒)。辅料为赋形剂蜂蜜。

【功能主治】益气补血,健脾养心。用于气血不足，心悸，失眠，食少乏力，面色萎黄，月经量少色淡。

【临床应用】因脾胃虚弱，或思虑过度，或久病体弱，以致气血两虚，运化失职，心神失养，阴血耗损，带脉失约。①心悸。症见心悸怔忡，头晕目眩，面色不华，倦怠乏力，舌质淡，脉细弱。心律失常、心肌炎见上述证候者。②不寐。症见多梦易醒，失眠健忘，头晕目眩，神疲纳呆，舌淡，脉细弱。神经衰弱、贫血、更年期综合征、疲劳综合征见上述证候者。③健忘。症见遇事善忘，心悸，气短，神倦，纳呆，舌淡，脉细弱。神经衰弱、疲劳综合征见上述证候者。④血证。症见衄血，便血，皮下紫斑，崩漏，月经先期，量多色淡，舌淡苔薄，脉细弱。胃及十二指肠溃疡出血、功能性子宫出血、血小板减少性紫癜见上述证候者。⑤带下。症见带下色白，量多无臭，面色萎黄，纳少，便溏，乏力，舌淡苔白，脉缓弱。慢性阴道炎、宫颈炎见上述证候者。

【剂型规格】大蜜丸。每丸重 9 g。

【用法用量】口服，饭前服用或进食同时服，每次 1 丸，每日 2 次。

【注意事项】①不宜和感冒类药同时服用。②不宜喝茶和吃萝卜，以免影响药效。③服本药时不宜同时服用藜芦、五灵脂、皂荚或其制剂。④服用 2 周后症状未改善，或服用期间出现食欲不振、胃脘不适等症，应去医院就诊。⑤本品温补气血，热邪内伏、阴虚脉数及痰湿壅盛者禁用。⑥对本品过敏者禁用，过敏体质者慎用。⑦身体壮实不虚者忌服。

生血宝合剂

【药物组成】制何首乌、女贞子、桑椹、墨旱莲、白芍、黄芪、狗脊。

【功能主治】滋补肝肾，益气生血。用于肝肾不足、气血两虚所致的神疲乏力，腰膝酸软，头晕耳鸣，心悸，气短，失眠，咽干，纳差食少。

【临床应用】①肝肾不足，气血两虚证。因体质虚弱，或病久失养，或劳累太过，或年高体衰，或房事不节，以致肝肾不足，气血两虚。症见神疲乏力，气短懒言，纳差食少，口燥咽干，腰膝酸软。放、化疗所致的白细胞减少，缺铁性贫血见上述证候者。②眩晕。因先天不足，或年老体亏，或久病伤身，或劳伤过度，以致肝肾不足，气血亏虚，清窍失养。症见眩晕，耳鸣，面色无华，精神萎靡，腰膝酸软。缺铁性贫血、高血压病见上述证候者。③耳鸣。因年老体衰，或房事不节，或劳倦伤脾，以致肝肾亏耗，气血两虚。症见耳鸣，目眩，腰膝酸软，食少纳呆。神经性耳聋见上述证候者。④心悸。因禀赋不足，或饮食劳倦，或思虑过度，或年高体迈，以致肝肾不足，气血亏虚，心失所养。症见心慌不安，气短，头晕，乏力，腰膝酸软。缺铁性贫血、功能性心律失常见上述证候者。⑤失眠。因房劳过度，或久病年迈，以致肝肾亏损，气血不足，心神失养。症见失眠，神疲食少，头目晕眩，耳鸣。神经衰弱见上述证候者。

此外，本品还有治疗肾性贫血、化疗所致骨髓抑制、恶性肿瘤与放疗所致白细胞减少，减轻化疗毒性反应，改善肝硬化合并血小板减少患者血小板数量和质量的报道。

【剂型规格】合剂。每瓶装 100 mL。

【用法用量】口服，每次 15 mL，每日 3 次。用时摇匀。

【药理作用】本品有减轻化疗毒性反应、升高白细胞等的作用。本品可增加腺嘌呤致慢性肾功能衰竭贫血大鼠外周血血红蛋白含量，降低血清肌酐与尿酸水平；并可升高化疗后患者外周白细胞水平。本品可对抗紫杉醇化疗所致的白细胞低下，降低白细胞减少的发生率；还能对抗服用靶向治疗药物苹果酸舒尼替尼致肾细胞癌患者的骨髓抑制，升高血小板、中性粒细胞、血红蛋白水平。

【注意事项】①用于治疗失眠时，睡前勿吸烟，勿饮酒、茶和咖啡。②本品药性滋腻，凡脘腹痞满、痰多湿盛者应慎服。③体实及阳虚者慎服。④感冒者慎服。

补肾益脑丸

【药物组成】鹿茸（去毛）、红参、熟地黄、当归、茯苓、山药（炒）、枸杞子、盐补骨脂、麦冬、炒酸枣仁、远志（蜜炙）、牛膝、玄参、五味子、川芎、朱砂。

【功能主治】补肾生精，益气养血。用于肾虚精亏、气血两虚所致的心悸，气短，失眠，健忘，遗精，盗汗，腰膝酸软，耳鸣耳聋。

【临床应用】①肾虚精亏，气血两虚证。因素体虚弱，或病后失调，或劳倦过度，或年高体衰，或房事不节，以致肾虚精亏，气血不足。症见腰膝酸软无力，气短懒言，面色无华，倦怠乏力。神经衰弱见上述证候者。②心悸。因禀赋不足，精血亏虚，或思虑过度，劳伤心脾，或年迈气血亏虚，肾中精气不足，心神失养所致。症见心慌不安，失眠，耳鸣，精神疲惫，腰膝酸软。神经衰弱见上述证候者。③失眠。因久病失养，或年迈体虚，或思虑过度，或房事劳伤，肾虚精亏，气血虚损，心神失养所致。症见失眠，健忘，耳鸣，精神萎靡不振，腰膝酸软。神经衰弱见上述证候者。④健忘。因年老肾衰髓少，若复加思虑积久，用脑烦神过度，或体弱多病，久病不愈，肾亏精虚，气血两虚，脑失濡养，以致健忘，耳鸣，腰膝酸软。神经衰弱见上述证候者。⑤遗精。因房劳过度，恣情纵欲，或禀赋不足，或劳心过度，或妄想不遂，肾虚精亏，气血两虚，精关不固所致。症见遗精，耳鸣，健忘，心悸，失眠，腰膝酸软，神经萎靡。性功能障碍见上述证候者。⑥盗汗。因烦劳过度，或久病体弱，或先天虚弱，精血亏虚，血不养心，汗液外泄所致。症见寐中汗出，醒后自止，口渴咽干。⑦耳鸣，耳聋。因年老体衰，或欲念妄动，房事不节，或久病损伤，以致肾精亏耗，气血两虚，耳窍失养。症见耳鸣或耳聋，腰膝酸软，头目昏眩。神经性耳聋见上述证候者。

【药理作用】本品有促进学习记忆、镇静、增加失血性贫血小鼠的红细胞等的作用。

【用法用量】口服，每次8～12丸，每日2次。

【注意事项】①体实邪盛者慎用。②本品含有朱砂，不可过量、久用。③用于治疗失眠时，睡前忌吸烟，忌喝酒、茶和咖啡。

七、补肺益肾剂

百令胶囊

【药物组成】发酵冬虫夏草菌粉（Cs-C-Q80）。

【功能主治】补肺肾，益精气。用于肺肾两虚引起的咳嗽，气喘，咯血，腰背酸痛；慢性支气管炎、慢性肾功能不全的辅助治疗。

【临床应用】①咳嗽。症见咳嗽无力，久咳不已，腰膝酸软，自汗盗汗。慢性支气管炎见上述证候者。②喘证。症见咳声低微，喘促，气短，动则益甚，痰少或痰白而黏，盗汗，神疲乏力，腰膝酸软，舌淡嫩，苔白，脉弱。喘息性支气管炎见上述证候者。

此外，本品尚可治疗慢性乙型病毒性肝炎、慢性肾功能不全。

【药理作用】可降低肾切除及庆大霉素致肾损伤大鼠的血清肌酐、尿素氮及尿蛋白含量。

【剂型规格】胶囊剂。每粒装 0.5 g。

【用法用量】口服，每次 2~6 粒，每日 3 次。慢性肾功能不全者每次 4 粒，每日 3 次；疗程 8 周。

【不良反应】个别患者咽部不适。

【注意事项】外感实证咳喘者不宜使用。

金水宝胶囊（片）

【药物组成】发酵虫草菌粉（Cs-4）。

【功能主治】补益肺肾，秘精益气。用于肺肾两虚，精气不足，久咳虚喘，神疲乏力，不寐健忘，腰膝酸软，月经不调，阳痿早泄。

【临床应用】①咳嗽。肺肾两虚，精气不足所致咳嗽无力，久咳不已，自汗盗汗。慢性支气管炎见上述证候者。②喘证。久病肺肾两虚，精气不足所致久咳虚喘，气短，盗汗，神疲乏力，腰膝酸软，痰少或痰白而黏，舌淡嫩，苔白，脉弱。喘息性支气管炎见上述证候者。③阳痿、早泄。精气不足所致腰膝酸软，神疲畏寒，气短，乏力，阳事不举，早泄。性功能低下见上述证候者。④肺肾两虚，精气不足证。肺肾两虚，精气不足所致腰膝酸软，头晕目眩，胸闷，气短，乏力，神疲，甚或肢体浮肿，夜尿频数，胁肋胀痛，胸脘满闷等。慢性肾功能不全、高脂血症、肝硬化见上述证候者。

此外，本品尚可治疗慢性乙型病毒性肝炎、溃疡性结肠炎。

【药理作用】本品具有抗炎、止咳、祛痰、镇静、促性腺作用；降低胆固醇、甘油三酯和脂质过氧化物水平，增加心肌与脑的供血，具有轻度降血压、抑制血小板聚集、延长缺氧时动物生存时间等作用，对心脑组织有保护作用。其主要药理作用与青海天然虫草相似。

【剂型规格】胶囊剂：每粒装 0.33 g。片剂：每片重 0.42 g。

【用法用量】胶囊剂：每次 3 粒，每日 3 次；慢性肾功能不全者每次 6 粒，每日 3 次。片剂：慢性支气管炎者每次 4 片，每日 3 次；慢性肾功能不全者每次 8 片，每日 3 次。

【注意事项】外感实证咳喘者不宜使用。

八、益气养阴剂

消渴丸

【药物组成】葛根、地黄、黄芪、天花粉、玉米须、南五味子、山药、格列本脲。

【功能主治】滋肾养阴,益气生津。用于气阴两虚所致的消渴病,症见多饮,多尿,多食,消瘦,体倦乏力,眠差,腰痛。

【临床应用】消渴。因素体阴虚火盛,或过食肥甘厚味,或过用温燥之品,或情志郁结化火,或房事耗伤,导致上、中、下三焦燥热日久,耗气伤阴,气阴两虚。症见多渴多饮,小便频数,多食善饥,肢体消瘦,体倦乏力,睡眠欠佳,腰膝酸软。2型糖尿病见上述证候者。

【药理作用】降血糖。

【剂型规格】浓缩水丸。每10丸重2.5 g(含格列本脲2.5 mg)。

【用法用量】饭前用温开水送服,每次5~10丸,每日2~3次。

【不良反应】低血糖,偶见药疹、轻度恶心呕吐等消化道反应,罕见脱发。

【禁　　忌】①孕妇、哺乳期女性不宜服用。②1型糖尿病患者、2型糖尿病患者伴有酮症酸中毒、昏迷、严重烧伤、感染、严重外伤和重大手术者禁用。③肝肾功能不全者,对磺胺类药物过敏者,白细胞减少者禁用。

【注意事项】①本品服用量应根据病情从每次5丸起逐渐递增。每次服用量不超过10丸,每日不超过30丸；至疗效满意时，可逐渐减少每次服用量或减少服用次数至每日2次的维持剂量。每日服用2次时，应在早餐及午餐前各服用1次，晚餐前尽量不服用。请在医师指导下，进行服量控制。②年龄超过65岁的糖尿病患者对低血糖耐受性差，对此类糖尿病患者用药时应密切注意避免低血糖反应。其血糖控制标准略宽于一般人，空腹血糖<7.8 mmol/L，餐后2小时血糖<11.1 mmol/L即可。③不宜与其他磺脲类药物合用。④本品与下列药物合用，可增加低血糖的发生：抑制磺脲类药物由尿中排泄，如治疗痛风的丙磺舒、别嘌醇；延迟磺脲类药物的代谢，如酒精、H2受体阻滞剂（西咪替丁、雷尼替丁）、氯霉素、抗真菌药咪康挫、抗凝药，磺脲类与酒精同服可引起腹痛、恶心、呕吐、头痛及面部潮红（尤其使用氯磺丙脲时），与香豆素类抗凝剂合用时，开始二者血浆浓度皆升高，以后二者血浆浓度皆降低，故应按情况调整二药的用量；促使与血浆白蛋白结合的磺脲类药物分离出来，如水杨酸盐、贝特类降血脂药；药物本身具有致低血糖作用的酒精、水杨酸类、胍乙啶、单胺氧化酶抑制剂、奎尼丁；合用其他降血糖药物如胰岛素、二甲双胍、阿卡波糖、胰岛素增敏剂；β肾上腺受体阻滞剂可干扰低血糖时机体的生血糖反应，阻碍肝糖降解，同时又可掩盖低血糖的警觉症状。⑤本品与下列药物合用，可增加高血糖的发生：糖皮质激素、雌激素、噻嗪类利尿剂、苯妥英钠、利福平；β肾上腺受体阻滞剂可拮抗磺脲类药物的促胰岛素分泌作用，故也可致高血糖。⑥用药期间应定期监测

血糖、尿糖、尿酮体、尿蛋白和肝肾功能、血象,并进行眼科检查。⑦体质虚弱、高热、恶心呕吐、肾上腺皮质功能减退或垂体前叶功能减退者慎用。⑧出现低血糖症状时,可采用以下措施:补充葡萄糖,轻者立即口服葡萄糖,如无葡萄糖,可予口服甜果汁、糖水,重者静脉注射葡萄糖,要观察患者意识恢复;胰升糖素皮下、肌内或静脉注射,由于其作用时间较短,且会再次出现低血糖,因此在注射后仍要补充葡萄糖或进食,需继续观察,以保证患者完全脱离危险期。

金芪降糖片

【药物组成】黄连、黄芪、金银花。

【功能主治】清热泻火,补益中气。用于内热兼气虚所致的消渴病,症见口渴喜饮,易饥多食,气短乏力。

【临床应用】消渴。因素体热盛,或过食肥甘厚腻,或过用温补之品,或长期精神刺激,或房劳过度,导致肺胃燥热,阴津亏损,阴伤及气,气阴两伤。症见口渴喜饮,口干舌燥,多食易饥,体乏无力,气短困倦。2型糖尿病轻、中度见上述证候者。

【药理作用】降血糖和降血脂等。

【剂型规格】薄膜衣片剂。每片重 0.42 g。

【用法用量】饭前半小时口服。每次 7~10 片,每日 3 次,2 个月为 1 个疗程。或遵医嘱。

【注意事项】①阴阳两虚消渴者慎用;重度 2 型糖尿病患者慎用。②在治疗过程中,尤其是与西药降糖药联合使用时,要及时监测血糖,避免发生低血糖反应。

糖脉康颗粒

【药物组成】黄芪、地黄、赤芍、丹参、葛根、桑叶、淫羊藿等。

【功能主治】养阴清热,活血化瘀,益气固肾。用于糖尿病气阴两虚兼血瘀所致的倦怠乏力,气短懒言,自汗,盗汗,五心烦热,口渴喜饮,胸中闷痛,肢体麻木或刺痛,便秘,舌质红少津,舌体胖大,苔薄或花剥,或舌暗有瘀斑,脉弦细或细数或沉涩等。2型糖尿病并发症见上述证候者。

【药理作用】降血糖和降血脂等。

【剂型规格】颗粒剂。每袋装5 g。

【用法用量】口服,每次1袋,每日3次。

【注意事项】孕妇慎服或遵医嘱。

渴乐宁胶囊

【药物组成】黄芪、黄精(酒炙)、地黄、太子参、天花粉。

【功能主治】益气养阴,生津止渴。用于气阴两虚所致的消渴病,症见口渴多饮,五心烦热,乏力多汗,心慌气短。2型糖尿病见上述证候者。

【剂型规格】硬胶囊剂。每粒装0.45 g。

【用法用量】口服,每次4粒,每日3次,3个月为1个疗程。

通脉降糖胶囊

【药物组成】太子参、丹参、黄连、黄芪、绞股蓝、山药、苍术、玄参、水蛭、冬葵果、葛根。

【功能主治】养阴清热,益气活血。用于气阴两虚、脉络瘀阻所致的消渴病,症见神疲乏力,肢麻疼痛,头晕耳鸣,自汗等。

【临床应用】控制和预防 2 型糖尿病微血管并发症；改善肢麻疼痛，倦怠乏力，感觉减退等糖尿病周围神经病变引发的症状；和西药联用增加血糖控制效果，对血糖控制不佳者尤为适用。

【药理作用】对四氧嘧啶模型家兔的血糖升高有明显的降低作用，对四氧嘧啶致糖尿病小鼠的体重和耐力下降有明显的改善作用。对链脲佐菌素造成的大鼠胰岛 β 细胞损伤有一定的修复作用，对糖代谢有改善作用。对正常大鼠的血糖没有明显影响。

【剂型规格】胶囊剂。每粒装 0.4 g。

【用法用量】口服，每次 3 粒，每日 3 次。

【不良反应】尚不明确。

【注意事项】孕妇慎用。

十味玉泉胶囊

【药物组成】天花粉、葛根、麦冬、人参、黄芪、地黄、五味子、甘草、乌梅、茯苓。

【功能主治】益气养阴，清热生津。用于气阴两虚之消渴病。症见气短乏力，口渴喜饮，易饥烦热。可作为 2 型糖尿病辅助治疗药。

【剂型规格】胶囊剂。每粒装 0.5 g。

【用法用量】口服，每次 4 粒，每日 4 次。

【不良反应】个别患者用药后出现胃部不适，恶心，停药后可缓解。

生脉饮（党参方）

【药物组成】党参、麦冬、五味子。辅料为蔗糖。

【功能主治】益气，养阴生津。用于气阴两亏，心悸气短，自汗。

【剂型规格】口服液。每支装 10 mL。

【用法用量】饭前服用,每次1支,每日3次。

【注意事项】①凡脾胃虚弱,呕吐泄泻,腹胀便溏,咳嗽痰多者慎用。②感冒患者不宜服用。③对本品过敏者禁用,过敏体质者慎用。

芪冬颐心口服液

【药物组成】人参、黄芪、麦冬、茯苓、地黄、龟甲(烫)、丹参、郁金、桂枝、紫石英(煅)、淫羊藿、金银花、枳壳(炒)。

【功能主治】益气养心,安神止悸。用于气阴两虚所致的心悸,胸闷,胸痛,气短乏力,失眠多梦,自汗,盗汗,心烦。

【临床应用】①心悸。因气阴两虚,心神失养所致。症见心悸,怔忡,胸闷胸痛,气短乏力,自汗或盗汗,心烦失眠,多梦易惊,眩晕,耳鸣,舌淡红少津,脉细弱。病毒性心肌炎、冠心病心绞痛见上述证候者。②胸痹。由气阴两虚,心脉瘀阻所致。症见胸闷气短,胸痛时作,心悸心慌,倦怠乏力,自汗,盗汗,心烦,口干,舌胖淡红,少苔,脉虚细或结代。冠心病心绞痛见上述证候者。

【药理作用】①抗心肌缺血。本品可降低麻醉犬冠脉阻力,增加冠脉流量,降低心肌耗氧量及氧利用率,缩小急性心肌梗死犬的心肌梗死面积,减轻心肌细胞超微结构的损伤程度,降低血清CK、LDH活性,增加SOD和gSH-Px酶的活性,降低FFA和MDA的含量。②其他。本品体外可减轻柯萨奇B3病毒感染的乳鼠心肌细胞病变,减少LDH、AST的逸出,可延长常压及减压缺氧条件下小鼠的存活时间。可使三氯甲烷诱发的小鼠室颤率下降,并可降低血浆黏度和高切比黏度。

【剂型规格】口服液。每支装 10 mL。

【用法用量】口服,每次 2 支,每日 3 次,饭后服用。28 天为 1 个疗程。

【不良反应】偶见服药后胃部不适。

【注意事项】①痰热内盛者不宜使用。②心绞痛持续发作及心肌炎危重者应及时救治。③孕妇禁用。

振源胶囊

【药物组成】人参果总皂苷。

【功能主治】益气通脉,宁心安神,生津止渴。用于胸痹、心悸、不寐、消渴气虚证。症见胸痛胸闷,心悸不安,失眠健忘,口渴多饮,气短乏力。冠心病、心绞痛、心律失常、神经衰弱、2 型糖尿病见上述证候者。

【剂型规格】胶囊剂。每粒装 0.25 g。

【用法用量】口服,每次 1～2 粒,每日 3 次。

【注意事项】忌与五灵脂、藜芦同服。

养心生脉颗粒

【药物组成】人参、麦冬、丹参、五味子、龙眼肉、枸杞子、赤芍、牛膝、郁金、木香、佛手、茯苓、泽泻、甘草。

【功能主治】益气养阴、活血祛瘀。用于气虚阴亏血瘀所致的胸痹心痛,症见胸闷,胸痛,心悸,气短,乏力,口干咽燥。冠心病、心绞痛见上述证候者。

【剂型规格】颗粒剂。每袋装 14 g。

【用法用量】口服,每次 1 袋,每日 3 次。

【不良反应】个别患者服药后出现口干舌燥,食欲不振,上腹不适。

【注意事项】孕妇慎用。

仙桂胶囊

【药物组成】红参、枳实、麻黄、桂枝、熟地黄、麦冬、络石藤、仙鹤草、阿胶、天麻。

【功能主治】益气养阴,温通经脉。用于气阴两虚所致的眩晕,症见头晕目眩,心悸健忘,神疲乏力,口干。原发性低血压见上述证候者。

【药理作用】有升高血压和提高心肌张力时间指数,升高失血引起的血细胞、血红蛋白的降低等作用。

【剂型规格】胶囊剂。每粒装 0.4 g。

【用法用量】口服,每次 4 粒,每日 3 次,30 天为 1 个疗程。

【不良反应】尚不明确。

【注意事项】孕妇、感冒发热等实热证患者及快速性心律失常患者慎用;应在医师指导下使用,必要时可配合西药使用;用药过程中应注意监测血压的变化,血压超出正常值时应立即停药。

九、益气复脉剂

参松养心胶囊

【药物组成】人参、麦冬、山茱萸、丹参、炒酸枣仁、桑寄生、赤芍、土鳖虫、甘松、黄连、南五味子、龙骨。

【功能主治】益气养阴,活血通络,清心安神。用于治疗冠心病室性期前收缩属气阴两虚、心络瘀阻证。症见心悸不安，气短乏力，动则加剧，胸部闷痛，失眠多梦，盗汗，神倦懒言。

【临床应用】①心悸。由气阴两虚，心络瘀阻所致。症见心悸不安，气短乏力，动则加剧，胸部闷痛，失眠多梦，盗汗，神倦，懒言，舌质暗或有瘀点，少苔，脉细弱或结代。冠心病室性期前收缩见上述证候者。②胸痹。由气阴两虚，心络瘀阻所致。症见胸闷不舒，阵发胸痛，心悸，气短，失眠多梦，头晕眼花，神倦，懒言，盗汗，舌质暗，少苔或有瘀点，脉细弱。冠心病心绞痛见上述证候者。

此外还可用于高脂血症、神经衰弱综合征的治疗。

【药理作用】本品有抗心肌缺血、抗心律失常作用。

【剂型规格】胶囊剂。每粒装 0.4 g。

【用法用量】口服，每次 2～4 粒，每日 3 次。

【不良反应】个别患者服药期间可出现胃胀。

【注意事项】孕妇禁用。

稳心颗粒

【药物组成】党参、黄精、三七、琥珀、甘松。

【功能主治】益气养阴，活血化瘀。用于气阴两虚、心脉瘀阻所致的心悸不宁，气短乏力，胸闷胸痛。室性期前收缩、房性期前收缩见上述证候者。

【临床应用】心悸。由气阴两虚，心脉瘀阻，心神失养所致。症见心悸不宁，怔忡，短气喘息，胸闷不适，胸痛时作，神疲乏力，心烦少寐，舌暗有瘀点、瘀斑，脉虚或结代。心律失常见上述证候者。

【药理作用】有抗心律失常、抗心力衰竭作用。

【剂型规格】颗粒剂。每袋装 5 g（无糖型）。

【用法用量】口服，每次 1 袋，每日 3 次。

【不良反应】偶见轻度头晕恶心，一般不影响用药。

【注意事项】①用药时应将药液充分搅匀，勿将杯底药粉丢弃。②孕妇慎用。

第十节　安神剂

本类成药适用于失眠多梦，心慌，心悸，烦躁不安，记忆力减退等，主要由养心安神、镇静催眠的药物所组成。这里所介绍的成药，主要治疗心神不安、心悸失眠等神志方面的疾病。安神剂适用于西医学的神经衰弱、围绝经期综合征、老年轻度认知障碍、脑动脉硬化等。现将常见的几种不同类型疾病症状和适宜的成药叙述于下。

养心安神剂，适用于阴血不足，心神失养之神志不安证。症见心悸怔忡，虚烦失眠，手足心热，健忘盗汗等。可服用柏子养心丸、天王补心丸、安神补心胶囊等。

益气养血安神剂，适用于气血不足，心神失养之不寐。症见心悸气短，失眠多梦，头目眩晕等。可服用活力苏口服液、七叶神安片、安神健脑液等。

清肝安神剂，滋阴清热、养心安神，用于肝郁阴虚型失眠症。症见入睡困难，多梦易醒，醒后不眠，头晕乏力，烦躁易怒，心悸不安等。可服用百乐眠胶囊等。

补肾安神剂,适用于心肾不交,水火不济之证。症见心烦失眠,入睡困难,心悸多梦,头晕耳鸣,腰膝酸软。可服用甜梦口服液、精乌胶囊等。

一、养心安神剂

柏子养心丸

【药物组成】柏子仁、党参、炙黄芪、川芎、当归、茯苓、制远志、酸枣仁、肉桂、醋五味子、半夏曲、炙甘草、朱砂。

【功能主治】补气,养血,安神。用于心气虚寒,心悸易惊,失眠多梦,健忘。

【临床应用】①心悸。由心气虚寒,心神失养所致。症见心悸易惊,失眠,多梦,健忘,神疲乏力,或肢冷畏寒,舌淡苔白,脉细弱或结或代。心律失常、神经衰弱见上述证候者。②不寐。因心气虚寒,心失温养所致。症见少寐多梦,易醒难眠,心慌气短,精神恍惚,自汗,肢冷,舌淡,脉细弱。神经衰弱见上述证候者。

【药理作用】本品具有镇静催眠的作用。

【剂型规格】水蜜丸。每 100 粒重 10 g。

【用法用量】口服,每次 6 g,每日 2 次。

【注意事项】①阴虚火旺或肝阳上亢者禁用。②失眠患者睡前不宜饮用浓茶、咖啡等兴奋性饮品。③宜饭后服用。④本品处方中含朱砂,不可过服、久服;不可与溴化物、碘化物药物同服。⑤肝肾功能不全者禁用。

天王补心丸

【药物组成】丹参、当归、石菖蒲、党参、茯苓、五味子、麦冬、天冬、地黄、玄参、远志（制）、酸枣仁（炒）、柏子仁、桔梗、甘草、朱砂。

【功能主治】滋阴养血，补心安神。用于心阴不足，心悸健忘，失眠多梦，大便干燥。

【临床应用】①心悸。因心肾阴虚，心失所养所致。症见心悸，气短，舌红少苔，脉细数或结代。病毒性心肌炎、冠心病、心律失常、原发性高血压及甲状腺功能亢进等见上述证候者。②不寐。因阴虚血少，心神失养所致。症见心悸，失眠多梦，健忘，舌红少苔，脉细数。神经官能症、更年期综合征、老年性记忆力减退见上述证候者。

此外，本品还可治疗复发性口疮。

【药理作用】本品具有催眠、提高学习记忆能力的作用。

【剂型规格】大蜜丸。每丸重 9 g。

【用法用量】口服，每次 1 丸，每日 2 次。

【注意事项】本品处方中含朱砂，不宜过量、久服，肝肾功能不全者慎用。

安神补心胶囊

【药物组成】丹参、五味子（蒸）、石菖蒲、安神膏。

【功能主治】养心安神。用于心悸失眠，头晕耳鸣。

【临床应用】①不寐。由心血不足，虚火内扰，阳不入阴而致。症见入睡困难或眠而多梦，易醒心悸，口燥咽干，盗汗，烦热，头晕，耳鸣，腰膝酸软，神疲乏力，舌淡红少苔，脉细数。神经衰弱、更年期综合征、贫血见上述证候者。②心悸。因阴血不足，虚火内扰，心失所养，神无所依所致。症见心中动悸,烦躁易惊,头晕,耳鸣,失眠,健忘,或面色不华,唇舌色淡,或五心烦热,盗汗,口干,脉细弱或细。心律失常、心肌炎见上述证候者。

【药理作用】本品具有镇静和抗惊厥、增强学习记忆能力、抗心律失常、增强红细胞免疫黏附功能等作用。

【剂型规格】胶囊剂。每粒装 0.5 g。

【用法用量】口服,每次 4 粒,每日 3 次。

【注意事项】①服药期间要保持情绪乐观,切忌生气恼怒。②孕妇慎用。

九味镇心颗粒

【药物组成】人参(去芦)、酸枣仁、五味子、茯苓、远志、延胡索、天冬、熟地黄、肉桂。

【功能主治】养心补脾,益气安神。用于广泛性焦虑症心脾两虚证,症见善思多虑不解,失眠或多梦,心悸,食欲不振,精神乏力,头晕,易汗出,善太息,面色萎黄,舌淡苔薄白,脉弦细或沉细。

【剂型规格】颗粒剂。每袋装 6 g。

【用法用量】温开水冲服,每次 1 袋,每日 3 次。

【不良反应】偶见口干、视力模糊、便秘增多、恶心呕吐、腹泻、食欲减退或厌食、腹胀、口苦、胃痛、嗜睡、失眠、震颤、头痛、昏厥、心电图异常、心悸、心动过速、谷丙转氨酶升高、白细胞减少、月经紊乱。

【注意事项】心功能、肝功能异常及白细胞减少者慎用。

清脑复神液

【药物组成】人参、黄芪、当归、鹿茸(去

皮)、菊花、薄荷、柴胡、决明子、荆芥穗、丹参、远志、五味子、酸枣仁、莲子心、麦冬、百合、竹茹、黄芩、桔梗、陈皮、茯苓、甘草、半夏(制)、枳壳、干姜、石膏、冰片、大黄、木通、黄柏、柏子仁、莲子肉、知母、石菖蒲、川芎、赤芍、桃仁(炒)、红花、山楂、牛膝、白芷、藁本、蔓荆子、葛根、防风、羌活、钩藤、地黄。

【功能主治】清心安神,化痰醒脑,活血通络。用于神经衰弱,失眠,顽固性头痛,脑震荡后遗症所致头痛、眩晕、健忘、失眠等症。

【剂型规格】口服液。每支装 10 mL。

【用法用量】口服,轻症每次 1 支,重症每次 2 支,每日 2 次。

【注意事项】孕妇及对酒精过敏者慎用。

枣仁安神液

【药物组成】酸枣仁(炒)、丹参、五味子(醋制)。辅料为蜂蜜。

【功能主治】补心安神。用于失眠,健忘,头晕。

【临床应用】①不寐。因心血不足,心失所养所致。症见失眠多梦,健忘,气短懒言,记忆力减退,头晕,面色少华,舌淡红,苔薄,脉细弱。神经衰弱见上述证候者。②心悸。因心血不足,心失所养所致。症见心悸不宁,气短懒言,失眠多梦,记忆力减退,面色少华,舌淡红,苔薄,脉细弱。神经衰弱见上述证候者。

【药理作用】本品具有镇静和抗惊厥的作用。

【剂型规格】口服液。每支装 10 mL。

【用法用量】临睡前服,每次 1~2 支,每日 1 次。

【注意事项】①孕妇慎用。②由消化不良导致的睡眠差者忌用。③对本品过敏者禁用,过敏体质者慎用。

枣仁地黄胶囊

【药物组成】黄连、地黄、黄芩、白芍、五味子、炒酸枣仁。

【功能主治】滋阴降火,养心安神。用于失眠属阴虚火旺证,症见失眠,多梦,心烦,焦虑,疲乏,口干咽燥,五心烦热,舌红,脉细数等。

【临床应用】各种原因引起的失眠,健忘,神经衰弱,更年期综合征等。

【药理作用】非临床药效学试验结果显示:本品可延长夹尾激怒加肾上腺素致肝郁模型大鼠的睡眠时间、缩短潜伏期,缩短肝郁模型大鼠 Y 型水迷宫法抵达平台时间,延长肝郁模型大鼠强迫游泳不动时间;可延长心气虚模型(剥夺小鼠 REM 睡眠加垂体后叶素注射)及正常小鼠悬尾静止不动时间;可缩短心气虚模型小鼠腹腔注射阈剂量戊巴妥钠的睡眠潜伏期、延长睡眠时间;可延长正常小鼠睡眠维持时间;可缩短心气虚模型小鼠 Y 型水迷宫法抵达平台的时间,延长心气虚模型小鼠游泳不动时间;可延长正常小鼠强迫游泳不动时间,减少正常小鼠的自主活动次数,抑制正常大鼠的劫夺性攻击行为。

【剂型规格】胶囊剂。每粒装 0.45 g。

【用法用量】口服,每次 3 粒,每日 3 次,疗程为 3 周。

【不良反应】个别患者用药后出现轻微腹胀、

腹泻。

【注意事项】①个别患者用药期间出现谷丙转氨酶和谷草转氨酶轻度升高，与药物的关系无法确定。②临床试验仅支持3周的安全性，服用不宜超过3周。

心神宁片

【药物组成】酸枣仁（炒）、远志、茯苓、栀子、六神曲、甘草。

【功能主治】养血除烦，宁心安神。用于心肝血虚所致的失眠多梦，烦躁而惊，疲倦食少。

【剂型规格】薄膜衣片剂。每片重 0.25 g。

【用法用量】口服，每次 4～6 片，每日 3 次。

【注意事项】服药期间要保持情绪乐观，切忌生气烦恼。

二、益气养血安神剂

活力苏口服液

【药物组成】制何首乌、淫羊藿、黄精（制）、枸杞子、黄芪、丹参。

【功能主治】益气补血，滋养肝肾。用于年老体弱，精神萎靡，失眠健忘，眼花耳聋，脱发或头发早白属气血不足、肝肾亏虚者。

【剂型规格】口服液。每支装 10 mL。

【用法用量】睡前服用，每次 1 支，每日 1 次。

【注意事项】①外感或实热内盛者不宜服用。②本品宜睡前服用。

七叶神安片

【药物组成】三七叶中提取的总皂苷。

【功能主治】益气安神，活血止痛。用于心气不足、心血瘀阻所致的心悸，失眠，胸痛，胸闷。

【临床应用】①不寐。因心气不足，瘀血阻滞而致。症见入睡困难，多梦易醒，胸痛胸闷，倦怠乏力，舌质淡或淡暗，或有瘀斑、瘀点，脉弱。神经衰弱见上述证候者。②胸痹。由心气不足，瘀血阻滞而致。症见心胸隐痛，甚或刺痛，胸部憋闷，心悸，气短，神疲乏力，倦怠懒言，舌质淡或淡暗，或有瘀斑、瘀点，脉虚涩或结或代。冠心病见上述证候者。

【药理作用】本品具有提高免疫力的作用。

【剂型规格】薄膜衣片剂。每片重 100 mg。

【用法用量】口服，每次 1~2 片，每日 3 次，饭后服或遵医嘱。

【注意事项】①睡前不宜饮用咖啡、浓茶等兴奋性饮品。②孕妇禁用。

安神健脑液

【药物组成】人参、南五味子（醋炙）、麦冬、枸杞子、丹参。辅料为蔗糖、蜂蜜、防腐剂（苯甲酸钠）。

【功能主治】益气养血，滋阴生津，养心安神。用于气血两亏、阴津不足所致的失眠多梦，神疲健忘，头晕头痛，心悸乏力，口干津少。

【临床应用】①不寐。因气血两亏，阴津不足所致。症见心神不安，失眠，入睡困难，多梦，易醒，神疲乏力，津少口干，舌红，脉细数。脑动脉硬化、神经衰弱见上述证候者。②健忘。因气血两亏，阴津不足所致。症见神志失聪，遇事善忘，气短乏力，精神疲乏，口干，舌淡，脉细数。脑动脉硬化、神经衰弱、疲劳综合征见上述证候者。③心悸。因气血两亏，阴津不足所致心失所养或心肾不交，心神不能内守。症见心悸不安，少寐多梦，神疲乏力，胸闷不舒，少津口渴，舌淡红，脉细数。心律失常见上述证候者。

【剂型规格】口服液。每支装 10 mL。

【用法用量】口服，每次 1 支，每日 3 次。

【注意事项】①本品宜餐后服。②服本品时不宜同时服用藜芦、五灵脂、皂荚或其制剂；不宜喝茶和吃萝卜，以免影响药力。③过敏体质者慎用。④外感发热患者忌服。

三、清肝安神剂

百乐眠胶囊

【药物组成】百合、刺五加、首乌藤、合欢花、珍珠母、石膏、酸枣仁、茯苓、远志、玄参、地黄、麦冬、五味子、灯心草、丹参。

【功能主治】滋阴清热，养心安神。用于肝郁阴虚型失眠症，症见入睡困难，多梦易醒，醒后不眠，头晕乏力，烦躁易怒，心悸不安等。

【剂型规格】胶囊剂。每粒装 0.27 g。

【用法用量】口服，每次 4 粒，每日 2 次，14 天为 1 个疗程。

【注意事项】孕妇禁用。

四、补肾安神剂

甜梦口服液

【药物组成】刺五加、黄精、蚕蛾、桑椹、党参、黄芪、砂仁、枸杞子、山楂、熟地黄、炙淫羊藿、陈皮、茯苓、制马钱子、法半夏、泽泻、山药。

【功能主治】益气补肾,健脾和胃,养心安神。用于头晕耳鸣,视减听衰,失眠健忘,食欲不振,腰膝酸软,心慌气短,中风后遗症。对脑功能减退,冠状血管疾患,脑血管栓塞及脱发也有一定作用。

【剂型规格】口服液。每支装 10 mL。

【用法用量】口服,每次 1~2 支,每日 2 次。

【注意事项】运动员慎用。

精乌胶囊

【药物组成】黄精(制)、制何首乌、女贞子(酒蒸)、墨旱莲。

【功能主治】补肝肾,养精血。用于肝肾亏虚所致的失眠多梦,耳鸣健忘,须发早白。

【临床应用】①不寐。多由肝肾不足,阴血亏虚,心失所养所致。②健忘。多因肝肾不足,精血亏虚,髓海空虚,神失所养所致。症见记忆减退,遇事善忘,头晕,耳鸣,心烦不寐,腰酸乏力。神经衰弱、疲劳综合征见上述证候者。③须发早白。多因肝肾不足,精血亏虚,发失荣养所致。症见须发早白脱落,头晕,耳鸣,腰酸脚弱,失眠,遗精。神经衰弱、贫血见上述证候者。④其他。治疗脑卒中后抑郁、斑秃。

【药理作用】①增强免疫功能。精乌颗粒能提高小鼠巨噬细胞的吞噬功能,增加小鼠血清溶血素的含量。②抗氧化。精乌颗粒能降低老龄大鼠脑组织中的 MDA 含量,增加 SOD 活性。③抗应激。精乌颗粒能延长小鼠缺氧的生存时间,可使氢化可的松造成的实验性阳虚模型小鼠体温升高,活动增加,低温游泳时间延长,体重增加。④其他。本品可使雌性去势大鼠直肠温度回升和血清 GnRH 含量回升,降低去势加氢化可的松致肾虚大鼠血清 GnRH、P、MDA 水平,皮层 DA、S-HIAA、5-HT,子宫系数、肾系数、肾上腺系数、下丘脑系数;增加其垂直活动次数、自主活动次数、高架十字迷宫进开臂区停留时间百分比和总路程、下丘脑 NE 水平。

【剂型规格】胶囊剂。每粒装 0.45 g。

【用法用量】口服,每次 6 粒,每日 3 次。2 周为 1 个疗程。

【注意事项】①痰火扰心不寐,瘀血闭阻健忘及血热脱发慎服。②痰湿内阻,脘闷便溏者慎服。③失眠患者睡前不宜饮用浓茶、咖啡等兴奋性饮品。

第十一节 止血剂

止血剂用于各种原因引起的出血,如吐血、咳血、咯血、便血、崩漏等。止血剂主要适用于西医中的原发性血小板减少性紫癜、功能性子宫出血、上消化道出血、肺结核咯血、支气管扩张出血、外伤出血、痔疮出血、人流后出血等。

独一味胶囊

【药物组成】独一味。

【功能主治】活血止痛,化瘀止血。用于多种外科手术后的刀口疼痛、出血,外伤骨折,筋骨扭伤,风湿痹痛,崩漏,痛经,牙龈肿痛,出血等。

【临床应用】①外伤出血。多由外伤、手术所致。症见局部皮破肉绽,剧烈疼痛,出血。切割伤见上述证候者。②伤筋动骨。多由外伤而致。症见伤处剧烈疼痛,肢体畸形,活动受限,焮肿疼痛,青紫斑块。脱臼、骨折见上述证候者。③痹病。多为外感风湿,闭阻经络而致。症见关节酸痛,痛如针刺样。风湿性关节炎、类风湿关节炎见上述证候者。④痛经。多由血瘀闭阻经络而致。症见经前或经期小腹疼痛拒按,经行不畅,血色紫暗有块,舌紫暗,脉沉弦。

此外,本品还用于治疗褥疮、复发性阿弗他溃疡、风湿性关节炎、溃疡性结肠炎。

【药理作用】镇痛、止血、抑菌等作用。

【剂型规格】胶囊剂。每粒装 0.3 g。

【用法用量】口服,每次 3 粒,每日 3 次,7 天为 1 个疗程。或必要时服。

【注意事项】孕妇慎用。

金薯叶止血合剂

【药物组成】番薯藤。

【功能主治】健脾益气,凉血止血。用于脾虚气弱兼有血热证的原发性血小板减少性紫癜和放、化疗引起的血小板减少的辅助治疗,症见乏力,气短,纳差,皮肤紫癜等。

【剂型规格】合剂。每支装 10 mL。
【用法用量】口服,每次 5~10 mL,每日 2~3 次。

第十二节　祛瘀剂

祛瘀剂主要适用于西医学的冠心病心绞痛,缺血性中风恢复期,脑动脉硬化,高脂血症,心律失常,痛经,偏头痛,胃及十二指肠溃疡,慢性胃炎,早期肝硬化,急、慢性肝炎,肝癌等。本书将祛瘀剂分类如下。

益气活血剂,用于诸病气虚血瘀证。症见心胸阵阵隐痛,胸闷气短,动则更甚,心中动悸,倦怠乏力,神疲懒言,面色㿠白。治宜补养心气,通经利脉。可服用麝香保心丸、通心络胶囊、参芍胶囊等。

行气活血剂,用于气滞血瘀所致疾病。症见心胸满闷,隐痛阵发,痛无定处,时欲太息,情志不遂时易诱发或加重。治宜理气活血,散瘀止痛。可服用复方丹参滴丸、速效救心丸等。

滋阴活血剂,用于阴虚内热、血脉瘀阻所致的中风、脱疽、胸痹。症见肢体灼热疼痛,夜间尤甚,或见坏疽,或见半身不遂,口眼歪斜,偏身麻木,言语不利等。可服用脉络宁颗粒、通脉养心丸、通塞脉片等。

补肾活血剂,适用于心肾阴虚、心血瘀阻之证。症见胸闷不适,胸部刺痛或绞痛,或胸痛彻背,固定不移,入夜更甚,心悸盗汗,头晕目眩,耳鸣,腰酸膝软等。可服用培元通脑胶囊、心元胶囊等。

化瘀宽胸剂,用于瘀血闭阻心脉所致者。症见心胸疼痛,如刺如绞,痛处固定等。可服用冠心苏合胶囊、愈风宁心滴丸、脑心清片等。

化瘀通脉剂,用于瘀血阻络所致的头晕、胸痹、眩晕等。症见胸痛,心悸,眩晕等。可服用银杏叶片、灯盏生脉胶囊、脉血康胶囊、三七通舒胶囊、血塞通片、消栓通络片等。

活血消癥剂,用于瘀血所致的血瘀重症或癥瘕痞块占位病变之症,多用破血之品。症见肌肤甲错,唇暗甚或两目暗黑,局部刺痛或有肿块,舌有瘀斑。可服用大黄䗪虫丸、活血通脉胶囊、脑血康胶囊等。

一、益气活血剂

麝香保心丸

【药物组成】人工麝香、人参提取物、人工牛黄、肉桂、苏合香、蟾酥、冰片。

【功能主治】芳香温通,益气强心。用于气滞血瘀所致的胸痹,症见心前区疼痛,固定不移。

【临床应用】胸痹。由气滞血瘀,脉络闭塞所致。症见胸痹,胸闷,心前区疼痛,痛处固定不移,舌暗红或紫,脉弦涩。冠心病心绞痛、心肌梗死见上述证候者。

【药理作用】本品有抗心肌缺血、抗心肌纤维化、改善血液流变学和降血脂等作用。

【剂型规格】丸剂。每丸重 22.5 mg。

【用法用量】口服,每次 1~2 丸,每日 3 次。或症状发作时服用。

【不良反应】本品舌下含服者偶有麻舌感。

【注意事项】①含有麝香、蟾酥等开窍药,孕妇禁服。②不宜与洋地黄类药物同用。③过敏体质者禁用。④运动员慎用。

通心络胶囊

【药物组成】人参、水蛭、全蝎、赤芍、蝉蜕、土鳖虫、蜈蚣、檀香、降香、乳香(制)、酸枣仁(炒)、冰片。

【功能主治】益气活血,通络止痛。用于冠心病心绞痛证属心气虚乏、血瘀络阻者。症见胸部憋闷,刺痛、绞痛,固定不移,心悸,自汗,气短乏力,舌质紫暗或有瘀斑,脉细涩或结代。亦用于气虚血瘀络阻型中风病,症见半身不遂或偏身麻木,口舌歪斜,言语不利。

【临床应用】①胸痹。多因心气不足,心血瘀阻,心脉失养,胸阳失展所致。症见胸闷,心前区刺痛,心悸,气短,乏力,自汗,脉细涩,舌淡色紫。冠心病、心绞痛见上述证候者。②中风。多因气虚血瘀,脉络阻塞不通所致。症见半身不遂,周身麻木,口舌歪斜,言语不利。缺血性中风见上述证候者。

此外,本品尚可用于治疗高脂血症、椎基底动脉供血不足、偏头痛、非酒精性脂肪肝及糖尿病早期肾病。

【药理作用】本品有抗心肌缺血、抗脑缺血、改善血流动力学和抗血栓等作用。

【剂型规格】胶囊剂。每粒装 0.26 g。

【用法用量】口服,每次 2~4 粒,每日 3 次,

4周为1个疗程。对轻度、中度心绞痛患者可每次2粒,每日3次;对较重度、重度患者每次4粒,每日3次为优;心绞痛等症状明显减轻或消失,心电图改善后,可改为每次2粒,每日3次。

【不良反应】临床偶见服药后腹泻。

【注意事项】①孕妇禁用。②月经期女性及有出血倾向者禁用。③宜饭后服用。

血栓心脉宁片

【药物组成】川芎、槐花、丹参、水蛭、毛冬青、人工牛黄、人工麝香、人参茎叶总皂苷、冰片、蟾酥。

【功能主治】益气活血,开窍止痛。用于气虚血瘀所致的中风、胸痹,症见头晕目眩,半身不遂,胸闷心痛,心悸气短。

【临床应用】①胸痹。此因气虚血瘀,心脉痹阻所致。症见胸闷,疼痛隐隐,头晕目眩,乏力,动则气短,脉细涩,舌紫苔薄。冠心病、心绞痛见上述证候者。②中风。因气虚血瘀,脑脉痹阻所致。症见半身不遂,头晕目眩,乏力,动则气短,脉细涩,舌紫苔薄。中风后遗症或恢复期见上述证候者。

【药理作用】抗脑缺血再灌注损伤,抗心肌缺血,抗血栓形成,改善血液流变学。

【剂型规格】薄膜衣片剂。每片重 0.40 g。

【用法用量】口服,每次4粒,每日3次。

【注意事项】①寒凝血瘀,阴虚血瘀,胸痹心痛者不宜单用。②孕妇禁用,经期女性慎用。③久服伤及脾胃,以餐后服用为宜。④本品中蟾酥有强心作用,正在服用洋地黄类药物的患者慎用。⑤运动员慎用。

保利尔胶囊

【药物组成】广枣、丹参、肉豆蔻、栀子、川楝子、茜草、红花、麦冬、三七、土木香、木香、檀香、人工牛黄、牛心、降香、大黄、木通、黄芪、荜茇、人工麝香、诃子。

【功能主治】行气活血,化瘀解滞,升清降浊。用于高脂血症气滞血瘀、痰浊内阻证。症见胸闷,气短,心胸刺痛,眩晕,头痛等。

【药理作用】本品能降低高脂血症血清含量、血小板聚集率、全血黏度和血细胞比容,延长凝血时间,降低血压。

【剂型规格】胶囊剂。每粒装 0.3 g。

【用法用量】口服,每次 5 粒,每日 3 次。

【不良反应】个别患者服药后出现 GPT、BUN、Cr 的增高。

【注意事项】运动员慎用。

参芍胶囊

【药物组成】白芍、人参茎叶皂苷。

【功能主治】活血化瘀,益气止痛。用于气虚血瘀所致的胸闷,胸痛,心悸,气短。

【临床应用】胸痹。因心气不足,血行不畅,胸阳失宣所致。症见胸闷,心痛,心悸,气短,脉细弦涩,舌紫苔薄。冠心病、心绞痛见上述证候者。

【药理作用】本品具有抗心肌缺血、增加冠脉血流量、降低麻醉犬血压作用。能明显提高小鼠常压耐缺氧、抗疲劳、抗寒冷的能力。

【剂型规格】胶囊剂。每粒装 0.25 g。

【用法用量】口服,每次 4 粒,每日 2 次。

【不良反应】个别患者有口干、舌燥现象,停药后,症状消失。

【注意事项】①感冒发热患者不宜服用。②宜饭后服用。③经期女性及孕妇慎用。

复方地龙胶囊

【药物组成】地龙(鲜品)、川芎、黄芪、牛膝。

【功能主治】化瘀通络,益气活血。用于缺血性中风中经络恢复期气虚血瘀证,症见半身不遂,口舌歪斜,言语謇涩或不语,偏身麻木,乏力,心悸气短,流涎,自汗等。

【临床应用】中风。气虚血瘀所致。症见半身不遂,口舌歪斜,言语謇涩或不语,偏身麻木,乏力,心悸,气短,流涎。缺血性脑血管病恢复期见上述证候者。

【药理作用】本品有抗血栓形成、改善血液流变学、增加脑血流量、降血脂、减轻脑缺血损伤等作用。

【剂型规格】胶囊剂。每粒装 0.28 g。

【用法用量】口服,每次 2 粒,每日 3 次,饭后服用。

【不良反应】个别患者服药 2~3 天后出现胃部不适感。

【注意事项】①孕妇慎用。②不宜用于痰热证、火郁证、郁热证等有热象者。

脑安滴丸

【药物组成】川芎、当归、红花、人参、冰片。

【功能主治】活血化瘀,益气通络。适用于脑血栓形成急性期、恢复期属气虚血瘀证者。症见急性起病,半身不遂,口舌歪斜,舌强语謇,偏身麻木,气短乏力,口角流涎,手足肿胀,舌暗或有瘀斑,苔薄白等。

【临床应用】中风。气虚血瘀,脑络阻滞所致。症见肢体活动不利,或松懈瘫软,手足肿胀,肢体发凉,还可伴有气短乏力,动则汗出,舌体胖大,舌质淡,舌苔薄白或白腻,脉沉细或细弦。缺血性中风恢复期见上述证候者。

【药理作用】抗血栓形成、抑制血小板聚集、增加脑血流量、抗急性脑损伤、抗动脉粥样硬化。

【剂型规格】胶囊剂。每粒装 0.05 g。

【用法用量】口服,每次 20 粒,每日 2 次,疗程为 4 周。

【注意事项】①出血性中风者慎用。②产妇、中风病痰热证者、风火上扰者慎用。③孕妇禁用。

心灵丸

【药物组成】人工麝香、牛黄、熊胆、蟾酥、珍珠、冰片、三七、人参、水牛角干浸膏。

【功能主治】活血化瘀,益气通脉,宁心安神。用于胸痹心痛、心悸气短、头痛眩晕等症,以及心绞痛、心律失常及伴有高血压者。

【剂型规格】丸剂。每丸重 20 mg。

【用法用量】舌下含服或咀嚼后咽服,每次 2 丸,每日 1~3 次。也可在临睡前或发病时服用。

【注意事项】①心脏传导阻滞者慎用。②孕妇禁服。

益心舒胶囊

【药物组成】人参、黄芪、丹参、麦冬、五味子、川芎、山楂。

【功能主治】益气复脉,活血化瘀,养阴生津。用于气阴两虚、瘀血阻脉所致胸痹,症见胸痛,胸闷,心悸气短,脉结代。

【临床应用】①胸痹。因气阴两虚,瘀血阻脉而致。症见胸闷隐痛,心悸,气短,动则汗出,头晕,乏力,心烦失眠,面色不华,舌淡红或紫暗或有瘀斑,苔少,脉细数或结代。冠心病心绞痛见上述证候者。②心悸。多因气阴两虚,瘀血阻脉而致。症见心悸不宁,胸闷气短,头晕,乏力,少气懒言,口干咽燥,失眠,多汗,面色不华,舌淡红或紫暗或有瘀斑,苔少,脉细数或结代。心律失常见上述证候者。

【药理作用】①抗心肌损伤。本品可减少阿霉素致心力衰竭大鼠心肌细胞凋亡,调控凋亡蛋白Bcl-2、Bax 的表达。②本品可抗冠状动脉左前降支结扎致大鼠心肌缺血再灌注损伤,降低血清肌酸激酶、乳酸脱氢酶、谷草转氨酶和丙二醛含量,改善血液黏度和减少心肌梗死面积。

【剂型规格】胶囊剂。每粒装 0.4 g。

【用法用量】口服,每次 3 粒,每日 3 次。

【不良反应】目前尚未检索到不良反应报道。

【注意事项】①孕妇及月经期女性慎用。②心绞痛持续发作及严重心律失常者,应及时救治。

脑心通胶囊

【药物组成】黄芪、赤芍、丹参、当归、川芎、桃仁、红花、醋乳香、醋没药、鸡血藤、牛膝、桂枝、桑枝、地龙、全蝎、水蛭。

【功能主治】益气活血，化瘀通络。用于气虚血滞、脉络瘀阻所致中风中经络，症见半身不遂，肢体麻木，口眼歪斜，舌强语謇及胸痹心痛，胸闷，心悸，气短。

【临床应用】①中风。因气虚血瘀，脉络瘀阻所致。症见半身不遂，偏身麻木，口舌歪斜，言语謇涩，伴气短乏力，眩晕，心悸自汗，肢体麻木，健忘耳鸣，饮水呛咳，舌质暗或有瘀点，舌体胖，苔薄白或白腻，脉沉细。缺血性脑中风恢复期及后遗症期见上述证候者。②胸痹。因心气不足，心血瘀滞，心脉痹阻所致。症见胸闷心痛，呈隐痛或刺痛，心悸，气短，自汗，乏力，脉细涩，舌质淡紫，有齿痕。冠心病心绞痛见上述证候者。

【药理作用】实验证明：脑心通胶囊对"血瘀"模型的全血高切、低切黏度，血浆黏度，还原黏度，血小板黏附率均有显著降低作用；可抑制ADP诱导的血小板聚集；可明显抑制血栓形成，有一定的量效关系；可明显增加脑血流量，明显降低脑血管阻力，明显延长凝血时间；可增加犬心肌供血，改善心功能；降低血清LDH和CK活性，缩小心肌梗死范围，提示脑心通胶囊具有抗急性心肌缺血作用。

【剂型规格】胶囊剂。每粒装0.4 g。

【用法用量】口服，每次2~4粒，每日3次。

【不良反应】恶心、呕吐、腹胀、腹痛、腹泻、便秘、口干、头晕、头痛、皮疹、瘙痒、心悸、呼吸困难、潮红、过敏反应。

【注意事项】①胃病患者饭后服用。②孕妇禁用。③有出血倾向、行经期女性或使用抗凝、抗血小板治疗的患者慎用。④脾胃虚弱者及过敏体质者慎用。⑤不宜与藜芦同用。

木丹颗粒

【药物组成】黄芪、延胡索（醋制）、三七、赤芍、丹参、川芎、红花、苏木、鸡血藤。

【功能主治】益气活血，通络止痛。用于治疗糖尿病性周围神经病变属气虚络阻证，临床表现为四肢末梢及躯干部麻木、疼痛及感觉异常，或见肌肤甲错，面色晦暗，倦怠乏力，神疲懒言，自汗等。

【临床应用】糖尿病性周围神经病变，伴麻木，疼痛，感觉异常，倦怠乏力，神疲懒言等。

【药理作用】本品对链佐星糖尿病模型大鼠的尾神经传导速度有加快作用，对模型大鼠的坐骨神经、胰腺、视网膜组织病理学改变有改善作用；能降低急性血瘀模型大鼠的全血黏度、血浆黏度和血细胞比容；可抑制醋酸所致小鼠扭体反应。

【剂型规格】颗粒剂。每袋装 7 g。

【用法用量】饭后半小时服用，用温开水冲服。每次 1 袋，每日 3 次。4 周为 1 个疗程，可连续服用 2 个疗程。

【不良反应】①偶见恶心、呕吐、腹泻等胃肠道反应，一般不影响继续治疗，如较严重请停止服用。②偶见皮疹或转氨酶升高，如有发生请停止服用。

【注意事项】①本品适用于血糖得到有效控制（空腹血糖≤8 mmol/L、餐后 2 小时血糖≤11 mmol/L）

的糖尿病性周围神经病变患者。②本品尚无严重肝肾功能障碍、妊娠女性、哺乳期女性、18岁以下青少年及70岁以上老年患者等特殊人群的研究数据,如需使用请在医师指导下服用。③定期监测血糖、糖化血红蛋白。

银杏蜜环口服溶液

【药物组成】本品为复方制剂,其组分为银杏叶提取物、蜜环粉。

【功能主治】主要用于冠心病、心绞痛、缺血性脑血管疾病,可改善心、脑血管缺血性症状。

【临床应用】头痛头晕、记忆力减退、脑梗死、脑动脉硬化、短暂性脑缺血发作、阿尔茨海默病、椎基底动脉供血不足、脑出血恢复期、冠心病心绞痛、心肌梗死、高血压病、高脂血症、肺心病。

【药理作用】扩张冠状动脉及脑血管。增加冠脉血流量及脑血流量,改善心脑组织微循环。可抑制血小板聚集及抗血栓形成。

【剂型规格】口服液。每支装 10 mL。

【用法用量】口服,每次 1 支,每日 3 次。或遵医嘱。

【不良反应】尚不明确。

【注意事项】尚不明确。

心脑欣丸

【药物组成】红景天、沙棘鲜浆、枸杞子。

【功能主治】益气养阴,活血化瘀。用于气阴不足、瘀血阻滞所致的头晕,头痛,心悸,气喘,乏力。

【临床应用】眩晕。气阴不足,瘀血阻滞所致。

症见头晕,头痛,心悸,气喘,乏力。高血压、颈椎病、缺氧引起的红细胞增多症见上述证候者。

【剂型规格】丸剂。每袋装 1.0 g。

【用法用量】口服,每次 1 袋,每日 2 次,饭后服用。

【注意事项】①宜饭后服用。②服用本品期间,忌食生冷、辛辣、油腻食物。③孕妇慎用。

二、行气活血剂

复方丹参滴丸(片)

【药物组成】丹参、三七、冰片。

【功能主治】活血化瘀,理气止痛。用于气滞血瘀所致的胸痹,症见胸闷,心前区刺痛。

【临床应用】胸痹。因气滞血瘀,阻塞心脉所致。症见胸前闷痛,或猝然心痛如绞,痛有定处,甚则胸痛彻背,背痛彻胸,舌紫暗或有瘀斑,脉弦涩或结代。冠心病心绞痛见上述症状者。

【药理作用】抗心肌缺血、改善血液流变学、抗动脉粥样硬化、抗心律失常、抗脑缺血损伤、延长大鼠血栓的形成时间、抗缺氧、增强免疫黏附功能等。

【剂型规格】滴丸:每丸重 27 mg。片剂:每片重 0.32 g。

【用法用量】滴丸:口服或舌下含服,每次 10 丸,每日 3 次,28 天为 1 个疗程。片剂:口服,每次 3 片,每日 3 次。

【不良反应】偶见胃肠道不适。据文献报道,服用复方丹参滴丸可出现腹泻等不良反应。

【注意事项】①孕妇慎用。②寒凝血瘀胸痹心痛者不宜使用。③脾胃虚寒患者慎用。④服药后若胃脘不适,建议饭后服用。

速效救心丸

【药物组成】川芎、冰片。

【功能主治】行气活血,祛瘀止痛,增加冠脉血流量,缓解心绞痛。用于气滞血瘀型冠心病、心绞痛。

【临床应用】胸痹。因气滞血瘀,心脉闭阻所致。症见胸闷而痛,或心悸,或痛有定处,或牵引左臂内侧,舌紫暗苔薄,脉细涩。冠心病、心绞痛见上述证候者。

【药理作用】抗心肌缺血、改善心脏血流动力学、抗缺氧、镇静、镇痛。

【剂型规格】滴丸剂。每粒重 40 mg。

【用法用量】含服,每次 4~6 粒,每日 3 次;急性发作时,每次 10~15 粒。

【不良反应】临床偶有引发口腔溃疡、口唇肿胀、急性荨麻疹、全身性皮疹者。

【注意事项】①孕妇禁用。②气阴两虚、心肾阴虚之胸痹心痛者慎用。③有过敏史者慎用。④伴有中重度心力衰竭的心肌缺血者慎用。

冠脉宁片

【药物组成】丹参、没药(炒)、鸡血藤、血竭、延胡索(醋制)、当归、郁金、制何首乌、桃仁(炒)、黄精(蒸)、红花、葛根、乳香(炒)、冰片。

【功能主治】活血化瘀,行气止痛。用于以胸部刺痛，固定不移，入夜更甚，心悸不宁，舌质暗紫，脉沉弦为主症的冠心病、心绞痛、冠状动脉供血不足。

【临床应用】胸痹。多因气滞血瘀，瘀阻心脉所致。症见胸闷而痛，或胸痛隐隐，痛有定处，舌暗红苔薄，脉弦涩。冠心病、心绞痛见上述证候者。

【药理作用】本品具有抗脑缺血再灌注损伤、增加脑血流量的作用。

【剂型规格】薄膜衣片剂。每片重 0.5 g。

【用法用量】口服，每次 3 片，每日 3 次。

【不良反应】据文献报道，部分患者有口干、便秘、面红身热反应。偶有胃中不适感，味觉异常者。

【注意事项】①孕妇禁用。②脾胃虚弱者、年老体衰者不宜长期服用。③有出血倾向或出血性疾病者慎用。④本品含乳香、没药，胃弱者慎服。

黄杨宁片

【药物组成】环维黄杨星 D。

【功能主治】行气活血，通络止痛。用于气滞血瘀所致的胸痹心痛，脉结代。

【临床应用】因瘀血闭阻所致胸痹、心悸。①胸痹。症见胸部疼痛，痛处固定，甚或痛引肩背，或心悸不宁，舌质紫暗或有瘀斑，脉弦涩。冠心病、心绞痛见上述证候者。②心悸。症见心悸不安，胸闷，胸痛，气短喘息，舌质紫暗或有瘀斑，脉结代。心律失常见上述证候者。

此外，本品还可用于瘀血闭阻引起的心功能不全、低血压、高脂血症。

【药理作用】本品有抗心肌缺血、抗脑缺血、抗心律失常等作用。

【剂型规格】片剂。每片含环维黄杨星 D 0.5 mg。

【用法用量】口服，每次 2~4 片，每日 2~3 次。

【注意事项】①孕妇忌用，月经期女性慎用。②极个别患者服用初期如果出现轻度四肢麻木感、头晕、胃肠道不适，可在短期内自行消失，无须停药。③肝肾功能不全者慎用。

乐脉颗粒

【药物组成】丹参、川芎、赤芍、红花、香附、木香、山楂。

【功能主治】行气活血，化瘀通脉。用于气滞血瘀所致的头痛，眩晕，胸痛，心悸。

【临床应用】①胸痹。因气滞血瘀，心脉痹阻，心脉不通所致。症见胸闷、胸痛或猝然绞痛，或隐隐作痛，气短，心悸，或痛有定处，舌紫暗或有瘀斑，脉细涩或沉涩。冠心病、心绞痛见上述证候者。②眩晕。因气滞血瘀，瘀阻清窍，脑失所养所致。症见眩晕时作，反复不愈，头痛，健忘，心悸，失眠，舌暗或有瘀斑，脉细涩。多发性脑梗死见上述证候者。③头痛。因气滞血瘀，瘀阻脑络所致。症见头痛如刺，时有发作，舌暗，脉弦细涩。多发性脑梗死见上述证候者。④中风。因气滞血瘀，脑脉瘀阻所致。症见肌肤不仁，口歪眼斜，肢体活动不利，舌质紫暗，苔少，脉细涩。脑卒中见上述证候者。

此外，乐脉颗粒尚有治疗阿尔茨海默病的报道。

【药理作用】本品有抗脑缺血作用。

【剂型规格】颗粒剂。每袋装 3 g。

【用法用量】开水冲服,每次1~2袋,每日3次。

【不良反应】偶有服用后引起迟缓过敏性休克的报道。

【注意事项】①气虚血瘀、痰瘀互阻之胸痹、中风、眩晕、头痛者不宜使用。②孕妇禁用。③有出血倾向或出血性疾病者慎用。

利脑心片

【药物组成】丹参、川芎、葛根、地龙、赤芍、红花、郁金、制何首乌、泽泻、枸杞、酸枣仁(炒)、远志、九节菖蒲、牛膝、甘草。

【功能主治】活血祛瘀,行气化痰,通络止痛。用于治疗气滞血瘀,痰浊阻络,胸痹刺痛、绞痛,固定不移,入夜更甚,心悸不宁,头昏头痛。冠心病、心肌梗死、脑动脉硬化、脑血栓等见上述证候者。

【剂型规格】薄膜衣片剂。每片重0.42 g。

【用法用量】口服,每次3片,每日3次,饭后服用。

心可舒片

【药物组成】丹参、葛根、三七、山楂、木香。

【功能主治】活血化瘀,行气止痛。用于气滞血瘀引起的胸闷,心悸,头晕,头痛,颈项疼痛。

【临床应用】①胸痹。用于气滞血瘀,心脉闭阻所致者。症见疼痛剧烈,心前区憋闷,痛有定处,两胁胀痛,气短,心悸,头晕,舌质紫暗或瘀斑,脉弦涩或结代。冠心病、心绞痛见上述证候者。②心悸。用于气滞血瘀,瘀阻心脉,心所失养而致者。症见心悸不宁,惕惕不安,胸闷气短,烦躁易怒,舌暗脉结代。心律失常见上述证候者。

③头痛。用于气滞血瘀，瘀阻清窍所致者。症见头痛如刺，痛有定处，头晕，健忘，烦躁易怒，舌有瘀斑，脉弦涩。颈椎病、原发性高血压见上述证候者。④眩晕。用于气滞血瘀，瘀阻清窍，脑失所养而致者。症见头晕目眩，耳鸣，头痛，胸闷，心悸，舌质暗，有瘀斑，脉弦涩。原发性高血压、高脂血症见上述证候者。

另有报道该药还可治疗高黏滞综合征。

【药理作用】本品有抗心肌缺血、降低血压、负性心肌力、抗缺氧和改变血液流变学的作用。

【剂型规格】薄膜衣片剂。每片重0.31 g。

【用法用量】口服，每次4片，每日3次。

【注意事项】①孕妇慎用。②气虚血瘀、痰瘀互阻之胸痹、心悸者不宜单用。③有出血性疾病及出血倾向者慎用。

脑得生片

【药物组成】三七、川芎、红花、葛根、山楂（去核）。

【功能主治】活血化瘀，通经活络。用于瘀血阻络所致的眩晕、中风，症见肢体不用，言语不利及头晕目眩。

【临床应用】①中风。因瘀血阻滞脑脉所致。症见半身不遂，口舌歪斜，语言不利，偏身麻木，舌质紫暗或有瘀点、瘀斑，脉弦涩。缺血性中风及中风后遗症见上述证候者。②眩晕。由脑脉瘀滞所致。症见眩晕，头痛，耳鸣，健忘，失眠，或一过性言语不利，肢体麻木，舌有瘀点、瘀斑，脉弦或涩。脑动脉硬化症见上述证候者。

【药理作用】本品具有抗脑缺血、抗血栓等作用。

【剂型规格】薄膜衣片剂。每片重 0.32 g。

【用法用量】口服,每次 6 片,每日 3 次。

【注意事项】①孕妇忌服。②脑出血急性期忌用。

血府逐瘀胶囊

【药物组成】柴胡、当归、地黄、赤芍、红花、炒桃仁、麸炒枳壳、甘草、川芎、牛膝、桔梗。

【功能主治】活血祛瘀,行气止痛。用于气滞血瘀所致的胸痹,头痛日久,痛如针刺而有定处,内热烦闷,心悸失眠,急躁易怒。

【临床应用】①胸痹。多因气滞血瘀,心脉闭塞而致。症见胸痛,痛如针刺而有定处,烦躁,心悸,气短,或两目暗黑,舌暗红或有瘀斑,脉弦紧或涩。冠心病、心绞痛见上述证候者。②心悸。多因气滞血瘀,心神失养所致。症见心悸,胸闷不适,失眠多梦,舌暗红或有瘀斑,脉弦紧或涩。③头痛。多因瘀血阻络而致。症见头痛,痛如针刺,固定不移,舌暗红或有瘀斑,脉弦紧或涩。

【药理作用】抗心肌缺血、改善微循环、抗血小板聚集、改善血液流变学、降血脂、保肝。

【剂型规格】胶囊剂。每粒装 0.4 g。

【用法用量】口服,每次 6 粒,每日 2 次,1 个月为 1 个疗程。

【注意事项】①孕妇禁用。②气虚血瘀者慎用。

丹七片

【药物组成】丹参、三七。

【功能主治】活血化瘀,通脉止痛。用于瘀血闭阻所致的胸痹心痛，眩晕头痛，经期腹痛。

【临床应用】①胸痹。症见心胸绞痛、刺痛，痛有定处，入夜尤甚，胸闷，心悸，舌质紫暗或有瘀斑，脉弦涩或结代。冠心病、心绞痛见上述证候者。②头痛。症见头痛日久不愈，痛处固定，其痛如刺，或有头部外伤史。③痛经。症见经前或经期小腹疼痛拒按，血色紫暗有块，块下痛减，舌质暗或有瘀斑、瘀点，脉弦细或涩。

【药理作用】本品有耐缺氧、降血脂、降低血黏度的作用。

【剂型规格】薄膜衣片剂。每片重 0.34 g。

【用法用量】口服，每次 3~5 片，每日 3 次。

【注意事项】①孕妇、月经期女性及有出血倾向者慎用。②治疗期间，心绞痛持续发作，宜加用硝酸酯类药。若出现剧烈心绞痛、心肌梗死，应及时救治。

丹红注射液

【药物组成】丹参、红花。辅料为氢氧化钠、注射用水。

【功能主治】活血化瘀，通脉舒络。用于瘀血闭阻所致的胸痹及中风，症见胸痛，胸闷，心悸，口眼歪斜，言语謇涩，肢体麻木，活动不利等。冠心病、心绞痛、心肌梗死、瘀血型肺心病、缺血性脑病、脑血栓见上述证候者。

【临床应用】急性缺血性心血管病：急性冠脉综合征（包括不稳定型心绞痛和急性心肌梗死），PCI 围手术期处理。急性缺血性脑血管病：急性脑梗死，短暂性脑缺血发作。以上适应证的中医证候均应属于瘀血闭阻证。

【药理作用】本品有抗炎、抗氧化、降脂、抗凝、促血管新生、改善微循环及保护神经等作用。

【剂型规格】注射剂。每支装 10 mL/20 mL。

【用法用量】肌内注射，每次 2~4 mL，每日 1~2 次。静脉注射，每次 4 mL，加入 50% 葡萄糖注射液 20 mL 稀释后缓慢注射，每日 1~2 次。静脉滴注，每次 20~40 mL，加入 5% 葡萄糖注射液 100~500 mL 稀释后缓慢滴注，每日 1~2 次。伴有糖尿病等特殊情况时，改用 0.9% 的生理盐水稀释后使用。或遵医嘱。

【不良反应】本品偶有过敏反应，可见皮疹、瘙痒、头痛、头晕、心悸、寒战、发热、面部潮红、恶心、呕吐、腹泻、胸闷、呼吸困难、喉头水肿、抽搐等，停药后均能恢复正常。罕见过敏性休克。

【注意事项】①本品不得与其他药物混合在同一容器内使用；谨慎联合用药，如确需联合使用其他药品，应谨慎考虑与中药注射剂的时间间隔以及药物相互作用等。②本品为纯中药制剂，保存不当可能影响产品质量。发现药液出现混浊、沉淀、变色、漏气或瓶身细微破裂等现象时不能使用。③月经期女性慎用。④过敏体质者慎用。⑤特殊人群（特别是老年患者）用药要加强临床监护。如出现不良反应，遵医嘱。

三、滋阴活血剂

脉络宁颗粒

【药物组成】牛膝、玄参、石斛、金银花。

【功能主治】清热养阴,活血祛瘀。用于Ⅰ、Ⅱ期动脉硬化性闭塞症及血栓闭塞性脉管炎引起的肢体皮肤发凉,酸胀,麻木,烧灼感,间歇性跛行,静息痛等;急性和亚急性期下肢深静脉血栓形成引起的局部肿胀,疼痛,皮肤温度升高,皮色异常等;恢复期轻、中度脑梗死引起的半身不遂,口舌歪斜,偏身麻木,语言不利等。

【临床应用】①脱疽。由阴虚内热,血脉瘀阻所致。症见肢体灼热疼痛,夜间尤甚,或见坏疽。血栓闭塞性脉管炎、动脉硬化性闭塞症见上述证候者。②中风。由阴虚内热,血脉瘀阻所致。症见半身不遂,口眼歪斜,偏身麻木,言语不利。脑栓塞、脑血栓形成见上述证候者。

【剂型规格】颗粒剂。每袋装 10 g。

【用法用量】口服,每次 1 袋,每日 3 次。

【注意事项】①孕妇慎用。②属阴寒证者慎用。

通脉养心丸

【药物组成】地黄、鸡血藤、麦冬、甘草、制何首乌、阿胶、五味子、党参、醋龟甲、大枣、桂枝。

【功能主治】益气养阴,通脉止痛。用于冠心病心绞痛及心律不齐之气阴两虚证,症见胸痛、胸闷,心悸,气短,脉结代。

【剂型规格】水丸。每 10 丸重 1 g。

【用法用量】口服。每次 40 丸,每日 1~2 次。

通塞脉片

【药物组成】当归、牛膝、黄芪、党参、石斛、玄参、金银花、甘草。

【功能主治】活血通络,益气养阴。用于轻、中度动脉粥样硬化性血栓性脑梗死（缺血性中风中经络）恢复期气虚血瘀证，症状表现为半身不遂，偏身麻木，口眼歪斜，言语不利，肢体感觉减退或消失等。用于血栓性脉管炎（脱疽）的毒热证。

【临床应用】脱疽。由气血两虚，瘀毒阻络所致。症见肢端肿痛，皮色发暗，有静息痛。血栓闭塞性脉管炎见上述证候者。

此外，本品可用于冠心病、风湿性关节炎、血栓性浅静脉炎等。

【剂型规格】薄膜衣片剂。每片重 0.35 g。

【用法用量】治疗缺血性中风恢复期气虚血瘀证，口服，每次 5 片，每日 3 次。治疗血栓性脉管炎，口服，每次 5～6 片，每日 3 次。

【注意事项】①孕妇慎用。②属于阴寒证者慎用。③忌海鲜等发物。

四、补肾活血剂

培元通脑胶囊

【药物组成】制何首乌、熟地黄、天冬、龟甲（醋制）、鹿茸、肉苁蓉（酒制）、肉桂、赤芍、全蝎、水蛭（烫）、地龙、山楂（炒）、茯苓、炙甘草。

【功能主治】益精填髓，息风通络。用于缺血性中风中经络恢复期肾元亏虚、瘀血阻络证，症见半身不遂，口舌歪斜，语言不清，偏身麻木，眩晕耳鸣，腰膝酸软，脉沉细。

【药理作用】减轻脑缺血动物的脑水肿、缩小脑梗死范围，改善动物的行为活动和病理组织学的损伤程度；抗血小板聚集，抗凝血和改善血液流变学等。

【剂型规格】胶囊剂。每粒装 0.6 g。

【用法用量】口服，每次 3 粒，每日 3 次。

【不良反应】个别患者服药后出现恶心，一般不影响继续服药；偶见嗜睡、乏力，继续服药能自行缓解。

【注意事项】孕妇禁用，产妇慎用。

心元胶囊

【药物组成】制何首乌、丹参、地黄等。

【功能主治】滋肾养心，活血化瘀。用于胸痹心肾阴虚、心血瘀阻证，症见胸闷不适，胸部刺痛或绞痛，或胸痛彻背，固定不移，入夜更甚，心悸，盗汗，心烦不寐，腰酸膝软，耳鸣头晕等。

【临床应用】①胸痹。心肾阴虚，心血瘀阻所致。症见胸闷不适，胸部刺痛或绞痛，或胸痛彻背，固定不移，入夜更甚，心悸，盗汗，心烦不寐，腰酸膝软，耳鸣，头晕，舌质紫暗，脉沉细涩。冠心病稳定型劳累性心绞痛见上述证候者。②高脂血症。心肾阴虚，心脉阻滞所致。症见头晕目眩，耳鸣，腰酸膝软，心悸，盗汗，心烦不寐，舌质紫暗，脉沉细涩。

此外，本品还用于治疗病毒性心肌炎后遗症、慢性肺心病、慢性心衰伴自主神经功能紊乱和缺血性脑血管病。

【药理作用】抗心肌缺血、改善心脏功能、改善微循环、降血脂、抗动脉粥样硬化、抗疲劳、耐缺氧、镇静。

【剂型规格】胶囊剂。每粒装 0.3 g。

【用法用量】口服,每次 3～4 粒,每日 3 次。

【不良反应】目前尚未检索到不良反应报道。

【注意事项】孕妇慎用。

参仙升脉口服液

【药物组成】红参、淫羊藿、补骨脂(盐炙)、枸杞子、麻黄、细辛、丹参、水蛭。

【功能主治】温补心肾,活血化瘀。用于阳虚脉迟证,症见脉迟,脉结,心悸,胸闷,畏寒肢冷,腰膝酸软,气短乏力或头晕,舌质暗淡或有齿痕,或舌有瘀斑、瘀点。相当于轻、中度窦性心动过缓(心率 >50 次/分)和轻度病态窦房结综合征不合并室上性快速心律失常的心肾阳虚、寒凝血脉证。

【临床应用】窦性心动过缓,病态窦房结综合征,Ⅰ、Ⅱ度房事传导阻滞,未达到起搏器治疗标准或不愿安装起搏器的缓慢性心律失常。

【药理作用】甲醛致家兔窦房结减慢试验显示,本品有增加心率、缩短窦房结传导时间的作用。

【剂型规格】口服液。每支装 10 mL。

【用法用量】口服,每次 2 支,每日 2 次。或遵医嘱。

【不良反应】部分患者服药后出现不同程度的口干、胃部不适。

【注意事项】①运动员慎用。②请在医师指导下应用。③服药期间注意心率、血压的变化,如发现心率改善不明显,应加用其他治疗措施,如血压过低或过高者,应采取相应的治疗措施。④忌过食生冷。⑤治疗期间如发现病情加重者,应坚持中西医综合救治措施。

五、化瘀宽胸剂

冠心苏合胶囊

【药物组成】苏合香、冰片、醋乳香、檀香、土木香。

【功能主治】理气宽胸,止痛。用于心绞痛,胸闷憋气。

【临床应用】胸痹。系寒凝心脉,阳气不运,闭阻气机所致。症见猝然心痛如绞,遇寒即发,形寒肢冷,甚则胸痛彻背,背痛彻胸,舌淡苔薄白,脉沉弦或沉迟。冠心病、心绞痛急性发作期见上述证候者。

【药理作用】本品具有抗心肌缺血、抗血栓、降血脂及耐缺氧等作用。

【剂型规格】胶囊剂。每粒装 0.35 g。

【用法用量】含服或吞服,每次2粒,每日1~3次,临睡前或发病时服用。

【注意事项】①阴虚血瘀所致胸痹者禁用。②胃炎、胃溃疡、食管炎者慎用。③本品含有活血化瘀之药,孕妇禁用。④本品含乳香,胃弱者慎服。⑤忌食生冷、辛辣、油腻之品,忌烟、酒、浓茶。

愈风宁心滴丸

【药物组成】葛根。

【功能主治】解痉止痛,增强脑及冠脉血流量。用于高血压头晕,头痛,颈项疼痛,冠心病,心绞痛,神经性头痛,早期突发性耳聋等症。

【临床应用】①胸痹。用于瘀血闭阻心脉所致者。症见心胸疼痛,如刺如绞,痛处固定,伴有胸闷,头晕,颈项不适,舌暗,脉弦涩。冠心病、心绞痛见上述证候者。②眩晕。用于瘀血闭阻脑脉,脑失血养所致者。症见头晕,目眩,肢体麻木,口苦口渴,舌暗红,脉弦涩。原发性高血压见上述证候者。③头痛。用于瘀血闭阻,脑脉不通所致者。症见头痛,颈项强痛,耳鸣,肢体麻木,口苦口渴,舌暗红,脉弦涩。原发性高血压见上述证候者。④暴聋。用于瘀血闭阻耳窍脉络,耳窍失养所致者。症见听力突然下降,多为单侧,也可双侧并发,伴耳鸣,眩晕,舌暗红有瘀点,脉细涩。早期突发性耳聋见上述证候者。

【药理作用】抗缺血、缺氧功能。

【剂型规格】滴丸。每丸重 0.417 g。

【用法用量】口服,每次 12 丸,每日 3 次。

【注意事项】孕妇慎用,月经期及有出血倾向者禁用。

脑心清片

【药物组成】柿叶醋酸乙酯浸出物。

【功能主治】活血化瘀,通络。用于脉络瘀阻,眩晕头痛,肢体麻木,胸痹心痛,胸中憋闷,心悸气短。冠心病、脑动脉硬化症见上述证候者。

【剂型规格】片剂。每片重 0.41 g。

【用法用量】口服,每次 2~4 片,每日 3 次。

六、化瘀通脉剂

银杏叶片

【药物组成】银杏叶提取物。

【功能主治】活血化瘀通络。用于瘀血阻络引起的胸痹心痛,中风,半身不遂,舌强语謇。

【临床应用】①胸痹。多因瘀血闭阻心脉所致。症见胸部疼痛,痛处不移,入夜更甚,心悸不宁,舌暗红,脉沉细涩。冠心病、心绞痛见上述证候者。②中风。多因瘀血闭阻脑脉所致。症见头痛头晕,半身不遂,语言謇涩,口眼歪斜,舌暗红或紫,舌体不正,脉沉细涩。中风恢复期见上述证候者。

此外,本品还可用于治疗急性脑梗死、高血压病。

【药理作用】扩张血管、抗心肌缺血、抗脑缺血、抗血栓形成。

【剂型规格】薄膜衣片剂。每片含总黄酮醇苷 9.6 mg,萜类内酯 2.4 mg。

【用法用量】口服,每次 2 片,每日 3 次。或遵医嘱。

【不良反应】有报道服用本品后出现过敏性皮炎、剥脱性皮炎和粒细胞减少。

【注意事项】①孕妇慎用。②忌食生冷、辛辣、油腻之品,忌烟、酒、浓茶。③月经期及有出血倾向者禁用。

灯盏生脉胶囊

【药物组成】灯盏细辛、人参、五味子、麦冬。

【功能主治】益气养阴,活血健脑。用于气阴两虚、瘀阻脑络引起的胸痹心痛、中风后遗症,症见痴呆，健忘，手足麻木。冠心病心绞痛、缺血性心脑血管疾病、高脂血症见上述证候者。

【剂型规格】胶囊剂。每粒装 0.18 g。

【用法用量】口服，每次 2 粒，每日 3 次，饭后 30 分钟服用。2 个月为 1 个疗程，疗程可连续。巩固疗效或预防复发每次 1 粒，每日 3 次。

【注意事项】脑出血急性期禁用。

脉血康胶囊

【药物组成】水蛭。

【功能主治】破血，逐瘀，通脉止痛。用于癥瘕痞块，血瘀经闭，跌打损伤。

【剂型规格】肠溶胶囊剂。每粒装 0.25 g。

【用法用量】口服，每次 2～4 粒，每日 3 次。

【注意事项】孕妇禁用。

三七通舒胶囊

【药物组成】三七三醇皂苷。

【功能主治】活血化瘀，活络通脉，改善脑梗死、脑缺血功能障碍，恢复缺血性脑代谢异常，抗血小板聚集，防止血栓形成，改善微循环，降低全血黏度，增强颈动脉血流量。主要用于心脑血管栓塞性病症，主治中风，半身不遂，口舌歪斜，言语謇涩，偏身麻木。

【临床应用】中风。半身不遂，口舌歪斜，言语謇涩，偏身麻木。脑梗死及缺血性脑血管病见上述证候者。

此外，本品还可以用于治疗椎基底动脉供血不足、糖尿病合并下肢动脉硬化、颈椎病、偏头痛。

【剂型规格】胶囊剂。每粒装 0.2 g。

【用法用量】口服,每次 1 粒,每日 3 次,4 周为 1 个疗程。

【药理作用】药理试验表明,本品对实验性脑缺血、脑梗死动物具有明显的保护作用,并可明显改善其功能和行为障碍。降低脑血管阻力,增加犬颈内动脉血流量。既可抑制 ADP、AA、胶原诱导的大鼠血小板聚集,又可抑制 ADP、AA、PAF 和凝血酶诱导的人体血小板聚集。同时可降低大鼠全血黏度和血细胞比容,抑制血栓形成。并具有改善微循环的作用。

【不良反应】个别患者服药后可出现恶心。

【注意事项】①出血性中风者在出血期间忌用,对出血后的瘀血症状要慎用。②孕妇禁用,产妇慎用。③脑出血禁用。

血塞通片

【药物组成】三七总皂苷。

【功能主治】活血祛瘀,通脉活络。抑制血小板聚集,增加脑血流量。用于脑络瘀阻,中风偏瘫,心脉瘀阻,胸痹心痛。

【临床应用】①中风。由瘀阻脑络所致。症见半身不遂,口眼歪斜,偏身麻木,言语謇涩,舌质暗,脉涩。中风后遗症见上述证候者。②胸痹。用于瘀阻心脉所致的胸痹心痛。症见胸部憋闷疼痛,甚则胸痛彻背,痛处固定不移,入夜尤甚,心悸气短,舌质紫暗,脉弦涩。冠心病、心绞痛见上述证候者。

本品还可用于治疗颈椎病、脑动脉硬化性眩晕、肾病综合征等。

【药理作用】抗脑缺血、抗心肌缺血、降低血黏度、改善微循环、抑制血小板聚集、提高机体耐缺氧能力等。

【剂型规格】片剂。每片重 100 mg。

【用法用量】口服，每次 0.5～1 片，每日 3 次。

【注意事项】①阴虚阳亢或肝阳化风者，不宜单独使用本品。②孕妇慎用。

消栓通络片

【药物组成】川芎、丹参、黄芪、泽泻、三七、槐花、桂枝、郁金、木香、冰片、山楂。

【功能主治】活血化瘀，温经通络。用于瘀血阻络所致的中风，症见神情呆滞，言语謇涩，手足发凉，肢体疼痛。

【临床应用】①中风。多因气虚血瘀所致。症见言语謇涩，半身不遂，口舌歪斜，手足发凉，肢体疼痛或肿胀，舌淡暗，苔白腻或薄白。缺血性中风见上述证候者。②高脂血症。因湿浊内蕴，瘀血内阻所致。症见形体肥胖，肢倦体重，大便不爽，或大便溏，舌暗，苔白腻，脉弦滑。

【药理作用】抗血栓形成、降血脂。

【剂型规格】薄膜衣片剂。每片重 0.38 g。

【用法用量】口服，每次 6 片，每日 3 次。

【注意事项】①孕妇禁用。②出血性中风者禁用。③阴虚内热、风火、痰热证突出者慎用。

消栓再造丸

【药物组成】血竭、赤芍、没药（醋炙）、当归、牛膝、丹参、川芎、桂枝、三七、豆蔻、郁金、枳壳（麸炒）、白术（麸炒）、人参、沉香、金钱白花蛇、僵蚕（麸炒）、白附子、天麻、防己、木瓜、全蝎、铁丝威灵仙、黄芪、泽泻、茯苓、杜仲(炭)、槐米、麦冬、五味子(醋炙)、骨碎补、松香、山楂、肉桂、冰片、苏合香、安息香、朱砂。

【功能主治】活血化瘀,息风通络,补气养血,消血栓。用于气虚血滞、风痰阻络引起的中风后遗症,症见肢体偏瘫,半身不遂,口眼歪斜,言语障碍,胸中郁闷等。

【剂型规格】大蜜丸。每丸重9 g。

【用法用量】口服,每次1~2丸,每日2次。

【注意事项】本品处方中含朱砂,不宜过量久服,肝肾功能不全者慎用。

心脑康胶囊

【药物组成】丹参、制何首乌、赤芍、枸杞子、葛根、川芎、红花、泽泻、牛膝、地龙、郁金、远志(蜜炙)、九节菖蒲、酸枣仁(炒)、鹿心粉、甘草。

【功能主治】活血化瘀,通窍止痛。用于瘀血阻络所致的胸痹、眩晕,症见胸闷,心前区刺痛,眩晕,头痛。

【临床应用】①胸痹。因瘀血阻滞,胸阳不展所致。症见胸闷,心前区刺痛,脉弦细而涩,苔薄舌紫。冠心病、心绞痛见上述证候者。②眩晕。因瘀血阻于脑窍,脑络失养所致。症见头晕目眩,阵发头痛,痛处固定不移,脉弦而涩,舌紫苔薄。脑动脉硬化症见上述证候者。

【剂型规格】胶囊剂。每粒装0.25 g。

【用法用量】口服,每次4粒,每日3次。

【注意事项】①孕妇禁用。②宜饭后服用。

注射用血栓通(冻干)

【药物组成】 三七总皂苷。

【功能主治】 活血祛瘀,通脉活络。用于瘀血阻络,中风偏瘫,胸痹心痛及视网膜中央静脉阻塞。

【临床应用】 ①中风。由瘀阻脑络所致。症见半身不遂,口眼歪斜,偏身麻木,言语謇涩,舌质暗,脉涩。中风后遗症见上述证候者。②胸痹。由瘀阻心脉所致。症见胸部憋闷疼痛,甚则胸痛彻背,痛处固定不移,入夜尤甚,心悸气短,舌质紫暗,脉弦涩。冠心病心绞痛见上述证候者。③暴盲。因脉络瘀阻所致。症见外眼端好,视力急降,两眼疼痛,甚则失明,舌质紫暗。视网膜中央静脉阻塞见上述证候者。

【剂型规格】 冻干粉针剂。每支装150 mg。

【用法用量】 临用前用注射用水或氯化钠注射液适量使其溶解。①静脉注射:每次1支,用氯化钠注射液30~40 mL稀释。每日1~2次,或遵医嘱。②静脉滴注:每次250~500 mg,用5%或10%葡萄糖注射液或氯化钠注射液250~500 mL稀释。每日1次,或遵医嘱。③肌内注射:每次1支,用注射用水稀释至40 mg/mL。每日1~2次,或遵医嘱。④理疗:每次100 mg,加入注射用水3 mL,从负极导入。

【药理作用】 ①抗脑缺血。本品可改善急性脑梗死患者血瘀症候,改善其临床神经功能缺损,降低患者全血及血浆黏度,降低红细胞比积。②降血脂。本品可降低高盐、高脂饮食诱导的动脉粥样硬化家兔的主动脉内膜病变程度,显著降低家兔总胆固醇(TC)、甘油三酯(Tg)和低密度脂蛋白胆固醇(LDL-C)水平,升高高密度脂蛋白胆固醇水平(HDL-C)。③抗血小板聚集。本品可抑制二磷酸腺苷(ADP)、花生四烯酸(AA)、血小板活化因子(PAF)诱导家兔血小板聚集。④其他。本品可降低急性肺挫伤家兔血清 TNF-α、IL-1β 和肺组织 MDA 的水平,减轻炎症反应和氧化应激对肺组织的损害,改善挫伤肺组织水肿和中性粒细胞浸润。

【不良反应】①全身性损害:发热、寒战、过敏样反应、过敏性休克等。②呼吸系统损害:胸闷、呼吸困难、呼吸急促、哮喘、喉水肿等。③皮肤及其附件损害:皮疹、瘙痒、剥脱性皮炎等。④心率及心律失常:心悸、心动过速等。⑤中枢及外周神经系统损害:头晕、头痛、抽搐、震颤等。⑥胃肠系统损害:恶心、呕吐等。⑦心血管系统损害:发绀、潮红、血压下降、血压升高等。⑧其他损害:血尿、肝功能异常等。

【注意事项】①本品为活血通脉、祛瘀药物,用药期间有个别患者出现轻微面部潮红或头胀痛属于正常反应,一般可继续用药。②用药后出现过敏反应或者其他严重不良反应,应立即停药并及时救治。发生严重不良反应的患者需立即给予肾上腺素紧急处理,必要时应吸氧、静脉给予激素,采用包括气管内插管在内的畅通气道等治疗措施。③本品应单独使用,严禁与其他药品混合配伍。④有出血倾向者慎用;孕妇、月经期女性慎用;过敏体质者、肝肾功能异常者、初次使用中药注射剂的患者应谨慎使用,加强监测。⑤连续给药不得超过

15天,停药1~3天后可进行第二疗程。⑥人参和三七过敏者禁用,出血性疾病急性期患者禁用,儿童禁用。

注射用血塞通(冻干)

【药物组成】三七总皂苷。

【功能主治】活血祛瘀,通脉活络。用于瘀血阻络,中风偏瘫,胸痹心痛及视网膜中央静脉阻塞。

【临床应用】①中风。由瘀阻脑络所致。症见半身不遂,口眼歪斜,偏身麻木,言语謇涩,舌质暗,脉涩。中风后遗症见上述证候者。②胸痹。由瘀阻心脉所致。症见胸部憋闷疼痛,甚则胸痛彻背,痛处固定不移,入夜尤甚,心悸气短,舌质紫暗,脉弦涩。冠心病心绞痛见上述证候者。③暴盲。因脉络瘀阻所致。症见外眼端好,视力急降,两眼疼痛,甚则失明,舌质紫暗。视网膜中央静脉阻塞见上述证候者。

【剂型规格】冻干粉针剂。每支装200 mg;每支装400 mg。

【用法用量】临用前用注射用水或氯化钠注射液或葡萄糖注射液使其溶解。静脉滴注:每日1次,每次1~2支,以5%或10%葡萄糖注射液250~500 mL稀释后缓慢滴注。静脉注射:每日1次,每次1支,以25%或50%葡萄糖注射液40~60 mL稀释后缓慢注射。糖尿病患者可用氯化钠注射液代替葡萄糖注射液稀释后使用。15天为1个疗程,停药1~3天后可进行第二疗程。

【注意事项】①头面部发红、潮红,轻微头胀痛是本品用药时常见反应。②偶有轻微皮疹出现,尚可继续用药。③本品不良反应包括过敏性休克，应在有抢救条件的医疗机构使用，使用者应接受过过敏性休克抢救培训，用药后出现过敏反应或其他严重不良反应需立即停药并及时救治；发生严重不良反应的患者需立即给予肾上腺素紧急处理，必要时应吸氧、静脉给予激素，采用包括气管内插管在内的畅通气道等治疗措施。④有出血迹象者慎用；孕妇、月经期女性慎用；过敏体质者、肝肾功能异常者、初次使用中药注射剂的患者应谨慎使用，加强监测。⑤本品应单独使用，严禁与其他药品混合配伍。如确需要联合使用其他药品时，应谨慎考虑用药间隔以及药物相互作用等问题。⑥连续给药不超过15天，停药1~3天后可进行第二疗程。⑦用药期勿从事驾驶及高空作业等危险作业。⑧严格按照药品说明书规定的功能主治使用，禁止超功能主治范围用药。⑨严格掌握用法用量及疗程。按照药品说明书推荐剂量、调配要求用药，不得超剂量、过快滴注或长期连续用药。⑩加强用药监护。用药过程中，应密切观察用药反应，特别是开始用药30分钟内，发现异常立即停药，采用积极救治措施，救治患者。⑪人参和三七过敏者禁用，对本品过敏者禁用，出血性疾病急性期禁用，儿童禁用。

舒血宁注射液

【药物组成】银杏叶。

【功能主治】扩张血管，改善微循环。用于缺血性心脑血管疾病，冠心病，心绞痛，脑栓塞，脑血管痉挛等。

【剂型规格】注射液。每支装2 mL。

【用法用量】肌内注射：每次5支，每日1~2次。静脉滴注：每日10支，用5%葡萄糖注射液250 mL或500 mL稀释后使用。或遵医嘱。

【不良反应】①过敏反应：潮红、皮疹、瘙痒、荨麻疹、过敏性皮炎、血管神经性水肿、喉头水肿、呼吸困难、哮喘、憋气、心悸、发绀、血压下降、过敏性休克等。②全身性损害：寒战、高热、发热、疼痛、多汗、过敏性紫癜、昏迷等。③呼吸系统：呼吸急促、咳嗽等。④心脑血管系统：心悸、胸闷、心率加快、血压升高等。与其他抗血小板或抗凝药合用时，有颅内出血的病例报告。⑤消化系统：口干、食欲减退、恶心、呕吐、胃肠道不适、腹胀、腹痛、腹泻、便秘、肝脏生化指标异常（如转氨酶上升）等。有消化道出血病例报告。⑥皮肤及其附件：皮下出血点及瘀斑等。⑦精神及神经系统：头晕、头痛、抽搐、震颤、失眠等。⑧其他：静脉炎、眼内出血、血尿等。

【注意事项】①不能长期连续用药。②应避免受冻和高温。用药前和配制后应认真检查本品及滴注液，发现药液出现浑浊、沉淀、变色、结晶等药物性状改变以及瓶身有漏气、裂纹等现象时，均不得使用。③严禁混合配伍，谨慎联合用药。④不能与氨茶碱、阿昔洛韦、注射用奥美拉唑钠配伍使用。⑤过敏体质者、心力衰竭者、严重心脏疾患者、肝肾功能异常者、凝血机制或血小板功能障碍者、有出血倾向者、初次使用中药注射剂的患者应慎重使用。⑥药品与稀释液配药后，应坚持即配即用，不宜长时间放置。静脉滴注时，必须稀释以后使用。严格控制滴注速度和用药剂量。建议滴速小于40滴/分，一般控制在15~30滴/分。首次用药，宜选用小剂量，慢速滴注。用药过程中，应密切观察用药反应，特别是开始30分钟。发现异常，立即停药，采用积极救治措施，救治患者。⑦临床使用过程中加强肝功能监测。⑧禁止使用静脉推注的方法给药。⑨凝血机制或血小板功能障碍者、有出血倾向者慎用。本品与抗凝药或抗血小板药等可能增加出血风险的药物同时使用时应加强监测。⑩新生儿、婴幼儿禁用。⑪不建议孕妇、儿童使用此药。老人、哺乳期女性应慎重使用。

七、活血消癥剂

大黄䗪虫丸

【药物组成】熟大黄、土鳖虫（炒）、水蛭（制）、虻虫（去翅足，炒）、蛴螬（炒）、干漆（煅）、桃仁、苦杏仁（炒）、黄芩、地黄、白芍、甘草。

【功能主治】活血破瘀，通经消癥。用于瘀血内停，腹部肿块，肌肤甲错，目眶暗黑，潮热羸瘦，经闭不行，慢性乙型活动性肝炎。

【临床应用】①闭经。多因瘀血内停，冲任受阻，血海空虚所致。症见面色暗黑，肌肤甲错，潮热羸瘦，经闭不行，舌质紫暗，脉弦涩。②癥瘕。因血瘀不行，积结日久所致。症见腹部肿块，面色晦暗，肌肤甲错，舌质紫暗，有瘀斑，脉沉涩。子宫肌瘤见上述证候者。

本品还可用于瘀血内停所致的乳癖、子宫内

膜异位症、闭经、未破卵泡黄素化综合征、异位妊娠、慢性丙型肝硬化、室性期前收缩。

【药理作用】本品有降低转氨酶、减轻肝脏病理损害作用。

【剂型规格】水蜜丸。每10丸重0.72 g。

【用法用量】口服,每次3 g,每日1~2次。用于慢性乙型活动性肝炎,每次3 g,每日3次。

【注意事项】①气虚血瘀者慎用。②本品含有破血逐瘀之品,孕妇禁用。③体弱年迈者慎用;体质壮实者也当中病即止,不可过用、久用。④患有感冒时停用。

活血通脉胶囊

【药物组成】水蛭。

【功能主治】破血逐瘀,活血散瘀,通经,通脉止痛。用于癥瘕痞块、血瘀闭经、跌打损伤及高脂血症,见有眩晕、胸闷、心痛、体胖等属于痰瘀凝聚者。

【临床应用】心血管科:不稳定型心绞痛、冠心病、高脂血症、急性心肌梗死、慢性充血性心力衰竭等。神经内科:脑动脉硬化、脑血栓、脑梗死、脑出血及其后遗症等。内分泌科:糖尿病周围神经病变。皮肤科:寻常型银屑病、瘀积性皮炎、寒冷性多形红斑、进行性色素性紫癜性皮肤病、血栓性静脉炎等。骨伤科:肱骨外上髁炎、膝关节创伤性滑膜炎、筋膜间区综合征、静脉血栓形成等。泌尿科:慢性肾炎、肾小球肾炎、肾病综合征、糖尿病肾病等。妇科:闭经,输卵管、卵巢肿块,盆腔炎性包块,乳腺增生等。

【剂型规格】胶囊剂。每粒装 0.25 g。

【用法用量】口服,每次 2~4 粒,每日 3 次。

【注意事项】孕妇禁用。

脑血康胶囊

【药物组成】水蛭。

【功能主治】活血化瘀,破血散结。用于血瘀中风,半身不遂,口眼歪斜,舌强语謇,舌紫暗,有瘀斑等。高血压脑出血后的脑血肿、脑血栓见上述证候者。

【药理作用】抗血栓形成、改善血液流变学、改善微循环和抗脑缺血等。

【剂型规格】胶囊剂。每粒装 0.15 g。

【用法用量】口服,每次 1 粒,每日 3 次。

【不良反应】临床使用脑血康胶囊有致脑梗死患者脑出血及肺结核咯血死亡 1 例。

【注意事项】①肝阳化风者慎用。②出血患者及孕妇禁用。

第十三节 理气剂

理气剂用于不同疾病所见气滞或气逆证,以行气药和降气药为主组合而成。中药理气剂适用于西医学的慢性消化不良、慢性胃炎、慢性肝炎、胃及十二指肠溃疡、功能性腹胀等。临床上可结合辨证合理使用。

疏肝解郁剂,适用于肝气郁滞证。症见情志抑郁或易怒,胁肋疼痛,口苦,月经不调,头晕等。

可服用加味逍遥丸、丹栀逍遥丸、舒肝丸、舒肝片、平肝舒络丸、九味肝泰胶囊等。

疏肝和胃剂，适用于肝胃气滞之证。症见胃脘胀痛，窜及两胁，得嗳气或矢气则舒，情绪郁怒则加重，胸闷食少，大便不爽等。可服用胃苏颗粒、元胡止痛滴丸、摩罗丹、枳术宽中胶囊、沉香舒气丸、舒肝和胃丸等。

一、疏肝解郁剂

加味逍遥丸

【药物组成】柴胡、当归、白芍、白术（麸炒）、茯苓、甘草、牡丹皮、栀子（姜炙）、薄荷。辅料为生姜。

【功能主治】疏肝清热，健脾养血。用于肝郁血虚，肝脾不和，两胁胀痛，头晕目眩，倦怠食少，月经不调，脐腹胀痛。

【临床应用】①胁痛。多因肝郁血虚，肝脾不和所致。症见两胁疼痛，以胀痛为主，每因情志而增减，头晕目眩，精神郁闷，时欲太息，嗳气食少，苔薄，脉弦。神经官能症见上述证候者。②眩晕。多因肝郁气滞化火所致。症见头晕目眩，耳鸣，胁胀，口苦，烦躁易怒，舌红苔黄，脉弦数。③月经不调。多因肝郁脾虚，冲任失司所致。症见月经先期，量多，色紫有块，经前烦躁，乳房、脐腹胀痛，舌红苔黄，脉弦数。

【剂型规格】水丸。每100丸重6 g。

【用法用量】口服，每次1袋，每日2次。

【注意事项】脾胃虚寒，脘腹冷痛，大便溏薄者慎用。

丹栀逍遥丸

【药物组成】牡丹皮、焦栀子、柴胡（酒制）、酒白芍、当归、茯苓、白术（土炒）、薄荷、炙甘草。辅料为生姜。

【功能主治】疏肝解郁，清热调经。用于肝郁化火，胸胁胀痛，烦闷急躁，颊赤口干，食欲不振或有潮热，以及女性月经先期，经行不畅，乳房与少腹胀痛。

【剂型规格】水丸。每12丸重约1 g。

【用法用量】口服，每次6~9 g，每日2次。

【注意事项】①少吃生冷及油腻难消化的食品。②服药期间要保持情绪乐观，切忌生气恼怒。③孕妇慎用。

舒肝丸

【药物组成】川楝子、醋延胡索、白芍（酒炒）、片姜黄、木香、沉香、豆蔻仁、砂仁、姜厚朴、陈皮、枳壳（炒）、茯苓、朱砂。

【功能主治】疏肝和胃，理气止痛。用于肝郁气滞，胸胁胀满，胃脘疼痛，嘈杂呕吐，嗳气泛酸。

【剂型规格】大蜜丸。每丸重6 g。

【用法用量】口服，每次1丸，每日2~3次。

【注意事项】①孕妇慎用。②本品处方中含朱砂，不宜过量久服，肝肾功能不全者慎用。

舒肝片

【药物组成】川楝子、白芍、延胡索（醋制）、枳壳、片姜黄、沉香、厚朴、陈皮、砂仁、豆蔻、茯苓、木香。辅料为糊精、淀粉、滑石粉、硬脂酸镁、蔗糖。

【功能主治】助消化，舒气开胃，消积滞，止痛除烦。用于肝郁气滞，两肋刺痛，饮食无味，消化不良，呕吐酸水，倒饱嘈杂，周身窜痛。

【剂型规格】片剂。每片重 0.6 g。

【用法用量】口服，每次 4 片，每日 2 次。

【注意事项】①忌食生冷、油腻、不易消化食物。②忌情绪激动或生闷气。③不适用于小儿、年老体弱者，主要表现为身倦乏力，气短嗜卧，消瘦。④不适用于脾胃阴虚者，主要表现为口干，舌红少津，大便干。

平肝舒络丸

【药物组成】柴胡、青皮（醋炙）、陈皮、佛手、乌药、香附（醋炙）、木香、檀香、丁香、沉香、广藿香、砂仁、豆蔻仁、厚朴（姜炙）、枳壳（去瓤麸炒）、羌活、白芷、铁丝威灵仙（酒炙）、细辛、木瓜、防风、钩藤、僵蚕（麸炒）、胆南星（酒炙）、牛膝、川芎、熟地黄、天竺黄、桑寄生、何首乌（黑豆酒炙）、延胡索（醋炙）、乳香（醋炙）、龟甲（沙烫醋淬）、没药（醋炙）、白及、人参、白术（麸炒）、茯苓、肉桂、黄连、冰片、朱砂粉、羚羊角粉。

【功能主治】平肝疏络，活血祛风。用于肝气郁结、经络不疏引起的胸胁胀痛，肩背窜痛，手足麻木，筋脉拘挛。

【临床应用】①胁痛。多因肝失条达，疏泄不利，胁络不畅所致。症见胸胁胀痛，走窜不定，甚及肩背，胸闷气短，太息则舒，舌薄，脉弦。慢性肝炎、慢性胆囊炎见上述证候者。②中风。多因肝气郁结，风痰内蕴，复感风邪，筋脉失养所致。症见头痛，眩晕，耳鸣，手足麻木，筋脉拘挛，半身不遂，舌红苔腻，脉弦滑。缺血性中风恢复期见上述证候者。

【剂型规格】水蜜丸。每100粒重10 g。

【用法用量】温黄酒或温开水送服，每次35粒，每日2次。

【注意事项】①阴虚风动，热病神昏者不宜使用。②孕妇禁用。③本品含有朱砂，主要成分为硫化汞，对肝肾功能有一定的损害，不宜过量、久服。

九味肝泰胶囊

【药物组成】三七、郁金、蒺藜、姜黄、酒大黄、黄芩、蜈蚣（不去头足）、山药、五味子。

【功能主治】化瘀通络，疏肝健脾。用于气滞血瘀兼肝郁脾虚所致的胁肋痛或刺痛，抑郁烦闷，食欲不振，食后腹胀脘痞，大便不调，或胁下痞块等。

【剂型规格】胶囊剂。每粒装0.35 g。

【用法用量】口服，每次4粒，每日3次。

【注意事项】孕妇禁用。

二、疏肝和胃剂

气滞胃痛颗粒

【药物组成】柴胡、延胡索（炙）、枳壳、香附（炙）、白芍、炙甘草。

【功能主治】疏肝理气，和胃止痛。用于肝郁气滞，胸痞胀满，胃脘疼痛。

【临床应用】胃痛。情志失调，肝郁气滞所致。

症见胃脘胀痛,痛窜胁背,嗳气纳少,大便不畅。胃炎、功能性消化不良、胃切除术后综合征见上述证候者。

【药理作用】抗胃溃疡、减少胃酸分泌和镇痛等。

【剂型规格】颗粒剂。每袋装 2.5 g(无蔗糖)。

【用法用量】口服,每次 1 袋,每日 3 次。

【注意事项】①肝胃郁火、胃阴不足所致胃痛者慎用。②孕妇慎用。

胃苏颗粒(无糖型)

【药物组成】紫苏梗、香附、陈皮、香橼、佛手、枳壳、槟榔、鸡内金(制)。辅料为糊精、甜菊苷、羧甲淀粉钠。

【功能主治】理气消胀,和胃止痛。主治气滞型胃脘痛,症见胃脘胀痛,窜及两胁,得嗳气或矢气则舒,情绪郁怒则加重,胸闷食少,排便不畅。慢性胃炎见上述证候者。

【药理作用】抗胃溃疡,增强豚鼠离体肠管运动和收缩力等。

【剂型规格】颗粒剂。每袋装 5 g。

【用法用量】开水冲服,每次 1 袋,每日 3 次,15 天为 1 个疗程。

【注意事项】①孕妇忌服。②脾胃阴虚或肝胃郁火胃痛者慎用。

元胡止痛滴丸

【药物组成】醋延胡索、白芷。

【功能主治】理气,活血,止痛。用于气滞血瘀所致的胃痛,胁痛,头痛及痛经。

【临床应用】①胃痛。情志失调、气血瘀滞所致胃脘疼痛,痛处固定不移,疼痛持久,舌质紫暗或有瘀斑,脉弦或涩。胃炎、消化性溃疡见上述证候者。②胁痛。肝失条达,气血瘀滞所致。症见胁肋胀痛或刺痛,痛处拒按,入夜痛甚,舌质紫暗,脉沉弦或涩。肝病见上述证候者。③头痛。瘀血停留,阻滞脉络,头痛如锥刺,痛处固定不移,舌质紫暗或瘀斑。血管神经性头痛、外伤头痛见上述证候者。④痛经。冲任瘀阻或寒凝经脉所致经前或经期腹痛,痛处固定不移,拒按,或伴有胸胁乳房胀痛,或经量少,或经行不畅,经色紫暗有块,舌紫暗或有瘀点,脉弦或弦滑。

【剂型规格】滴丸。每丸重 50 mg。

【用法用量】口服,每次 20～30 丸,每日 3 次。或遵医嘱。

【注意事项】①脾胃虚寒及胃阴不足胃痛者慎用。②孕妇慎用。

摩罗丹

【药物组成】百合、茯苓、玄参、乌药、泽泻、麦冬、当归、茵陈、延胡索、白芍、石斛、九节菖蒲、川芎、鸡内金、三七、白术、地榆、蒲黄。

【功能主治】和胃降逆,健脾消胀,通络定痛。用于慢性萎缩性胃炎及胃痛,胀满,痞闷,纳呆,嗳气等症。

【临床应用】脾胃虚弱,气滞血瘀,健运失职所致胃痛、痞证。①胃痛。症见胃部刺痛,夜间痛甚,纳呆腹胀,舌质暗红或有瘀斑。②痞证。症见胃部胀满,餐后加重,脘胁痞闷,纳呆嗳气。慢性萎缩性胃炎见上述证候者。

【剂型规格】浓缩丸。每 8 丸重 1.84 g。

【用法用量】口服,每次 8 丸,每日 3 次。建议重症患者每次 16 丸,每日 3 次。

【注意事项】①湿热中阻胃痛、痞满者慎用。②孕妇慎用。

枳术宽中胶囊

【药物组成】白术(炒)、枳实、柴胡、山楂。

【功能主治】健脾和胃,理气消痞。用于胃痞脾虚气滞证,症见呕吐,反胃,纳呆,返酸等。功能性消化不良见上述证候者。

【药理作用】本品有一定促进胃肠功能和镇痛的作用。

【剂型规格】胶囊剂。每粒装 0.43 g。

【用法用量】口服,每次 3 粒,每日 3 次,疗程为 2 周。

【不良反应】服药后偶见胃痛或大便次数增多。

沉香舒气丸

【药物组成】木香、砂仁、沉香、青皮(醋炙)、厚朴(姜炙)、香附(醋炙)、乌药、枳壳(去瓤麸炒)、草果仁、豆蔻、片姜黄、郁金、延胡索(醋炙)、五灵脂(醋炙)、柴胡、山楂(炒)、槟榔、甘草。辅料为赋形剂蜂蜜。

【功能主治】舒气化郁,和胃止痛。用于肝郁气滞、肝胃不和引起的胃脘胀痛,两胁胀满疼痛或刺痛,烦躁易怒,呕吐吞酸,呃逆嗳气,倒饱嘈杂,不思饮食。

【临床应用】肝郁气滞,肝胃不和,胃气上逆等所致胃痛、胁痛、呕吐。①胃痛。症见胃脘胀痛或刺痛，连及两胁，恼怒加重，呃逆嗳气，善太息，烦躁易怒，或呕吐吞酸，饮食无味，舌苔黄，舌质红或见瘀斑，脉弦。②胁痛。症见两胁胀痛或刺痛，胸脘痞闷不舒，烦躁易怒，善太息，饮食减少，嗳气频作，舌尖红，苔白或见有瘀斑，脉沉弦。③呕吐。症见呃逆嗳气，呕吐吞酸，嘈杂，恶心，饮食无味，胸胁满痛，烦闷不舒，舌边红苔薄黄，脉沉弦。急、慢性胃炎，胃及十二指肠溃疡，慢性肝炎，胆囊炎，胃神经官能症，肋间神经痛，消化不良见上述证候者。

【剂型规格】大蜜丸。每丸重 3 g。

【用法用量】口服，每次 2 丸，每日 2～3 次。

【注意事项】①忌情绪激动或生闷气。②不适用于脾胃阴虚证者，主要表现为口干、舌红少津、大便干。③孕妇慎用。④不宜与含有人参成分药物同时服用。⑤肝寒犯胃者慎用。⑥体虚者及小儿、老人体质虚弱者不宜。

舒肝和胃丸

【药物组成】醋香附、白芍、佛手、木香、郁金、炒白术、陈皮、柴胡、广藿香、炙甘草、莱菔子、焦槟榔、乌药。辅料为蜂蜜。

【功能主治】疏肝解郁，和胃止痛。用于肝胃不和，两胁胀满，胃脘疼痛，食欲不振，呃逆呕吐，大便失调。

【临床应用】①胃痛。肝胃不和，气机不利所致。症见胃脘胀满疼痛，窜及两胁，嗳气呕恶，食欲不振，大便不畅，苔腻，脉沉弦。胃炎、消化性溃疡见上述证候者。②胁痛。情志不遂,肝失条达,气阻于胁所致。症见两胁胀痛,走窜不定,胸闷气短,纳食减少,苔薄黄,脉弦。胆囊炎、肋间神经痛见上述证候者。

【药理作用】促进胃肠蠕动、抑制胃酸分泌、镇痛抗炎。

【剂型规格】大蜜丸。每丸重 6 g。

【用法用量】口服,每次 2 丸,每日 2 次。

【注意事项】①肝胃郁火所致胃痛、胁痛者忌服。②女性月经期、妊娠期、哺乳期当慎用。

舒肝止痛丸

【药物组成】柴胡、当归、白芍、赤芍、白术(炒)、薄荷、甘草、生姜、香附(醋制)、郁金、延胡索(醋制)、川楝子、木香、陈皮、半夏(制)、黄芩、川芎、莱菔子(炒)。包衣辅料为赭石粉。

【功能主治】疏肝理气,和胃止痛。用于肝胃不和,肝气郁结,胸胁胀满,呕吐酸水,脘腹疼痛。

【临床应用】多因肝郁气滞,肝胃不和,疏泄失常所致胁痛、吞酸。①胁痛。症见两胁胀痛,甚或痛及肩背,情志郁闷易怒,善太息,嗳气,苔薄,脉弦。②吞酸。症见呕吐酸水,脘腹胀满不舒,甚或脘腹疼痛,心烦易怒,食少纳呆,舌淡苔薄腻,脉弦。急、慢性肝炎,胆囊炎,慢性胃炎,胃及十二指肠溃疡见上述证候者。

【剂型规格】浓缩水丸。每 100 粒重 12 g。

【用法用量】温开水送服,每次 4~4.5 g,每日 2 次。

【注意事项】①孕妇慎用。②肝阴不足、瘀血停滞所致胁痛及脾胃虚寒所致呕吐泛酸者慎用。

第十四节　消导剂

消导剂以消食药物为主配伍组成,具有消食健脾、化积导滞功能。用于食积,以脘腹胀满,恶食,呕逆,泄泻等为主要症状。消导剂适用于西医学的急、慢性胃炎,消化不良,习惯性便秘,功能性腹胀,胃及十二指肠诸病,临床上当结合辨证合理选用。

开胸顺气丸

【药物组成】槟榔、炒牵牛子、陈皮、木香、姜厚朴、醋三棱、醋莪术、猪牙皂。

【功能主治】消积化滞,行气止痛。用于气郁食滞所致的胸胁胀满,胃脘疼痛,嗳气呕恶,食少纳呆。

【临床应用】饮食不节,损伤脾胃,运化失常所致食积、胃痛。①食积。症见胃脘饱满,嗳腐吞酸,食欲不振,恶心呕吐,胸胁胀满,矢气酸臭,苔白厚腻,脉沉弦滑。②胃痛。症见胃脘疼痛,嗳腐酸臭,恶心欲吐,吐后症轻,苔白厚腻,脉沉弦。胃炎、消化不良见上述证候者。

【剂型规格】水丸。每100粒重6 g。

【用法用量】口服,每次0.5~1.5袋,每日1~2次。

【注意事项】①本品消积化滞,脾胃虚弱者慎用。②年老体弱者慎用。③孕妇禁用。

四磨汤口服液

【药物组成】木香、枳壳、槟榔、乌药。

【功能主治】顺气降逆,消积止痛。用于婴幼儿乳食内滞证,症见腹胀,腹痛,啼哭不安,厌食纳差,腹泻或便秘;中老年气滞、食积证,症见脘腹胀满,腹痛,便秘;以及腹部手术后促进肠胃功能的恢复。

【剂型规格】口服液。每支装 10 mL。

【用法用量】口服。成人:每次 2 支,每日 3 次,疗程 1 周。新生儿:每次 3~5 mL,每日 3 次,疗程 2 天。幼儿:每次 1 支,每日 3 次,疗程 3~5 天。

【注意事项】①一般手术患者在手术后 12 小时第一次服药,隔 6 小时第二次服药,以后常法服用或遵医嘱。②冬天服用时,可将药瓶放置温水中加温 5~8 分钟后服用。③孕妇及肠梗阻、肠道肿瘤、消化道术后患者禁用。

枳实导滞丸

【药物组成】枳实(炒)、大黄、六神曲(炒)、黄芩、黄连(姜汁炒)、茯苓、白术(炒)、泽泻。

【功能主治】消积导滞,清利湿热。用于饮食积滞、湿热内阻所致的脘腹胀痛,不思饮食,大便秘结,痢疾里急后重。

【临床应用】①痢疾。胃肠湿热,阻遏气机,升降失司,凝滞气血,化为脓血所致。症见腹痛,里急后重,下痢脓血,肛门灼热,小便短赤,脉滑数。细菌性痢疾见上述证候者。②食积。宿食停滞肠胃,气机阻滞所致。症见脘腹胀满,疼痛拒按,恶心，嗳腐吞酸，纳呆，舌苔腻，脉滑。功能性消化不良、肠麻痹见上述证候者。

【剂型规格】水丸。每丸重 36 g。

【用法用量】口服，每次 6～9 g，每日 2 次。

【不良反应】目前尚未检索到不良反应报道。

【注意事项】①虚寒痢疾慎用。②久病正虚、年老体弱者慎用。③孕妇禁用。

越鞠保和丸

【药物组成】栀子（姜制）、六神曲（麸炒）、醋香附、川芎、苍术、木香、槟榔。

【功能主治】疏肝解郁，开胃消食。用于气食郁滞所致的胃痛，症见脘腹胀痛，倒饱嘈杂，纳呆食少，大便不调。消化不良见上述证候者。

【临床应用】暴饮暴食或肝郁气滞，损伤脾胃，气食郁滞所致胃痛、痞证。①胃痛。症见脘腹胀痛，倒饱嘈杂，厌恶饮食，恶心呕吐，吐后症轻，嗳气腐酸臭。②痞证。症见脘腹胀满，不思饮食，餐后胀甚，倒饱嘈杂。急性胃炎、功能性消化不良、胃排空障碍见上述证候者。

【药理作用】本品有促进胃肠蠕动作用。

【剂型规格】水丸。每袋装 6 g。

【用法用量】口服，每次 1 袋，每日 1～2 次。

【注意事项】①湿热中阻、肝胃火郁胃痛、痞满者慎用。②孕妇慎用。③不适用于脾胃阴虚证者，主要表现为口干、舌红少津、大便干。

加味保和丸

【药物组成】白术（麸炒）、茯苓、陈皮、厚朴（姜炙）、枳实、枳壳（麸炒）、香附（醋炙）、山楂(炒)、六神曲(麸炒)、麦芽(炒)、法半夏。

【功能主治】健胃消食。用于饮食积滞,消化不良。

【临床应用】饮食内停或痰食内阻,肠胃气滞所致食积、痞满。①食积。症见胸脘满闷或痞塞,腹胀腹痛,泻下则缓,大便不调,或结或泄,纳食减少,嗳腐吞酸,舌苔厚腻。②痞满。症见胸膈痞塞,脘腹胀满,恶心呕吐,嗳腐吞酸,大便不爽,吐后或矢气后缓解,或因停食引起夜间咳嗽,苔厚腻,脉弦滑。消化不良,急、慢性胃肠炎,消化不良见上述证候者。

【药理作用】抑制胃肠运动、提高胃蛋白酶活性、促进小肠吸收、增加体重等。

【剂型规格】水丸。每100粒重6 g。

【用法用量】口服,每次6 g,每日2次。

【注意事项】①湿热中阻者忌用。②孕妇慎用。③本品中炒麦芽回奶,女性哺乳期慎用。

活胃散

【药物组成】砂仁、小茴香、肉桂、红曲、大黄、滑石粉、薄荷脑、碳酸氢钠、酒石酸、碳酸镁。辅料为淀粉、糖粉。

【功能主治】理气和胃,降逆止呕。用于肝郁气逆、脾胃不和引起的胸肋胀满,胃脘疼痛,气逆嘈杂,呕吐吞酸。消化不良见上述证候者。

【剂型规格】散剂。每盒装75 g。

【用法用量】口服,每次1 g,每日2次。

【注意事项】①忌气恼。②饮食宜清淡,忌食辛辣、生冷、油腻食物。③不宜在服药期间同时服用滋补性中药。④胃阴虚者不宜用,其表现为口干欲饮、大便干结、小便短少。⑤孕妇禁用。

第十五节　治风剂

治风剂是以辛散祛风或息风止痉药为主组成,具有疏散外风或平息内风功能,是治疗中医风病的中药制剂。本书中治风剂分类如下。

疏散外风剂,用于外感风邪所致头痛、眩晕、面瘫等。可服用川芎茶调颗粒、祛风止痛胶囊等。

平肝息风剂,用于脑动脉硬化、原发性高血压、缺血性脑中风、血管神经性头痛、神经衰弱等。可服用牛黄降压丸(片)、强力定眩片等。

平肝潜阳剂,适用于肝阳上亢所致的头痛、头晕、失眠等。症见眩晕,耳鸣,头痛且胀,每因烦劳或恼怒而增剧,面色潮红,性急易怒,少寐多梦,心烦,口苦等。可服用复方罗布麻颗粒、脑立清胶囊等。

化痰息风剂,适用于肝肾不足、痰湿中阻引起的头昏头晕。症见头晕目眩,视物旋转,头重如蒙,胸闷,呕恶等。可服用眩晕宁片。

化瘀祛风剂,适用于痰瘀阻络所致原发性高血压、缺血性脑中风后遗症、癫痫。症见头晕,头痛,目胀耳鸣,或半身不遂,口眼歪斜等,可服用丹膝颗粒、强力天麻杜仲胶囊等。风痰上扰引起头痛、牙痛者,宜服肿痛安胶囊、头痛宁胶囊。

养血祛风剂,适用于血虚肝旺或心肝血虚所致病证。症见头痛,眩晕,视物昏花,心悸,失眠或局部疼痛、压痛,肢体麻木,肌肉萎缩,关节不利等。可服用养血清脑颗粒、养血荣筋丸等。

祛风通络剂,适用于风寒湿邪闭阻、痰瘀阻络所致的痹病。症见肢体关节疼痛,或冷痛,或刺痛,或疼痛夜甚,关节屈伸不利,麻木拘挛等。可服用华佗再造丸、小活络丸、祖师麻片、同仁大活络丸等。

一、疏散外风剂

川芎茶调颗粒

【药物组成】川芎、白芷、羌活、细辛、防风、薄荷、荆芥、甘草。辅料为蔗糖、糊精。

【功能主治】疏风止痛。用于风邪头痛,或有恶寒,发热,鼻塞。

【临床应用】①头痛。由感受风邪而致的头痛,遇风加重,伴有鼻塞、流涕。外感头痛、紧张性头痛、偏头痛见上述证候者。②感冒。因外感风邪所致,伴头痛,恶寒,发热,鼻塞。上呼吸道感染见上述证候者。

此外,本品还可用于瘀阻脑络所致的眩晕,如耳源性、中枢性眩晕见上述证候者。

【药理作用】本品有解热、抗炎、镇痛等作用。

【剂型规格】颗粒剂。每袋装 7.8 g。

【用法用量】饭后用温开水或浓茶冲服,每次 1 袋,每日 2 次。

【注意事项】①治疗外感风邪引起的感冒头痛效果较好,也用于经过明确诊断的偏头痛、神经性头痛或外伤后遗症所致的头痛等。②久痛气虚、血虚,或因肝肾不足,阳气亢盛之头痛不宜应用。③孕妇慎用。

祛风止痛胶囊

【药物组成】老鹳草、槲寄生、续断、威灵仙、独活、制草乌、红花。

【功能主治】祛风止痛,舒筋活血,强壮筋骨。用于四肢麻木,腰膝疼痛,风寒湿痹等症。

【剂型规格】胶囊剂。每粒装 0.3 g。

【用法用量】口服,每次 3~4 粒,每日 3 次。

【注意事项】孕妇忌服。

通天口服液

【药物组成】川芎、赤芍、天麻、羌活、白芷、细辛、菊花、薄荷、防风、茶叶、甘草。

【功能主治】活血化瘀,祛风止痛。用于瘀血阻滞、风邪上扰所致的偏头痛,症见头部胀痛或刺痛,痛有定处,反复发作,头晕目眩,或恶心呕吐,恶风。用于轻、中度中风(轻、中度脑梗死)恢复期瘀血阻络挟风证,症见半身不遂,口舌歪斜,语言不利,肢体麻木等。

【临床应用】①头痛。由瘀血阻滞,风邪上扰所致。症见头部胀痛或刺痛,痛有定处,遇风加重,反复发作。血管神经性头痛、紧张性头痛及偏头痛见上述证候者。②眩晕。风阳上扰所致的头晕目眩,恶心呕吐,遇风尤甚。原发性高血压、椎基底动脉供血不足见上述证候者。

【药理作用】抗脑缺血损伤、抗炎。

【剂型规格】口服液。每支装 10 mL。

【用法用量】口服。用于瘀血阻滞，风邪上扰所致的偏头痛，第一日服法：即刻、1小时后、2小时后、4小时后各服1支，以后每6小时服1支。第二、三日：每次1支，每日3次，3天为1个疗程。用于轻、中度中风（轻、中度脑梗死）恢复期瘀血阻络挟风证，每次2支，每日3次，疗程为4周。

【不良反应】①少数患者出现胃痛、皮疹等。②少数患者用药后出现肝功能异常（谷丙转氨酶、谷草转氨酶升高）。③少数患者用药后出现凝血功能异常。

【注意事项】①肝火上炎头痛患者慎用。②本品在用药过程中应该定期检查肝功能、凝血功能等。③合并高血压患者慎用，用药期间注意观察血压。④本品不宜超疗程使用，超疗程使用的安全性和有效性尚无法确定。⑤出血性脑血管病患者、阴虚阳亢患者和孕妇禁服。

二、平肝息风剂

牛黄降压丸（片）

【药物组成】羚羊角、珍珠、水牛角浓缩粉、人工牛黄、冰片、白芍、党参、黄芪、决明子、川芎、黄芩提取物、甘松、薄荷、郁金。

【功能主治】清心化痰，平肝安神。用于心肝火旺、痰热壅盛所致的头晕目眩，头痛失眠，烦躁不安。

【临床应用】①眩晕。肝阳上亢及痰火壅盛所致。症见眩晕，急躁易怒，面红、口苦，失眠。原发性高血压见上述证候者。②头痛。肝阳上亢及痰火壅盛所致。症见头痛,头晕,烦躁易怒,面红,目赤。血管神经性头痛、原发性高血压见上述证候者。

【药理作用】降血压、抑制血小板聚集、利尿。

【剂型规格】水蜜丸:每20丸重1.3 g。片剂:每片重0.5 g。

【用法用量】口服。水蜜丸:每次20～40丸,每日1次。片剂:每次2～4片,每日1次。

【注意事项】①气血不足所致的头晕目眩、失眠患者慎用。②体弱、便溏、腹泻者忌服。③孕妇禁用。

强力定眩片

【药物组成】天麻、杜仲、野菊花、杜仲叶、川芎。

【功能主治】降压,降脂,定眩。用于高血压、动脉硬化、高脂血症以及上述诸病引起的头痛、头晕、目眩、耳鸣、失眠等症。

【药理作用】本品有降血脂、降血压作用。

【剂型规格】薄膜衣片剂。每片重0.35 g。

【用法用量】口服,每次4～6片,每日3次。

全天麻胶囊

【药物组成】天麻。

【功能主治】平肝,息风。用于肝风上扰所致的眩晕,头痛,肢体麻木。

【临床应用】①眩晕。因肝风上扰所致。症见头晕目眩,头痛,耳鸣,肢体麻木,舌红,脉弦。原发性高血压见上述证候者。②头痛。因肝风上扰清空所致。症见头痛,眩晕,耳鸣,烦躁,失眠,脉弦。偏头痛见上述证候者。③中风。因肝阳上亢，肝风内动所致。症见肢体麻木，半身不遂，口眼歪邪，语言謇涩。脑梗死恢复期见上述证候者。④痫证。因肝风上扰所致。症见突然昏仆，两目上视，口吐涎沫，四肢抽搐，或口中怪叫，移时苏醒，一如常人。⑤痹病。由风湿痹阻经络所致。症见肢体关节麻木，肿痛，屈伸不利。风湿性关节炎、类风湿关节炎见上述证候者。

此外，本品可治疗糖尿病周围神经病变。

【药理作用】本品有改善脑血流量等的作用。

【剂型规格】胶囊剂。每粒装 0.5 g。

【用法用量】口服，每次 2～6 粒，每日 3 次。

【注意事项】服药期间要保持情绪乐观，切忌生气恼怒。

松龄血脉康胶囊

【药物组成】鲜松叶、葛根、珍珠层粉。

【功能主治】平肝潜阳，镇心安神。用于肝阳上亢所致的头痛，眩晕，急躁易怒，心悸，失眠。

【临床应用】①头痛。因肝阳上亢所致。症见头痛，耳鸣，心烦易怒，目赤，口苦，夜寐不安，舌红少苔，脉弦细数。原发性高血压见上述证候者。②眩晕。因肝阳上亢所致。症见眩晕，耳鸣，少寐多梦，心烦胸闷，目赤，口苦，舌红少苔，脉弦细数。原发性高血压及原发性高脂血症见上述证候者。

【药理作用】降压、调节血脂。

【剂型规格】胶囊剂。每粒装 0.5 g。

【用法用量】口服，每次 3 粒，每日 3 次。

【不良反应】个别患者服药后可出现轻度腹泻、

胃脘胀满等,饭后服用有助于减轻或改善这些症状。

【注意事项】气血不足证者慎用。

丹珍头痛胶囊

【药物组成】高原丹参、夏枯草、熟地黄、珍珠母、鸡血藤、川芎、当归、白芍、菊花、蒺藜、钩藤、细辛。

【功能主治】平肝息风,散瘀通络,解痉止痛。用于肝阳上亢、瘀血阻络所致的头痛,背痛颈酸,烦躁易怒。

【剂型规格】硬胶囊剂。每粒装 0.5 g。

【用法用量】口服,每次 3~4 粒,每日 3 次。

【注意事项】①本品含有马兜铃科植物细辛,定期复查肾功能。②肾脏病患者、孕妇、新生儿禁用。

复方羊角颗粒

【药物组成】羊角、川芎、白芷、制川乌。

【功能主治】平肝,镇痛。用于偏头痛,血管性头痛,紧张性头痛,也可用于神经痛。

【剂型规格】颗粒剂。每袋装 8 g。

【用法用量】开水冲服,口服,每次 1 袋,每日 2~3 次。

【注意事项】肝大、肝风患者不宜使用。

天麻钩藤颗粒

【药物组成】天麻、钩藤、石决明、栀子、黄芩、牛膝、盐杜仲、益母草、桑寄生、首乌藤、茯苓。

【功能主治】平肝息风,清热安神。用于肝阳上亢所引起的头痛,眩晕,耳鸣,眼花,震颤,失眠。高血压病见上述证候者。

【剂型规格】颗粒剂。每袋装 5 g。

【用法用量】开水冲服。每次1袋,每日3次。或遵医嘱。

石龙清血颗粒

【药物组成】石决明、莪术、赭石、仙鹤草、龙骨、泽泻、牡蛎、地黄、天麻、牛膝、钩藤、山茱萸、槐花、夏枯草。

【功能主治】滋阴潜阳,平肝息风,化瘀止血。用于肝阳化风,脑脉瘀阻所致中风。症见半身不遂,口眼歪斜,语言不清,偏身麻木,眩晕,头痛,面红,口苦。轻、中度出血性脑血管病见上述证候者。

【药理作用】本品4 g/kg连服14天,可使实验性颅内出血犬脑水肿残留面积比对照组减少。另外,本品对ADP诱导的大鼠血小板聚集有一定抑制作用。

【剂型规格】颗粒剂。每袋装10 g。

【用法用量】温开水冲服,每次1袋,每日3次。必要时鼻饲给药。

【注意事项】① 孕妇禁用,产妇慎用。②本品应在其他常规治疗下配合使用,出血量幕上大于40 mL,幕下大于10 mL或有脑疝倾向者,应考虑手术或其他抢救措施。

藤丹胶囊

【药物组成】钩藤、夏枯草、猪胆膏、桑寄生、丹参、车前子、川芎、三七、防己、黄芪。

【功能主治】平肝息风,泻火养阴,舒脉通络。用于高血压病I、II级肝阳上亢,阴血不足证。症见头痛,眩晕,耳鸣,烦躁,失眠,心悸,腰膝酸软，口咽干燥，舌红或有瘀斑，苔黄或少苔，脉弦数或细数。

【临床应用】轻、中度高血压，高血压引起的头痛，头晕，耳鸣等症状。

【药理作用】本品有不同程度的钙拮抗作用、解除细小动脉的痉挛，降低外周阻力扩张血管，镇静及抗痉等作用。

【剂型规格】胶囊剂。每粒装 0.4 g。

【用法用量】口服。高血压病 I 级，每次 3 粒，每日 3 次。高血压病 II 级，每次 5 粒，每日 3 次。饭后服用，疗程 4 周。

【不良反应】①可引起腹胀，恶心，腹泻，头痛，头昏，颜面发热，颜面浮肿，皮疹等。如出现以上任何一种症状，需停药，必要时对症治疗。②临床研究期间少数病例肝功能检查血清直接胆红素升高，谷丙转氨酶升高，谷草转氨酶升高。③临床研究期间少数病例肾功能检查尿素氮升高，血肌酐升高。

【注意事项】临床研究期间少数病例出现血常规白细胞计数下降，尚不能确定与本药物的相关性。

三、平肝潜阳剂

复方罗布麻颗粒

【药物组成】罗布麻叶、菊花、山楂。

【功能主治】清热，平肝，安神。用于高血压、神经衰弱引起的头晕，心悸，失眠等症。

【临床应用】①眩晕。因肝阳上亢，肝火上攻，肝热上扰所致。症见眩晕，头胀，面红，目赤，烦躁易怒，口苦而干，耳鸣。原发性高血压见上述证候者。②失眠。因肝阳上亢，肝热扰心，心神不宁所致。症见失眠多梦，烦躁易怒，头晕，头痛。神经衰弱见上述证候者。

【剂型规格】颗粒剂。每袋装6 g（无糖型）。

【用法用量】开水冲服，每次1~2袋，每日2次。

【注意事项】①脾胃虚寒者慎用。②体虚、虚寒便溏者慎用。③孕妇慎用。

脑立清胶囊

【药物组成】磁石、熟酒曲、冰片、牛膝、珍珠母、酒曲、薄荷脑、赭石、清半夏、猪胆粉。

【功能主治】平肝潜阳，醒脑安神。用于肝阳上亢，头晕目眩，耳鸣口苦，心烦难寐。

【临床应用】①眩晕。因肝阳上亢所致眩晕，耳鸣，头痛且胀，每因烦劳或恼怒而增剧，面色潮红，性急易怒，少寐多梦，心烦，口苦。原发性高血压、神经衰弱见上述证候者。②头痛。因肝阳上亢所致。症见头痛且胀，每因烦劳或恼怒而增剧，伴有面色潮红，烦躁易怒，失眠多梦，口苦咽干。血管神经性头痛、原发性高血压见上述证候者。

【药理作用】本品有镇静、改善微循环、保护血管内皮等作用。

【剂型规格】胶囊剂。每粒装0.33 g。

【用法用量】口服，每次3粒，每日2次。

【注意事项】①肾精亏虚所致头晕、耳鸣者慎用。②孕妇及体弱虚寒者忌服。

四、化痰息风剂

眩晕宁片

【药物组成】泽泻、白术、茯苓、半夏（制）、女贞子、墨旱莲、菊花、牛膝、陈皮、甘草。辅料为淀粉、二氧化硅、微晶纤维素、硬脂酸镁、滑石粉、薄膜包衣预混剂。

【功能主治】健脾利湿，滋肾平肝。用于痰湿中阻、肝肾不足引起的头昏头晕。

【临床应用】①眩晕。因痰湿中阻，风阳上扰所致。症见头晕目眩，视物旋转，头重如蒙，胸闷，呕恶。原发性高血压、梅尼埃病见上述证候者。②头痛。因痰湿中阻，风阳上扰所致。症见头痛，眩晕，脘痞，腰膝酸软，耳鸣，目涩，心烦，口干。原发性高血压见上述证候者。

【药理作用】本品有一定镇静和降血压等的作用。

【剂型规格】薄膜衣片剂。每片重 0.38 g。

【用法用量】口服，每次 2～3 片，每日 3～4 次。

【注意事项】①本品应餐后服用。②平素大便干燥者慎用。③孕妇禁用，外感者禁服。

五、化瘀祛风剂

丹膝颗粒

【药物组成】丹参、牛膝、天麻、牡丹皮、赤芍、川芎、地黄、淫羊藿、桑寄生、栀子、决明子、火麻仁。

【功能主治】养阴平肝，息风通络，清热除烦。用于中风病中经络恢复期瘀血阻络兼肾虚证。症见半身不遂，口舌歪斜，舌强语謇，遍身麻木，头晕目眩，腰膝酸软等。脑梗死恢复期见上述证候者。

【剂型规格】颗粒剂。每袋装 10 g。

【用法用量】开水冲服，每次 1 袋，每日 3 次。

【不良反应】个别患者服药后出现轻度腹泻。

【注意事项】个别患者服药后出现谷丙转氨酶升高。

强力天麻杜仲胶囊

【药物组成】天麻、杜仲（盐制）、制草乌、附子（制）、独活、藁本、玄参、当归、地黄、川牛膝、槲寄生、羌活。

【功能主治】散风活络，舒筋止痛。用于中风引起的筋脉掣痛，肢体麻木，行走不便，腰腿酸痛，头昏头痛等。

【临床应用】①中风。脑脉瘀滞，寒湿阻络所致。症见半身不遂，筋脉掣痛，肢体麻木，行走不便，腰膝酸软冷痛，关节屈伸不利，头昏头痛，舌苔白，脉沉细。中风后遗症见上述证候者。②痹病。肝肾不足，寒湿阻络所致。症见关节肿痛，筋脉挛急，屈伸不利，腰膝酸软冷痛，筋骨无力。风湿性关节炎、类风湿关节炎见上述证候者。

此外，尚有本品用于治疗颈源性头痛、椎基底动脉供血不足的报道。

【药理作用】本品有改变血液流变学、抑制血小板聚集、减轻脑水肿、改善学习记忆功能等作用。

【剂型规格】胶囊剂。每粒重 0.4 g。

【用法用量】口服，每次 2～3 粒，每日 2 次。

【注意事项】①孕妇禁用。②内热炽盛中风及风湿热痹者慎用。③本品含草乌、附子,不宜过量、久用。

肿痛安胶囊

【药物组成】三七、天麻、僵蚕、白附子(制)、防风、羌活、天南星(制)、白芷。

【功能主治】祛风化痰,行瘀散结,消肿定痛。用于风痰瘀阻引起的牙痛、咽喉肿痛、口腔溃疡,及风痰瘀血阻络引起的痹病,症见关节肿胀疼痛、筋脉拘挛、屈伸不利。用于破伤风的辅助治疗。

【剂型规格】胶囊剂。每粒装 0.28 g。

【用法用量】口服,每次 2 粒,每日 3 次,小儿酌减。外用,用盐水清洁创面,将胶囊内的药粉撒于患处,或用香油调散。

【注意事项】孕妇慎用。

头痛宁胶囊

【药物组成】土茯苓、天麻、制何首乌、当归、防风、全蝎。

【功能主治】息风涤痰,逐瘀止痛。用于偏头痛、紧张性头痛属痰瘀阻络证者,症见痛势甚剧,或攻冲作痛,或痛如锥刺,或连及目齿,伴目眩畏光,胸闷脘胀,恶心呕吐,急躁易怒,反复发作。

【临床应用】偏头痛、紧张性头痛、其他原发性头痛、外伤性头痛及其他原因所致的头痛。

【药理作用】有缓解平滑肌痉挛、改善微循环、镇痛抗炎等作用。

【剂型规格】胶囊剂。每粒装 0.4 g。

【用法用量】口服,每次 3 粒,每日 3 次。

【不良反应】尚不明确。

六、养血祛风剂

养血清脑颗粒

【药物组成】当归、川芎、白芍、熟地黄、钩藤、鸡血藤、夏枯草、决明子、珍珠母、延胡索、细辛。辅料为糊精、甜菊素。

【功能主治】养血平肝,活血通络。用于血虚肝旺所致头痛,眩晕眼花,心烦易怒,失眠多梦。

【临床应用】①头痛。多因血虚肝旺所致。症见头痛,眩晕,视物昏花,心悸,失眠等。原发性高血压、血管神经性头痛见上述证候者。②眩晕。由血虚肝旺所致。症见头晕,乏力,心悸,失眠,多梦,两眼干涩,视物昏花。原发性高血压见上述证候者。③不寐。由心肝血虚,心不养神所致。症见失眠多梦,心悸,乏力。神经衰弱见上述证候者。

【药理作用】抗脑缺血、降血压、改善微循环。

【剂型规格】颗粒剂。每袋装4 g。

【用法用量】口服,每次1袋,每日3次。

【不良反应】偶见恶心、呕吐,罕见皮疹,停药后即消失。

【注意事项】①低血压者慎服。②不宜长期服用。③外感或湿痰阻络所致头痛、眩晕者慎用。④脾虚便溏者慎用。⑤孕妇禁用。

养血荣筋丸

【药物组成】当归、鸡血藤、何首乌(黑豆酒炙)、赤芍、续断、桑寄生、铁丝威灵仙(酒炙)、伸筋草、透骨草、油松节、盐补骨脂、党参、炒白术、陈皮、木香、赤小豆。辅料为蜂蜜。

【功能主治】养血荣筋，祛风通络。用于跌打损伤日久引起的筋骨疼痛、肢体麻木等陈旧性疾患。

【临床应用】跌打损伤。因跌打损伤失治误治或久治不愈所导致的经络不通，气血不荣筋脉。症见局部疼痛、压痛，肢体麻木，肌肉萎缩，关节不利。网球肘、桡骨茎突狭窄性腱鞘炎、扳机指、膝关节内外侧副韧带损伤、髌下脂肪垫损伤、跟腱周围炎、跟痛症、骨性关节炎见上述证候者。

【剂型规格】大蜜丸。每丸重 9 g。

【用法用量】口服，每次 1～2 丸，每日 2 次。

【注意事项】① 6 岁以下儿童慎用。② 孕妇禁用。

七、祛风通络剂

华佗再造丸

【药物组成】川芎、吴茱萸、冰片、马钱子粉等。

【功能主治】活血化瘀，化痰通络，行气止痛。用于痰瘀阻络之中风恢复期和后遗症，症见半身不遂，拘挛麻木，口眼歪斜，言语不清。

【临床应用】中风。由瘀血或痰湿闭阻经络而致半身不遂，口眼歪斜，手足麻木，疼痛拘挛，肢体沉重疼痛或活动不利，舌质紫暗，舌下脉络瘀曲。中风恢复期见上述证候者。

【药理作用】本品有抗血栓形成作用。

【剂型规格】浓缩水蜜丸。每丸重 8 g。

【用法用量】口服。每次 4～8 g，每日 2～3 次；重症一次口服，每次 8～16 g。

【注意事项】①服药期间如有燥热感,可用白菊花蜜糖水送服,或减半服用,必要时暂停服用1~2天。②常用量:每次8 g,早、晚各服1次,连服10天,停药1天,30天为1个疗程,可连服3个疗程。预防量与维持量:每次4 g,早、晚各服1次。③中风痰热壅盛证,表现为面红目赤、大便秘结者不宜用。④平素大便干燥者慎用。⑤孕妇禁用,脑出血急性期者禁用。

小活络丸

【药物组成】胆南星、制川乌、制草乌、地龙、乳香(制)、没药(制)。

【功能主治】祛风散寒,化痰除湿,活血止痛。用于风寒湿邪闭阻、痰瘀阻络所致的痹病,症见肢体关节疼痛,或冷痛,或刺痛,或疼痛夜甚,关节屈伸不利,麻木拘挛。

【临床应用】痹病。因风寒湿邪闭阻,痰瘀阻络所致。症见肢体关节疼痛,酸楚,重着,麻木,遇阴寒潮湿加剧,或关节肿大,屈伸不利,步履艰难,行动受阻,舌苔薄白或白腻,脉弦紧或濡缓。类风湿关节炎、骨关节炎、强直性脊柱炎见上述证候者。

此外,还有小活络丹用于治疗坐骨神经痛的文献报道。

【药理作用】本品有抗炎镇痛、免疫抑制作用。

【剂型规格】大蜜丸。每丸重3 g。

【用法用量】黄酒或温开水送服,每次1丸,每日2次。

【不良反应】方中的乌头碱可损害心肌引起心

律失常、药疹、急性胃黏膜出血。

【注意事项】①湿热瘀阻或阴虚有热者慎用。②脾胃虚弱者慎用。③不可过量服用。④孕妇禁用。

祖师麻片

【药物组成】祖师麻。

【功能主治】祛风除湿，活血止痛。用于风湿痹病，关节炎，类风湿关节炎；也可用于坐骨神经痛、肩周炎寒湿阻络证，症见关节痛，遇寒痛增，得热痛减；以及腰腿肩部疼痛重着者等。

【临床应用】痹病。风寒湿邪闭阻经络关节，凝滞气血，阻遏经脉所致。症见四肢关节冷痛，关节肿胀，屈伸不利，夜间痛甚，遇寒加重，得热则减，舌质暗淡红，或有瘀斑，舌苔薄白，脉弦紧或细涩。风湿性关节炎、类风湿关节炎见上述证候者。

此外，本品尚可治疗肾小球肾炎。

【药理作用】本品有消炎、镇痛作用，另外亦有一定镇静效应。

【剂型规格】薄膜衣片剂。每片重0.3 g。

【用法用量】口服，每次3片，每日3次。坐骨神经痛、肩周炎疗程4周。

【不良反应】个别患者出现胃部反应及头晕。

【注意事项】①孕妇及风湿热痹者慎用。②有胃病者可饭后服用，并配合健胃药使用。

同仁大活络丸

【药物组成】蕲蛇（酒制）、草乌（炙）、豹骨（制）、人工牛黄、乌梢蛇（酒制）、天麻、熟大黄、人工麝香、血竭、熟地黄、天南星（制）、水牛角浓缩粉等50味。

【功能主治】祛风,舒筋,活络,除湿。用于风寒湿痹引起的肢体疼痛,手足麻木,筋脉拘挛,中风瘫痪,口眼㖞斜,半身不遂,言语不清。

【临床应用】①中风。由风痰瘀阻,气血两亏,肝肾不足而致。症见半身不遂,或瘫痪,口舌㖞斜,手足麻木,疼痛拘挛,或肢体痿软无力。缺血性中风、面神经麻痹见上述证候者。②痹病。由寒湿瘀阻而致。症见肢体关节疼痛,屈伸不利,筋脉拘急,麻木不仁,畏寒喜暖,腰腿沉重,行走不便,舌暗淡,苔白腻,脉沉弦或沉缓。风湿性关节炎、骨关节炎、坐骨神经痛见上述证候者。③胸痹。由心气不足,痰瘀阻滞而致。症见心胸憋闷不舒,或心胸作痛,心悸,神疲,喘息气短,舌暗淡或有瘀点,脉弱或涩。冠心病心绞痛见上述证候者。④跌打损伤。因外力损伤,血离其经,瘀血阻络所致。症见肢体肿胀疼痛,局部活动受限。急性软组织损伤见上述证候者。

此外,本品还可用于治疗癫痫、高脂血症。

【药理作用】本品有抗动脉粥样硬化、增加脑血流量、抗凝血及抗炎等作用。

【剂型规格】大蜜丸。每丸重 3.6 g。

【用法用量】温黄酒或温开水送服,每次 1~2 丸,每日 2 次。

【注意事项】①运动员慎用。②阴虚火旺及脾胃虚寒者慎用。③缺血性中风急性期不宜单纯使用,应配合其他治疗方法。④孕妇忌服。

第十六节 祛湿剂

祛湿剂是以祛湿药物为主,用于水湿、痰湿、湿浊为患疾病的中药制剂,可用于现代医学急慢性肾炎、肾盂肾炎、膀胱炎、慢性前列腺炎、前列腺增生、急慢性胆囊炎、胆石症、病毒性肝炎、慢性胰腺炎、早期肝硬化、下尿路感染、尿路结石、急性胃肠炎、肠炎、急性痢疾、结肠炎、痔疮、高脂血症、动脉粥样硬化、肥胖症等,临床应根据辨证合理选用。

散寒除湿剂,适用于阳虚不能化水或湿从寒化所致病证。症见肢体关节疼痛,喜温畏寒,或关节肿胀,局部僵硬,肢体麻木,活动不利,或颈肩腰背疼痛,遇寒痛增。可服用风湿骨痛胶囊、复方雪莲胶囊等。

祛风除湿剂,适用于风寒湿闭阻、瘀血阻络所致的痹病。症见肢体沉重,关节疼痛,冷痛、刺痛或疼痛夜甚,屈伸不利,局部微恶风寒,肢体麻木等。可服用黑骨藤追风活络胶囊、虎力散胶囊等。

化瘀祛湿剂,适用于湿热瘀阻肢体脉络所致的病证。症见下肢肿胀,疼痛,肤色暗红或伴有条索状物。可服用脉络舒通颗粒、迈之灵片等。

消肿利水剂,适用于阳虚水泛证。症见四肢沉重疼痛,浮肿,腰以下尤甚,小便不利。可服用黄葵胶囊、尿毒清颗粒、五苓胶囊等。

清热通淋剂,用于下焦湿热所致的热淋、石

淋、血淋。症见尿频尿急，溺时涩痛，淋沥不畅，甚则癃闭不通，或尿色浑赤。可服用泌淋清胶囊、八正胶囊、前列舒通胶囊、清热通淋丸等。

化瘀通淋剂，用于肾气不足，水湿内蕴，浊瘀阻滞所致病证。症见腰膝酸软，尿频，尿急，尿痛，尿线细，尿等待，伴小腹拘急疼痛。可服用癃闭舒胶囊、前列欣胶囊等。

扶正祛湿剂，适用于脾肾阳虚，水湿瘀血阻滞，或肝肾两虚，寒湿阻络所致的病证。症见肌肉、关节疼痛，局部肿大，僵硬畸形，屈伸不利，腰膝酸软等。可服用风湿液、普乐安片、肾炎康复片、金天格胶囊、肾康宁胶囊、壮骨伸筋胶囊等。

化浊降脂剂，用于高脂血症、动脉粥样硬化痰浊阻滞证。症见形体肥胖，头晕头重，胸闷，多困，倦怠。可服用降脂灵分散片、绞股蓝总甙片等。

一、散寒除湿剂

风湿骨痛胶囊

【药物组成】制川乌、制草乌、红花、木瓜、乌梅、麻黄、甘草。

【功能主治】温经散寒，通络止痛。用于寒湿闭阻经络所致的痹病，症见腰脊疼痛，四肢关节冷痛。

【临床应用】痹病。由寒湿阻络所致。症见肢体关节疼痛，喜温畏寒，或关节肿胀，局部僵硬，肢体麻木，活动不利，或颈肩腰背疼痛，遇寒痛增，苔白腻，脉弦紧。风湿性关节炎、类风湿关节炎、强直性脊柱炎、骨关节病、颈椎病、腰椎骨质增生见上述证候者。

【药理作用】抗炎、镇痛等作用。

【剂型规格】胶囊剂。每粒装 0.3 g。

【用法用量】口服,每次 2~4 粒,每日 2 次。

【注意事项】① 阴虚火旺或湿热痹病者慎用。② 运动员慎用。③ 不可过量服用。④ 孕妇禁用。

复方雪莲胶囊

【药物组成】天山雪莲、延胡索(醋制)、羌活、川乌(制)、独活、草乌(制)、木瓜、香加皮。

【功能主治】温经散寒,祛风逐湿,化瘀消肿,舒筋活络。用于风寒湿邪痹阻经络所致类风湿关节炎,风湿性关节炎,强直性脊柱炎和各类退行性骨关节病。

【临床应用】痹病。因风寒湿闭阻经络,气血运行不畅所致。症见关节冷痛,屈伸不利,局部畏恶风寒,甚则肢体变形,活动受限。骨关节炎、类风湿关节炎、强直性脊柱炎、风湿性关节炎见上述证候者。

【剂型规格】胶囊剂。每粒装 0.3 g。

【用法用量】口服,每次 2 粒,每日 2 次。

【注意事项】孕妇忌服。

二、祛风除湿剂

黑骨藤追风活络胶囊

【药物组成】青风藤、黑骨藤、追风伞。

【功能主治】苗医:抬奥。抬蒙:僵见风,稿计凋嘎边蒙。中医:祛风除湿,通络止痛,用于风寒湿痹,肩臂腰腿疼痛。

【剂型规格】胶囊剂。每粒重 0.3 g。

【用法用量】口服,每次3粒,每日3次,2周为1个疗程。

【注意事项】①孕妇禁用。②消化道溃疡患者禁服。③宜饭后服用。④不宜在服药期间同时服用其他泻火及滋补性中药。⑤热痹者(主要表现为关节肿痛如灼,痛处发热,疼痛窜痛无定处,口干唇燥)不适用。

虎力散胶囊

【药物组成】制草乌、三七、断节参、白云参。

【功能主治】祛风散寒,活血通络。用于风寒湿闭阻、瘀血阻络所致的痹病,症见关节疼痛、冷痛、刺痛,或疼痛夜甚,屈伸不利,局部微恶风寒,肢体麻木。亦用于跌打损伤见瘀血阻络者。

【临床应用】①痹病。因风寒湿闭阻,瘀血阻络所致。症见关节疼痛、冷痛、刺痛,或疼痛夜甚,屈伸不利,局部微恶风寒,肢体麻木。类风湿关节炎、骨关节炎见上述证候者。②跌打损伤。因跌打损伤,瘀血阻络所致。症见局部肿胀疼痛,皮肤青紫瘀斑。软组织损伤见上述证候者。

【剂型规格】胶囊剂。每粒装0.3 g。

【用法用量】口服:每次1粒,每日1~2次,开水或温酒送服。外用:将内容物撒于伤口处。

【注意事项】①风湿热痹者慎用。②不可过量、久服。③孕妇禁用。

三、化瘀祛湿剂

脉络舒通颗粒

【药物组成】黄芪、金银花、黄柏、苍术、薏苡仁、玄参、当归、白芍、甘草、水蛭、全蝎、蜈蚣。

【功能主治】清热解毒,化瘀通络,祛湿消肿。用于湿热瘀阻脉络所致的血栓性浅静脉炎,非急性期深静脉血栓形成所致的下肢肢体肿胀、疼痛、肤色暗红或伴有条索状物。

【临床应用】①青蛇毒。因湿热之邪外侵,气滞血瘀,脉络滞涩所致。症见病变局部浅层呈条索状红肿、压痛、触之较硬,全身不适,发热,舌红苔黄腻,脉滑数。血栓性浅静脉炎见上述证候者。②股肿。因瘀血阻于阴脉,水津不行化热所致。症见患肢肿胀疼痛,皮色白或发绀,大腿内侧明显压痛,舌质暗红瘀斑,苔黄腻,脉弦数。髂骨静脉血栓性静脉炎见上述证候者。

【药理作用】抗炎和抑制大鼠静脉血栓形成。

【剂型规格】颗粒剂。每袋装 20 g(无蔗糖)。

【用法用量】用温开水冲服,每次 1 袋,每日 3 次。

【不良反应】部分患者服药后有轻度恶心、呕吐、食欲不振等胃部不适。

【注意事项】①孕妇禁用。②深静脉血栓形成初发一周内的患者勿用。③肝肾功能不全者及有出血性疾病或凝血机制障碍者慎用。

迈之灵片

【药物组成】马栗树籽提取物。

【功能主治】①各种原因导致的慢性静脉功能不全、静脉曲张、深静脉血栓形成及血栓性静脉炎后综合征。症状如下肢肿胀,痉挛,瘙痒,灼热,麻木,疼痛,疲劳沉重感,皮肤色素沉着,郁血性皮炎、溃疡及精索静脉曲张引起的肿痛等。②各种原因所致的软组织肿胀、静脉性水肿。症状如各类外伤、创伤、烧烫伤,各种手术后以及肿瘤等所致的肢体水肿和组织肿胀。③痔静脉曲张引起的内、外痔急性发作症状。症状如肛门潮湿,瘙痒,便血,疼痛等。

【剂型规格】糖衣片剂。片芯重 260 mg(每片含马栗提取物 150 mg)。

【用法用量】饭后口服,成人每日 2 次,早、晚各 1 次,每次 1~2 片。病情较重或治疗初期,每日 2 次,每次 2 片,或遵医嘱服用。20 天为 1 个疗程。适合长期服用。

【注意事项】①胃溃疡患者慎用。②药片应完整服下。③勿置于儿童可及之处。

四、消肿利水剂

黄葵胶囊

【药物组成】黄蜀葵花。

【功能主治】清利湿热,解毒消肿。用于慢性肾炎之湿热证,症见浮肿,腰痛,蛋白尿,血尿,舌苔黄腻等。

【药理作用】非临床药效试验结果显示本品有降低肾小球肾炎动物的尿蛋白含量和血清肌酐含量的作用。

【剂型规格】胶囊剂。每粒装 0.5 g。

【用法用量】口服,每次 5 粒,每日 3 次。8 周为 1 个疗程。

【不良反应】个别患者用药后出现上腹部胀满不适。

【注意事项】①孕妇忌用。②宜饭后服用。

尿毒清颗粒（无糖型）

【药物组成】大黄、黄芪、桑白皮、苦参、白术、茯苓、白芍、制何首乌、丹参、车前草等。

【功能主治】通腑降浊，健脾利湿，活血化瘀。用于慢性肾功能衰竭氮质血症期和尿毒症早期属脾虚湿浊证和脾虚血瘀证者。可降低肌酐、尿素氮，稳定肾功能，延缓透析时间。对改善肾性贫血、提高血钙、降低血磷也有一定作用。

【临床应用】肾劳（溺毒）。多因久病水毒浸渍，脾肾衰败，浊瘀内阻所致。症见面色萎黄，神疲乏力，纳差，恶心呕吐，腰膝酸软，或胀痛不适、痛有定处，夜尿频数而清长，肌肤甲错，肢体浮肿，舌淡苔腻，脉弱或弦。慢性肾衰竭见上述证候者。

【药理作用】本品有改善肾功能等作用。

【剂型规格】颗粒剂。每袋装 5 g。

【用法用量】温开水冲服。每日 4 次：6 时、12 时、18 时各服 5 g，22 时服 10 g。每日最大服用量为 40 g；也可另定服药时间，但两次服药间隔勿超过 8 小时。

【注意事项】①肝肾阴虚者慎用。②忌食肥肉、动物内脏和豆类、坚果等高植物蛋白等食品。③服药后大便如呈水样需减量使用。④忌与氧化淀粉等化学吸附剂合用。⑤慢性肾功能衰竭尿毒症晚期不适宜。

五苓胶囊

【药物组成】泽泻、茯苓、猪苓、肉桂、麸炒白术。

【功能主治】温阳化气，利湿行水。用于膀胱气化不利、水湿内聚引起的小便不利，水肿腹胀，呕逆泄泻，渴不思饮。

【临床应用】①水肿。因阳气不足，膀胱气化无力，水湿内停所致。症见小便不利，肢体水肿，腹胀不适，呕逆泄泻，渴不思饮。慢性肾炎见上述证候者。②蓄水。因外感表证未尽，病邪随经入里，影响膀胱气化功能所致。症见发汗后微热，口渴不欲饮，小便不利，脉浮。尿潴留见上述证候者。③痰饮。由水湿内蓄于下，邪气上攻所致。症见脐下悸动，头眩，吐痰沫，短气而咳，小便不利，舌苔白腻，脉濡。慢性支气管炎见上述证候者。④泄泻。由脾胃湿困，清气不升，浊气不降所致。症见泄泻如水或稀薄，呕吐，身重，体倦，或兼烦渴，小便不利，舌苔白腻，脉沉缓。慢性肠炎见上述证候者。

此外，本品还可治疗抗精神病药物引起的水肿。

【剂型规格】胶囊剂。每粒装 0.45 g。

【用法用量】口服，每次 3 粒，每日 2 次。

【药理作用】本品对水负荷小鼠和大鼠具有明显利尿作用，不影响尿中电解质浓度。能对抗 $HgCl_2$ 所致急性肾衰竭大鼠的尿量减少和尿蛋白增加。

【注意事项】①湿热下注，气滞水停，风水泛溢所致的水肿慎用。②因痰热犯肺、湿热下注或阴虚津少所致之喘咳、泄泻、小便不利不宜使用。③服药期间不宜进食辛辣、油腻食物。④孕妇慎用。

五、清热通淋剂

癃清片

【药物组成】泽泻、车前子、败酱草、金银花、牡丹皮、白花蛇舌草、赤芍、仙鹤草、黄连、黄柏。

【功能主治】清热解毒,凉血通淋。用于下焦湿热所致的热淋,症见尿频,尿急,尿痛,腰痛,小腹坠胀。也用于慢性前列腺炎湿热蕴结兼瘀血证,症见小便频急,尿后余沥不尽,尿道灼热,会阴少腹腰骶部疼痛或不适等。

【临床应用】①热淋。因湿热蕴结下焦所致。症见小便短数,尿色黄赤,淋沥涩痛,口咽干燥,舌苔黄腻,脉滑数。下尿路感染见上述证候者。②癃闭。由湿热内蕴,下注膀胱,气化不利所致。症见小便短赤灼热,尿线变细,甚至点滴而出,小腹胀满,口渴不欲饮,舌红,苔黄腻,脉数。前列腺增生见上述证候者。

【药理作用】抗菌、抑制前列腺增生、利尿。

【剂型规格】薄膜衣片剂。每片重 0.6 g。

【用法用量】口服,每次 6 片,每日 2 次。重症:每次 8 片,每日 3 次。

【不良反应】少数患者出现轻度胃部不适、恶心、胃脘胀痛、食欲不振。

【注意事项】①体虚胃寒者不宜服用。②淋证属肝郁气滞或脾肾两虚,膀胱气化不行者不宜使用。③服药期间适当增加饮水。

泌淋清胶囊

【药物组成】四季红、黄柏、酢浆草、仙鹤草、白茅根、车前草。

【功能主治】清热解毒,利尿通淋。用于湿热蕴结所致的小便不利,淋漓涩痛,尿血。急性非特异性尿路感染、前列腺炎见上述证候者。

【临床应用】热淋。因湿热蕴结下焦,膀胱气化不利所致。症见尿色黄赤,灼热涩痛,小便频数、短急,或有痛引腰腹,发热,苔黄腻,脉滑数。尿路感染见上述证候者。

此外,尚有本品治疗泌尿系结石的报道。

【剂型规格】胶囊剂。每粒装 0.4 g。

【用法用量】口服。每次 3 粒,每日 3 次。或遵医嘱。

【注意事项】不宜在服药期间同时服用滋补性中药。

八正胶囊

【药物组成】栀子、车前子(炒)、瞿麦、萹蓄、滑石、大黄、川木通、灯心草、甘草。

【功能主治】清热,利尿,通淋。用于湿热下注,小便短赤,淋沥涩痛,口燥咽干等症。

【临床应用】①热淋。因湿热下注,蕴结下焦所致。症见小便短数,尿色黄赤,淋沥涩痛,口咽干燥,舌苔黄腻,脉滑数。下尿路感染见上述证候者。②血淋。由湿热下注,迫血妄行所致。症见尿中带血,淋沥涩痛,尿感灼热,舌尖红,苔黄腻,脉滑数。尿路感染见上述证候者。③石淋。湿热下注,煎熬尿液所致。症见小便短赤,淋沥不畅,尿中断续,少腹拘急,伴腰腹绞痛,尿中带血,脉滑数。尿路结石见上述证候者。

此外,本品可用于治疗非细菌性前列腺炎见上述证候者。

【药理作用】抑菌、利尿、解热、抗炎、镇痛。

【剂型规格】胶囊剂。每粒装 0.39 g。

【用法用量】口服,每次 4 粒,每日 3 次。

【注意事项】①孕妇禁用。②淋证属于肝郁气滞或脾肾两虚者慎用。③双肾结石或结石直径≥1.5 cm 或结石嵌顿时间长的病例不宜使用。④久病体虚者、儿童及老年人慎用。中病即止,不可过量、久用。⑤服药期间注意多饮水,避免劳累。⑥不宜在服药期间服用温补性中药。

前列舒通胶囊

【药物组成】黄柏、赤芍、当归、川芎、土茯苓、三棱、泽泻、马齿苋、马鞭草、虎耳草、川牛膝、柴胡、甘草。

【功能主治】清热利湿,化瘀散结。用于慢性前列腺炎、前列腺增生属湿热瘀阻证者,症见尿频,尿急,尿淋沥,会阴、下腹或腰骶部坠胀或疼痛,阴囊潮湿等。

【剂型规格】胶囊剂。每粒装 0.4 g。

【用法用量】口服,每次 3 粒,每日 3 次。

清热通淋丸

【药物组成】爵床、苦参、白茅根、硼砂。

【功能主治】清热,利湿,通淋。用于下焦湿热所致热淋,症见小便频急,尿道刺痛,尿液混浊,口干苦等。

【临床应用】热淋。因湿热下注,蕴结膀胱所致。症见小便频急,尿道刺痛,尿液混浊,口干苦。急性下尿路感染见上述证候者。

【剂型规格】水丸。每丸重 0.16 g。

【用法用量】口服,每次 10 丸,每日 3 次。或遵医嘱。2 周为 1 个疗程。

【注意事项】①肾功能不良者注意定期复查肾功能。② 虚证慎用。③胃脘不适者宜在饭后服药。④孕妇忌服。

肾安胶囊

【药物组成】石椒草、肾茶、黄柏、白茅根、茯苓、白术、金银花、黄芪、泽泻、淡竹叶、灯心草、甘草。

【功能主治】彝医:西弗色哩哩诺奴诺,夫撤凯奴、吐土习。中医:清热解毒,利尿通淋,用于湿热蕴结所致淋证,症见小便不利,淋沥涩痛。

【临床应用】热淋。因湿热蕴结所致。症见尿频,尿急,小便滴沥涩痛,尿黄浑浊,或见血尿,小腹拘急,腰部酸痛,伴恶寒发热,心烦口苦,恶心呕吐,舌质红,苔黄腻,脉滑数。下尿路感染见上述证候者。

【剂型规格】胶囊剂。每粒装 0.4 g。

【用法用量】饭前口服,每次 1~2 粒,每日 3 次。

【不良反应】目前尚未检索到不良反应报道。

【注意事项】孕妇慎用。

六、化瘀通淋剂

癃闭舒胶囊

【药物组成】补骨脂、益母草、琥珀、金钱草、海金沙、山慈菇。

【功能主治】益肾活血,清热通淋。用于肾气不足、湿热瘀阻所致的癃闭,症见腰膝酸软,尿频,尿急,尿痛,尿线细,伴小腹拘急疼痛。

【临床应用】癃闭。肾元衰惫,膀胱气化无权,水湿内蕴,浊瘀阻滞所致。症见腰膝酸软,排尿不畅,尿流细小,甚至滴沥不畅,小便短急频数,灼热涩痛,小腹胀满,舌暗,苔黄腻,脉弦数。前列腺增生见上述证候者。

【药理作用】抗前列腺增生。

【剂型规格】胶囊剂。每粒装 0.3 g。

【用法用量】口服,每次3粒,每日2次。

【不良反应】个别患者服药后有轻微的口渴感,胃部不适,轻度腹泻,不影响继续服药。有报道服用后出现谷丙转氨酶异常升高,肝损害病例;服用后出现不射精病例,停用后恢复。

【注意事项】①肺热壅盛,肝郁气滞,脾虚气陷所致的癃闭皆不宜使用。②妊娠及有活动性出血疾病者禁用。③有肝功能损害者禁用。

前列欣胶囊

【药物组成】炒桃仁、没药(炒)、丹参、赤芍、红花、泽兰、炒王不留行、皂角刺、败酱草、蒲公英、川楝子、白芷、石韦、枸杞子。

【功能主治】活血化瘀,清热利湿。用于瘀血凝聚、湿热下注所致的淋证,症见尿急,尿痛,排尿不畅,滴沥不净。慢性前列腺炎、前列腺增生见上述证候者。

【剂型规格】胶囊剂。每粒装 0.5 g。

【用法用量】口服,每次4~6粒,每日3次。

【注意事项】偶见胃脘不适者,一般不影响继续治疗。

七、扶正祛湿剂

风湿液

【药物组成】羌活、独活、防风、秦艽、当归、白芍、白术、鹿角胶、鳖甲胶、牛膝、川芎、木瓜、寄生、红花、红曲、甘草。

【功能主治】补养肝肾,养血通络,祛风除湿。用于肝肾血亏、风寒湿痹引起的关节疼痛,四肢麻木。

【临床应用】痹病。由肝肾精血不足,风湿入侵,闭阻经络所致。症见肢体、关节、肌肉、筋骨疼痛,或肢体麻木着重、屈伸不利,关节肿大。风湿性关节炎、类风湿关节炎见上述证候者。

本品还可用于治疗软组织损伤、肩周炎、强直性脊柱炎、增生性关节炎。

【剂型规格】口服液。每瓶装 250 mL。

【用法用量】口服,每次 10~15 mL,每日 2~3 次。

【不良反应】文献报道,有患者服用常规剂量风湿液后出现胸闷、呼吸困难、面部出汗,或皮肤潮红、丘疹、瘙痒等过敏反应。

【注意事项】①宜饭后服用。②不宜在服药期间同时服用其他泻火及滋补性中药。③热痹者不适用,主要表现为关节肿痛如灼,痛处发热,疼痛窜痛无定处,口干舌燥。④儿童、孕妇、月经期女性禁用。⑤对酒精及本品过敏者禁用,过敏体质者慎用。

普乐安片

【药物组成】油菜花粉。

【功能主治】补肾固本。用于肾气不固所致腰膝酸软,尿后余沥或失禁。

【临床应用】癃闭。由肾虚所致。症见排尿困难,淋沥不畅,夜尿频数,腰膝酸软,舌淡苔薄,脉细弱。慢性前列腺炎及前列腺增生见上述证候者。

【药理作用】抗前列腺增生、抗炎、抑菌、改善微循环、利尿。

【剂型规格】薄膜衣片剂。每片重 0.57 g。

【用法用量】口服,每次 3~4 粒,每日 3 次。

【不良反应】少数患者用药后有轻度大便溏薄现象,有引起肝损害的报道。

【注意事项】①肝郁气滞、脾虚气陷所致癃闭不宜使用。②禁食辛辣、生冷食物,禁止饮酒。

肾炎康复片

【药物组成】西洋参、人参、地黄、盐杜仲、山药、白花蛇舌草、黑豆、土茯苓、益母草、丹参、泽泻、白茅根、桔梗。

【功能主治】益气养阴,健脾补肾,清除余毒。用于气阴两虚,脾肾不足,水湿内停所致的水肿。症见神疲乏力,腰膝酸软,面目、四肢浮肿,头晕耳鸣。慢性肾炎、蛋白尿、血尿见上述证候者。

【药理作用】本品具有抗炎作用,对肾炎有一定改善。另外,有一些利尿效应。

【剂型规格】薄膜衣片剂。每片重 0.48 g。

【用法用量】口服,每次 5 片,每日 3 次。

【注意事项】①孕妇禁服。② 急性肾炎水肿者不宜使用。③禁房事。

尪痹片

【药物组成】地黄、熟地黄、续断、附片（黑顺片）、独活、骨碎补、桂枝、淫羊藿、防风、威灵仙、皂角刺、羊骨、白芍、狗脊（制）、知母、伸筋草、红花。

【功能主治】补肝肾，强筋骨，祛风湿，通经络。用于肝肾不足、风湿阻络所致的尪痹，症见肌肉、关节疼痛，局部肿大，僵硬畸形，屈伸不利，腰膝酸软，畏寒乏力。

【临床应用】尪痹。由肝肾亏损，风湿阻络，内舍筋骨所致。症见关节疼痛或关节局部肿痛，重着，麻木，畏寒喜温，或关节肿大变形，屈伸不利，甚则关节强直，足跛不能行，胫屈不能伸，肌肉瘦削。类风湿关节炎见上述证候者。

此外，本品还可用于治疗强直性脊柱炎、骨关节病。

【药理作用】抗炎、改善肾功能。

【剂型规格】片剂。每片重 0.5 g。

【用法用量】口服，每次 4 片，每日 3 次。

【注意事项】①湿热实证者慎用。②孕妇禁用。

萆薢分清丸

【药物组成】粉萆薢、益智仁（炒）、乌药、石菖蒲、甘草。

【功能主治】分清化浊，温肾利湿。用于肾不化气、清浊不分所致的尿液浑浊，小便频数。

【临床应用】①白浊。因肾阳不足，肾不化气，清浊不分所致。症见小便频数,尿液浑浊,或如米泔。慢性前列腺炎见上述证候者。②尿频。由肾阳不足,湿浊下注,膀胱气化不利所致。症见小便频数,淋沥不畅,舌淡苔白润,脉滑数。③尿路感染。

【剂型规格】水丸。每丸重6 g。

【用法用量】口服,每次6~9 g,每日2次。

【不良反应】目前尚未检索到不良反应报道。

【注意事项】膀胱湿热壅盛所致小便白浊及尿频、淋沥涩痛者慎用。

金天格胶囊

【药物组成】人工虎骨粉。

【功能主治】健骨。用于腰背疼痛,腰膝酸软,下肢痿弱,步履艰难。

【药理作用】抗炎、止痛作用;与戊巴比妥钠具有协同作用;促进骨生长作用。

【剂型规格】胶囊剂。每粒重0.4 g。

【用法用量】口服,每次3粒,每日3次,3个月为1个疗程。

【不良反应】偶见个别患者服药后出现口干。

【注意事项】服药期间需多饮水。

肾康宁胶囊

【药物组成】黄芪、淡附片、山药、锁阳、丹参、益母草、泽泻、茯苓。

【功能主治】补脾温肾,渗湿活血。用于脾肾阳虚、血瘀湿阻所致的水肿,症见浮肿,乏力,腰膝冷痛。

【临床应用】水肿。由脾肾阳虚,水湿瘀血阻滞所致。症见下肢浮肿,乏力,腰膝冷痛,夜尿多，舌淡胖略紫，苔薄白而润，脉细弱或沉细。慢性肾炎见上述证候者。

【剂型规格】胶囊剂。每粒装 0.43 g。

【用法用量】口服，每次 1 粒，每日 3 次。

【注意事项】①肝肾阴虚及湿热下注所致水肿者慎用。②服药期间宜低盐饮食，忌烟、酒及生冷、油腻食物。③孕妇慎用。④宜饭后服用。

壮骨伸筋胶囊

【药物组成】淫羊藿、熟地黄、鹿衔草、骨碎补（炙）、肉苁蓉、鸡血藤、红参、狗骨、茯苓、威灵仙、豨莶草、葛根、醋延胡索、山楂、洋金花。

【功能主治】补益肝肾，强筋壮骨，活络止痛。用于肝肾两虚、寒湿阻络所致的神经根型颈椎病，症见肩臂疼痛，麻木，活动障碍。

【临床应用】骨痹。因外感风寒湿邪或长期劳损致肝肾两虚，寒湿阻络，气血运行不畅。症见肩臂疼痛，麻木，活动障碍。神经根型颈椎病、颈肩腰痛见上述证候者。

【药理作用】抗炎、镇痛。

【剂型规格】胶囊剂。每粒装 0.3 g。

【用法用量】口服，每次 6 粒，每日 3 次，4 周为 1 个疗程。

【不良反应】有临床报道壮骨伸筋胶囊可以导致视力损害、急性尿潴留及过敏反应。

【注意事项】①关节红肿热痛者慎用。②本品含洋金花，毒性较大，不可过量、久服。③高血压、心脏病患者慎用。④青光眼患者和孕妇禁服。

八、化浊降脂剂

降脂灵分散片

【药物组成】制何首乌、枸杞子、黄精、山楂、决明子。

【功能主治】补肝益肾,养血,明目,降脂。用于肝肾阴虚,头晕,目昏,须发早白。高脂血症。

【临床应用】高脂血症。用于肝肾不足所致者。症见头晕目眩,视物昏花,目涩,耳鸣,腰膝酸软,肢体麻木,心烦,神疲,舌暗红有裂纹,少苔,脉沉细弦。

【药理作用】降血脂及抗氧化。

【剂型规格】分散片。每片重 0.5 g。

【用法用量】吞服,或用水分散后口服,每次 5 片,每日 3 次。

【注意事项】饮食宜清淡、低糖、低盐、低脂。

绞股蓝总甙片

【药物组成】绞股蓝总甙。辅料为碳酸镁、羟丙基纤维素、硫酸钙、羧甲基淀粉钠、微晶纤维素、淀粉、微粉硅胶、硬脂酸镁、欧巴代。

【功能主治】养心健脾,益气和血,除痰化瘀,降血脂。用于高脂血症,见有心悸气短,胸闷肢麻,眩晕头痛,健忘耳鸣,自汗乏力或脘腹胀满等心脾气虚、痰阻血瘀者。

【剂型规格】胃溶薄膜衣片剂。每片重 60 mg。

【用法用量】口服,每次 1 片,每日 3 次。

血脂康胶囊

【药物组成】红曲。

【功能主治】祛湿化痰，活血化瘀，健脾消食。用于脾虚痰瘀阻滞证的气短，乏力，头晕，头痛，胸闷，腹胀，食少纳呆等症。也可用于高脂血症及动脉粥样硬化所致的其他心脑血管疾病的辅助治疗。

【临床应用】高脂血症。因痰瘀阻滞所致。症见胸闷泛恶，头晕头重，腹胀，纳呆，肢体麻木，心悸气短，舌暗红或有瘀点、瘀斑，脉弦滑或弦涩。此外，本品还可以治疗高黏血症、脂肪肝、高血压、空腹血糖受损并高脂血症，并可用于冠心病二级预防。

【药理作用】调节异常血脂、抑制动脉粥样硬化斑块的形成、保护血管内皮细胞、抑制脂质在肝脏沉积。

【剂型规格】胶囊剂。每粒装 0.3 g。

【用法用量】口服，早、晚饭后服用，每次 2 粒，每日 2 次。

【不良反应】①胃肠道不适，如胃痛、腹胀、胃部灼热等。②偶可引起血清氨基转移酶和血清肌酸激酶可逆性升高。③罕见乏力、口干、头痛、肌痛、皮疹、胆囊疼痛、浮肿、结膜充血和泌尿道刺激症状。

【注意事项】①活动性肝炎或无法解释的血清氨基转氨酶升高者禁用。②不推荐孕妇及哺乳期女性使用。③在本品治疗过程中，如发生血清氨基转移酶增高达正常高限 3 倍，或血清肌酸激酶显著增高时，应停用。④儿童用药安全性和有效性尚未确定。

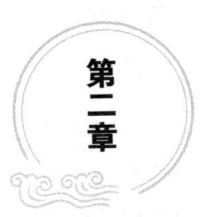

第二章

外科用药

第一节 清热剂

清热剂,主要用于里热证。以清热、泻火、凉血、解毒以及清退虚热等为主要作用,因里热证有在气分、血分、脏腑等区别,有实热、虚热之分,故本节用药按辨证治法分为四类。

清利肝胆剂,用于清利肝胆湿热证。症见胁肋胀痛,灼热,腹胀厌食,口苦泛恶,小便短赤或黄,大便不调,或身目发黄等。可服用胆舒软胶囊、胆宁片等。

清热解毒剂,用于热毒内蕴证。症见内痔便秘甚或便血,肛门肿痛,或疮疡初起,红肿疼痛等。可服用地榆槐角丸、连翘败毒丸、丹参酮胶囊、康复新液等。

清热利湿剂,用于大肠湿热所致的内外痔、混合痔。症见大便出血,或疼痛伴有下坠感。可外用马应龙麝香痔疮膏、化痔栓等。

通淋消石剂,用于下焦湿热所致热淋、血淋、石淋等。症见腰腹疼痛,尿频,尿急,尿涩作痛,或排尿突然中断,少腹拘急,或尿中带血等。可服用金钱草颗粒、排石颗粒等。

一、清利肝胆剂

胆舒软胶囊

【药物组成】薄荷素油。

【功能主治】疏肝理气,利胆。用于慢性结石性胆囊炎,慢性胆囊炎,胆结石肝胆郁结、湿热胃滞证。

【药理作用】利胆、镇痛、抗炎,能溶解体内外的胆固醇类混合结石。

【剂型规格】胶囊剂。每粒装 0.2 g。

【用法用量】口服,每次 1~2 粒,每日 3 次。

胆宁片

【药物组成】大黄、虎杖、青皮、陈皮、郁金、山楂、白茅根。

【功能主治】疏肝利胆,清热通下。用于肝郁气滞、湿热未清所致的右上腹隐隐作痛,食入作胀,胃纳不香,嗳气,便秘。

【临床应用】胁痛。由肝郁气滞,湿热未清所致。症见右上腹隐隐作痛,食入作胀,胃纳不香,嗳气,便秘,口不干,舌苔薄腻,脉平或弦。胆囊炎、胆囊结石、胆管炎、胆管结石(胆总管结石、肝胆管结石)、胆囊术后综合征见上述证候者。

【剂型规格】片剂。每片重 0.36 g。

【用法用量】口服,每次 5 片,每日 3 次,饭后服用。

【注意事项】①孕妇禁用。②服用本品后,如每日排便增至 3 次以上者,应酌情减量服用。③肝肾阴虚,肝血不足引起的胁痛者慎用。④治疗急性胆囊炎、胆道感染时,应到外科紧急诊治。⑤服药期间忌饮酒,忌食辛辣、生冷、油腻食物。⑥服药期间避免情志刺激,注意休息。

二、清热解毒剂

地榆槐角丸

【药物组成】地榆(炭)、槐角(蜜制)、槐花(炒)、大黄、黄芩、地黄、当归、赤芍、红花、防风、荆芥穗、枳壳(麸炒)。辅料为赋形剂蜂蜜。

【功能主治】疏风凉血,泻热润燥。用于脏腑实热、大肠火盛所致的内痔少量便血,便秘,肛门肿痛。

【临床应用】脏腑实热,大肠火盛所致痔疮、肛瘘、便秘。①痔疮。症见大便出血,或有痔核脱出,可自行回纳或不可自行回纳;肛缘有肿物,色鲜红或青紫,疼痛。内痔Ⅰ、Ⅱ、Ⅲ期,炎性外痔,血栓性外痔见上述证候者。②肛瘘。症见肛旁渗液或流脓,或时有时无。③便秘。大便干,每日1次或数日1次。

【剂型规格】水蜜丸。每丸重 0.1 g。

【用法用量】口服,每次 50 丸,每日 2 次。

【注意事项】①孕妇禁用。②经期及哺乳期女性慎用。③脾虚大便溏者慎用。

连翘败毒丸

【药物组成】连翘、金银花、苦地丁、天花粉、黄芩、黄连、黄柏、大黄、苦参、荆芥穗、防风、白芷、羌活、麻黄、薄荷、柴胡、当归、赤芍、甘草。

【功能主治】清热解毒，散风消肿。用于脏腑积热、风热湿毒引起的疮疡初起，红肿疼痛，恶寒发热，风湿疙瘩，遍身刺痒，大便秘结。

【临床应用】疮疡。多由风热毒邪蕴结肌肤所致。症见肌肤红赤、肿胀、微热、疼痛，舌尖红，脉浮数。体表急性感染性疾病见上述证候者。

【剂型规格】水丸。每100粒重6 g。

【用法用量】口服，每次1袋，每日2次。

【注意事项】①不宜在服药期间同时服用滋补性中药。②高血压、心脏病患者慎服。③孕妇禁用。④运动员慎用。

丹参酮胶囊

【药物组成】丹参乙醇提取物。

【功能主治】抗菌消炎。用于痤疮，扁桃体炎，外耳道炎，疖、痈，外伤感染，烧伤感染，乳腺炎，蜂窝组织炎，骨髓炎等。

【药理作用】本品具有广谱抗菌、抑菌作用；有雌性激素样活性，具有氢化可的松样作用。

【剂型规格】胶囊剂。每粒装0.25 g。

【用法用量】口服，每次4粒，每日3～4次。

【不良反应】偶见皮肤过敏反应，停药即可恢复正常。

康复新液

【药物组成】美洲大蠊干燥虫体提取物。

【功能主治】通利血脉，养阴生肌。内服，用于瘀血阻滞，胃痛出血，胃及十二指肠溃疡，以及阴虚肺痨、肺结核的辅助治疗。外用，用于金疮、外伤、溃疡、瘘管、烧伤、烫伤、褥疮之创面。

【药理作用】促进肉芽组织生长、抗炎、消除炎性水肿、提高机体免疫功能、保护消化性溃疡、预防慢性结肠炎。

【剂型规格】液体。每瓶装 100 mL。

【用法用量】口服:每次 10 mL,每日 3 次。外用:用医用纱布浸透后敷患处,感染创面先清创后再用本品冲洗,并用浸透本品的纱布填塞或敷用。

【注意事项】①使用纱布覆盖或浸渗药液时,所用纱布均应采用灭菌医用纱布,条件不具备时,应将纱布用消毒器高压灭菌后使用。②在使用前,应将创面先用生理盐水、双氧水或抗生素类药液清创消毒干净后再使用。③创面较大时,应结合抗生素治疗。④可直接向创面滴用,再用医用纱布覆盖,也可将药液浸湿纱布敷用,应根据患者病情决定。如窦道、瘘管、褥疮创面较大时用浸湿药液的含药纱布填塞其内,每天换药 1 次为宜。当创面逐渐缩小,不宜再用纱布时,可将本品拧去外盖,直接将药液滴入创洞中。⑤大面积烧伤、烫伤以浸透药液的纱布覆盖为宜,换药时患者有疼痛,属正常。⑥使用后应将瓶盖及时盖紧,谨防污染。

三、清热利湿剂

马应龙麝香痔疮膏

【药物组成】人工麝香、人工牛黄、珍珠、煅炉甘石粉、硼砂、冰片、琥珀。辅料为黄凡士林、羊毛脂、二甲基亚砜。

【功能主治】清热燥湿,活血消肿,去腐生肌。用于湿热瘀阻所致的痔疮、肛裂,症见大便出血,或疼痛、有下坠感。亦用于肛周湿疹。

【临床应用】湿热瘀阻所致内痔、肛裂、肛周湿疹。①内痔。症见大便时出血，有痔核脱出，可自行回纳或不可自行回纳。Ⅰ、Ⅱ、Ⅲ期内痔见上述证候者。②肛裂。症见大便带血，肛门疼痛。③肛周湿疹。症见肛门周围湿痒。

此外，本品尚可治疗鼻衄，带状疱疹，褥疮，糖尿病性皮肤溃疡、皮肤缺损，冻疮，子宫颈性糜烂。

【剂型规格】软膏剂。每支装 20 g。

【用法用量】外用，涂擦患处。

【不良反应】有文献报道，本品可致月经不调。

【注意事项】①孕妇慎用。②本品为外用药，不可内服。③运动员慎用。④用毕洗手，切勿接触眼睛、口腔等黏膜处。

化痔栓

【药物组成】次没食子酸铋、苦参、黄柏、洋金花、冰片。辅料为混合脂肪酸甘油酯、蜂蜡。

【功能主治】清热燥湿，收涩止血。用于大肠湿热所致的内痔、外痔、混合痔。

【临床应用】①内痔。症见大便出血或有痔核脱出，可自行回纳或不可自行回纳。Ⅰ、Ⅱ、Ⅲ期内痔见上述证候者。②外痔。症见肛缘有肿物者，色红或青紫。血栓性外痔、炎性外痔见上述证候者。③混合痔。症见内痔与外痔位于肛缘内外同一方位者。

【剂型规格】栓剂。每粒重 1.4 g。

【用法用量】直肠给药。将药栓单个撕开，再从塑料片分离处撕开取出药栓。患者取侧卧位,将药栓置入肛门 2～2.5 cm 深处,每次 1 粒,每日 1～2 次。

【注意事项】①保持大便通畅。②肛裂患者不宜使用。③受热后稍微变形、变软不影响疗效,冷冻后可再次使用。④孕妇禁用。⑤脾胃虚寒腹泻者慎用。

普济痔疮栓

【药物组成】熊胆粉、冰片、猪胆粉。

【功能主治】清热解毒,凉血止血。用于热证便血,对各期内痔、便血及混合痔肿胀等有较好的疗效。

【剂型规格】栓剂。每粒重 1.3 g。

【用法用量】直肠给药。每次 1 粒,每日 2 次。或遵医嘱。

四、通淋消石剂

金钱草颗粒

【药物组成】金钱草。

【功能主治】清利湿热,通淋,消肿。用于热淋,石淋,尿涩作痛,黄疸尿赤,痈肿疔疮,毒蛇咬伤,肝胆结石,尿路结石。

【剂型规格】颗粒剂。每袋装 10 g。

【用法用量】开水冲服,每次 1 袋,每日 3 次。

排石颗粒

【药物组成】连钱草、盐车前子、木通、徐长卿、石韦、忍冬藤、滑石、瞿麦、苘麻子、甘草。

【功能主治】清热利水,通淋排石。用于下焦湿热所致的石淋,症见腰腹疼痛,排尿不畅或伴有血尿。泌尿系结石见上述证候者。

【临床应用】石淋。湿热蕴结下焦,煎熬尿液所致。症见尿中时夹砂石,小便艰涩,或排尿突然中断,少腹拘急,或腰腹绞痛难忍,尿中带血,舌红,苔薄黄,脉弦。泌尿系结石见上述证候者。

【剂型规格】颗粒剂。每袋装 5 g。

【用法用量】开水冲服,每次 1 袋,每日 3 次。

【药理作用】本品具有抗结石、利尿、抗炎、镇痛等作用。

【注意事项】①孕妇禁用。②久病伤正兼见肾阴不足或脾气亏虚等证者慎用。③双肾结石或结石直径≥1.5 cm 或结石嵌顿时间长的病例慎用。④可多饮水、配合适量运动。

消石利胆胶囊

【药物组成】醋北柴胡、青皮、黄芩、白芍、大黄、郁金、金钱草、海金沙、鸡内金(烫)、茵陈、姜黄、醋三棱、威灵仙。

【功能主治】疏肝利胆,行气止痛,清热解毒排石。用于慢性胆囊炎、胆囊结石、胆管炎、胆囊手术后综合征及胆道功能性疾病。

【临床应用】用于慢性胆囊炎、胆管炎、胆囊结石、胆囊手术后综合征及胆道功能性疾病。有效改善上腹疼痛,腹胀,厌油,口苦口臭,小便黄等症。

【药理作用】对二甲苯耳肿胀、大鼠肉芽肿均具有一定的抑制作用。对家兔胆囊结石具有溶解作用。有显著的抑制小鼠醋酸扭体的作用,具有明显止痛作用。有明显提高大鼠胆汁分泌量作用,具有明显利胆作用。可促进胆囊排空及胆汁分泌,降低胆固醇,平衡胆汁成分,溶石排石。

【剂型规格】胶囊剂。每粒装 0.4 g。

【用法用量】口服,每次 3 粒,每日 3 次。

【不良反应】尚不明确。

【注意事项】尚不明确。

胆石利通片

【药物组成】硝石(制)、白矾、郁金、三棱、猪胆膏、金钱草、陈皮、乳香(制)、没药(制)、大黄、甘草。

【功能主治】理气解郁,化痰散结,利胆排石。用于胆石症气滞型。症见右上腹胀满疼痛,痛引肩背,胃脘痞满,厌食油腻。

【临床应用】缓解术后症状,辅助清除残石,预防结石复发。

【药理作用】本品有促进胆汁分泌、调节胆固醇代谢、增加胆道舒缩功能、抗炎、抑菌等作用。

【剂型规格】片剂。每片重 0.45 g。

【用法用量】口服,每次 6 片,每日 3 次。或遵医嘱。

【不良反应】尚不明确。

【注意事项】孕妇慎用。

第二节 温经理气活血剂

温经理气活血剂,具有疏肝解郁,理气活血,消肿散结作用。主要用于散结消肿,化瘀止痛。用于寒凝气滞,或热毒壅结,或肝郁痰凝所致脓肿、瘿瘤、瘰疬、乳岩、乳癖等。外用可选代温灸膏，内服可用茴香橘核丸、西黄丸等。

代温灸膏

【药物组成】辣椒、肉桂、生姜、肉桂油。辅料为橡胶、松香、氧化锌、羊毛脂。

【功能主治】温通经脉，散寒镇痛。用于风寒阻络所致的痹病，症见腰背、四肢关节冷痛；寒伤脾胃所致的脘腹冷痛，虚寒泄泻。慢性风湿性关节炎、慢性胃肠炎见上述证候者。

【剂型规格】橡胶膏。每帖大小为 5 cm × 7 cm。

【用法用量】外用，根据病证，按穴位贴一张。

【注意事项】①风湿热痹、关节红肿热痛者慎用。②皮肤破溃处禁用。③孕妇禁用。

茴香橘核丸

【药物组成】小茴香（盐炒）、八角茴香、橘核（盐炒）、荔枝核、补骨脂（盐炒）、肉桂、川楝子、延胡索（醋制）、莪术（醋制）、木香、香附（醋制）、青皮（醋炒）、昆布、槟榔、乳香（制）、桃仁、穿山甲（制）。

【功能主治】散寒行气，消肿止痛。用于寒凝气滞所致的寒疝，症见睾丸坠胀疼痛。

【剂型规格】水丸。每 100 丸重 6 g。

【用法用量】口服，每次 1 ~ 1.5 袋，每日 2 次。

【注意事项】湿热下注睾丸红肿胀痛者不宜使用。

西黄丸

【药物组成】牛黄、麝香、醋乳香、醋没药。

【功能主治】清热解毒，消肿散结。用于热毒壅结所致的痈疽疔毒、瘰疬、流注、癌肿等。

【临床应用】①痈肿疮疖。症见局部皮肤红肿热痛,或溃破渗液,伴口干口苦,大便干燥,小便黄赤,或见恶寒发热,舌红苔黄,脉数。②疔疮。症见局部皮肤有粟米样小疮或脓头,或麻或痒,红肿热痛,伴口苦咽干,大便干燥,小便黄赤,或见恶寒发热,舌红苔黄,脉数。③肿瘤。症见局部肿块,不痛不痒,或伴红肿热痛,烦躁不安,口干口苦,便秘尿黄,舌红苔黄,脉数。

此外,还有用本品治疗耳疖的报道。

【剂型规格】糊丸。每20粒重1 g,每瓶装3 g。

【用法用量】口服,每次1瓶,每日2次。

【注意事项】①运动员慎用。②孕妇禁用。③本品药性苦寒,脾胃虚寒者慎用。

小金胶囊

【药物组成】人工麝香、木鳖子(去壳去油)、制草乌、枫香脂、乳香(制)、没药(制)、五灵脂(醋炒)、当归(酒炒)、地龙、香墨。

【功能主治】散结消肿,化瘀止痛。用于阴疽初起,皮色不变,肿硬作痛,多发性脓肿、瘿瘤、瘰疬、乳岩、乳癖。

【临床应用】由肝郁痰凝或痰气凝滞所致瘰疬、瘿瘤、乳癖。①瘰疬。症见颈项及耳前、耳后结核,1个或数个,皮色不变,推之能动,不热不痛。淋巴结结核见上述证候者。②瘿瘤。症见颈部正中皮下肿块,不热不痛,随吞咽上下活动。甲状腺腺瘤、结节性甲状腺肿见上述证候者。③乳癖。症见乳部肿块,1个或多个,皮色不变,经前疼痛。乳腺增生见上述证候者。

【剂型规格】胶囊剂。每粒装 0.35 g。

【用法用量】口服,每次 3~7 粒,每日 2 次。小儿酌减。

【不良反应】有文献报道本品可引起比较严重的皮肤过敏反应。

【注意事项】①疮疡阳证者禁用。②脾胃虚弱者慎用。③肝肾功能不全者慎用。④运动员慎用。⑤孕妇、哺乳期女性禁用。

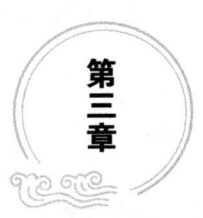

第三章 肿瘤用药

肿瘤是全身性疾病的局部表现,其发病原因归纳起来有外因和内因两个方面,外因为六淫不正之气,内因为七情刺激和正气不足,致机体阴阳失调,脏腑功能障碍,经络阻塞,气血运行失常,气滞血瘀,痰凝邪毒等互相交结而造成肿瘤的发生。治疗方法有清热解毒,活血化瘀,化痰散结,疏肝理气及扶正补虚等。临床治疗时可依据癌症发生的部位选择用药。本书选入的肿瘤药如下。

平消胶囊

【药物组成】郁金、仙鹤草、五灵脂、白矾、硝石、干漆(制)、麸炒枳壳、马钱子粉。

【功能主治】活血化瘀,散结消肿,解毒止痛。对毒瘀内结所致的肿瘤患者具有缓解症状,缩小瘤体,提高人体免疫力,延长患者生存时间的作用。

【临床应用】肿瘤。因瘀毒内结所致。症见胸腹疼痛,痛有定处,或有肿块,面色晦暗,舌质紫暗,或有瘀斑、瘀点,脉沉涩。食管癌、胃肠道肿瘤、肝癌、乳腺癌及乳腺增生等良性肿瘤见上述证候者。

【药理作用】抗肿瘤、扶正解毒、活血化瘀、镇痛抗炎。

【剂型规格】胶囊剂。每粒装 0.23 g。

【用法用量】口服,每次 4~8 粒,每日 3 次。

【不良反应】少见恶心,药疹,偶见头晕,腹泻。停药后上述症状可自行消失。

【注意事项】①可与手术治疗、放疗、化疗同时进行。②孕妇禁用。③运动员慎用。

参莲胶囊

【药物组成】苦参、山豆根、半枝莲、防己、三棱、莪术、丹参、补骨脂、苦杏仁、乌梅、白扁豆。

【功能主治】清热解毒,活血化瘀,软坚散结。用于由气血瘀滞、热毒内阻而致的中晚期肺癌、胃癌。

【临床应用】适用于中、晚期癌症,体弱,不能放、化疗的肿瘤患者。

【药理作用】抑制动物肿瘤生长、延长载瘤动物生存时间。

【剂型规格】胶囊剂。每粒装 0.5 g。

【用法用量】口服,每次 6 粒,每日 3 次。

【不良反应】少数患者服药后出现恶心,不影响继续用药。

参丹散结胶囊

【药物组成】人参、黄芪、白术(麸炒)、鸡内金、瓜蒌、半夏(清)、厚朴、枳壳(炒)、郁金、丹参、全蝎、蜈蚣。

【功能主治】益气健脾,理气化痰,活血祛瘀。合并化疗具有改善原发性非小细胞肺癌、胃肠癌、乳腺癌脾虚痰瘀证所致的气短、面色㿠白、胸痛、纳谷少馨、胸胁胀满等症状的作用,可提高患者化疗期间的生活质量。对原发性非小细胞肺癌合并NP(NVB、PDD)及MVP(MMC、VDS、PDD)方案化疗时,在抑制肿瘤方面有一定的辅助治疗作用。

【药理作用】有一定抑瘤作用,延长生存期。

【剂型规格】胶囊剂。每粒装 0.4 g。

【用法用量】口服,每次 6 粒,每日 3 次,疗程 42 天。

槐耳颗粒

【药物组成】槐耳菌质。

【功能主治】扶正固本,活血消癥。适用于正气虚弱、瘀血阻滞原发性肝癌不宜手术和化疗者辅助治疗用药,有改善肝区疼痛、腹胀、乏力等症状的作用。在标准的化学药品抗癌治疗基础上,可用于肺癌、胃肠癌和乳腺癌所致的神疲乏力,少气懒言,脘腹疼痛或胀闷,纳谷少馨,大便干结或溏泄,或气促、咳嗽、多痰,面色㿠白,胸痛,痰中带血,胸胁不适等症,改善患者生活质量。

【临床应用】原发性肝癌。因气虚血瘀所致。症见腹部肿块,腹胀腹痛,食欲不振,面色黧黑,肌肤甲错,舌淡暗,或有瘀斑、瘀点,苔薄黄,脉弦细。

【药理作用】本品对小鼠 S180 肉瘤、肝癌 Heps 有一定的抑制作用。

【剂型规格】颗粒剂。每袋装 20 g。

【用法用量】口服,每次 1 袋,每日 3 次,1 个月为 1 个疗程。

【不良反应】个别患者出现恶心、呕吐。

康莱特软胶囊

【药物组成】薏苡仁油甘油三酯。

【功能主治】益气养阴,消癥散结。

【临床应用】适用于手术前及不宜手术的脾虚痰湿型、气阴两虚型原发性非小细胞肺癌。

【剂型规格】软胶囊。每粒装 0.45 g。

【用法用量】口服,每次 6 粒,每日 4 次,宜联合放、化疗使用。

【药理作用】本品对移植 B16 黑色素瘤肺转移、小鼠 HAC 肝癌、Lewis 肺癌、S180 肉瘤、裸鼠人体肝癌有一定的抑制作用。

【注意事项】孕妇忌服。

威麦宁胶囊

【药物组成】威麦宁。

【功能主治】活血化瘀,清热解毒,祛邪扶正。配合放、化疗治疗肿瘤有增效、减毒作用,单独使用可用于不适宜放、化疗的肺癌患者的治疗。

【药理作用】对动物移植性肿瘤有一定抑制作用,对实验性免疫指标有一定增强作用。

【剂型规格】胶囊剂。每粒装 0.4 g。

【用法用量】饭后口服,每次 6~8 粒,每日 3 次。

【不良反应】偶有恶心等消化道症状。

华蟾素胶囊

【药物组成】干蟾皮。

【功能主治】解毒,消肿,止痛。用于中、晚期肿瘤,慢性乙型肝炎等。

【剂型规格】肠溶胶囊剂。每粒装 0.25 g。

【用法用量】口服，每次 2 粒，每日 3～4 次。

【注意事项】过敏体质者或对本品过敏者慎用。

紫龙金片

【药物组成】黄芪、当归、白英、龙葵、丹参、半枝莲、蛇莓、郁金。

【功能主治】益气养血，清热解毒，理气化瘀。用于气血两虚证原发性肺癌化疗者，症见神疲乏力，少气懒言，头昏眼花，食欲不振，气短自汗，咳嗽，疼痛。

【药理作用】本品对小鼠移植性肝癌、肺癌有一定的抑制作用。具有增强小鼠迟发型超敏反应的作用，并能诱导活化人淋巴细胞杀伤肿瘤细胞。可提高 T 淋巴细胞的增殖能力，减轻顺铂、环磷酰胺等化疗药物的部分毒性作用。

【剂型规格】薄膜衣片剂。每片重 0.65 g。

【用法用量】口服，每次 4 粒，每日 3 次，与化疗同时使用，每 4 周为 1 个周期，2 个周期为 1 个疗程。

【注意事项】孕妇禁用。

贞芪扶正胶囊

【药物组成】黄芪、女贞子等。

【功能主治】补气养阴，用于久病虚损，气阴不足。配合手术、放疗、化疗，促进人体正常功能的恢复。

【药理作用】提高机体免疫功能、升高血细胞、保护骨髓、保护和促进肾上腺皮质功能等。

【剂型规格】胶囊剂。每 6 粒装 12.5 g。

【用法用量】口服，每次 6 粒，每日 2 次。

养正合剂

【药物组成】红参、黄芪、枸杞子、女贞子(酒蒸)、猪苓、茯苓。

【功能主治】益气健脾,滋养肝肾。用于肿瘤患者化疗后引起的气阴两虚,症见神疲乏力,少气懒言,五心烦热,口干咽燥等症及白细胞减少。

【临床应用】治疗恶性肿瘤,增强免疫,增加白细胞。改善因化疗引起的白细胞下降,减轻放、化疗后的免疫抑制不良反应。

【药理作用】本品对小鼠 S180 肉瘤、艾氏腹水瘤、肝癌等实体瘤有一定的抑制作用,对化疗药物所致的白细胞下降和部分细胞免疫指标的下降有一定的改善作用。

【剂型规格】合剂。每支装 10 mL。

【用法用量】口服,每次 2 支,每日 3 次。

【不良反应】尚不明确。

【注意事项】忌食辛辣之品。

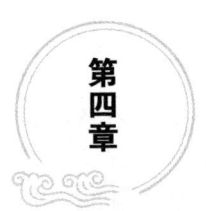

妇科用药

妇科制剂主要用于月经病、带下病、胎动不安（包括滑胎、胎漏等）、恶露不绝、产后腹痛、缺乳和癥瘕等病，具体分为理血剂、清热剂、扶正剂和消肿散结剂。

第一节 理血剂

理血剂主要由理血药为主组成，具有活血化瘀或止血作用，治疗瘀血证或出血证。临床使用时需辨清瘀血或出血的原因，分清标本缓急辨证使用。

活血化瘀剂，主要用于各种血瘀所致病症。症见月经不调，经闭，痛经，产后恶露不尽，癥瘕痞块等。可服用鲜益母草胶囊、桂枝茯苓胶囊、坤复康胶囊等。

止血剂，用于血溢脉外，离经妄行，冲任失固或阴虚血热所致出血证。症见月经量多或经期延长，经色深红、质稠，或有小血块，腰膝酸软，咽干口燥，潮热心烦等。可以服用葆宫止血颗粒。

一、活血化瘀剂

鲜益母草胶囊

【药物组成】鲜益母草。

【功能主治】活血调经。用于血瘀所致的月经不调、产后恶露不绝,症见经水量少,淋漓不净,产后出血时间过长。产后子宫复旧不全见上述证候者。

【药理作用】可促进子宫平滑肌收缩,改善微循环,延长凝血时间,缩短球蛋白溶解时间,提高纤溶活性。

【剂型规格】硬胶囊剂。每粒装 0.4 g。

【用法用量】口服,每次 2~4 粒,每日 3 次。

【注意事项】孕妇禁用。

桂枝茯苓胶囊

【药物组成】桂枝、茯苓、牡丹皮、桃仁、白芍。

【功能主治】活血,化瘀,消癥。用于妇人瘀血阻络所致癥块,经闭,痛经,产后恶露不尽。子宫肌瘤、慢性盆腔炎包块、痛经、子宫内膜异位症、卵巢囊肿见上述证候者。也可用于女性乳腺囊性增生病属瘀血阻络证,症见乳房疼痛,乳房肿块,胸胁胀闷。或用于前列腺增生属瘀阻膀胱证,症见小便不爽,尿细如线,或点滴而下,小腹胀痛。

【临床应用】①癥瘕。因瘀血内停,瘀阻冲任所致。症见妇女月经不畅,血色暗紫,有小血块,腹痛如刺,痛处拒按,舌暗,有瘀斑,脉沉弦或沉涩,按之有力。子宫肌瘤、慢性盆腔炎性包块、卵巢囊肿见上述证候者。②痛经。因瘀血内阻所致。症见经前或经期小腹刺痛拒按,量多或少,色暗红有血块,血块下后痛减,舌暗或有瘀点,脉沉弦或涩。原发性痛经、子宫内膜异位症见上述证候者。③闭经。由瘀血内阻所致。症见经闭不行,小腹刺痛拒按,舌暗或有瘀点,脉沉涩。继发性闭经见上述证候者。④产后恶露不尽。因瘀血阻滞胞脉所致。症见产后恶露淋漓不爽,量少,色紫暗有块,小腹疼痛拒按,舌紫暗或边有瘀点,脉弦涩。产后子宫复旧不全见上述证候者。

还可用于中年女性黄褐斑、无症状性心肌缺血、乳腺增生、免疫性不孕、药物流产不全、盆腔瘀血综合征。

【药理作用】本品能降低正常大鼠血液黏度,抑制血小板聚集,抑制雌二醇诱发的大鼠乳腺增生,对丙酸睾酮致大鼠前列腺增生和小鼠尿生殖窦植入性前列腺增生均有抑制作用,尚有抗炎作用。

【剂型规格】硬胶囊剂。每粒装 0.31 g。

【用法用量】饭后口服,每次 3 粒,每日 3 次。前列腺增生疗程 8 周,其余适应证疗程 12 周。

【不良反应】偶见胃脘不适,隐痛,停药后可自行消失。

【注意事项】①孕妇忌服。②经期及经后 3 天停服。③体弱、阴道出血量多者慎用。

坤复康胶囊

【药物组成】赤芍、苦参、香附、猪苓、女贞子、南刘寄奴、乌药、粉萆薢、萹蓄。

【功能主治】活血化瘀,清利湿热。用于气滞血瘀、湿热蕴结之盆腔炎,症见带下量多,下腹疼痛等症。

【剂型规格】胶囊剂。每粒装 0.38 g。

【用法用量】口服，每次 3～4 粒，每日 3 次。

【注意事项】孕妇禁用。

散结镇痛胶囊

【药物组成】龙血竭、三七、浙贝母、薏苡仁。

【功能主治】软坚散结，化瘀定痛。本品用于痰瘀互结兼气滞证所致的继发性痛经、月经不调、盆腔包块、不孕、子宫内膜异位症等。

【剂型规格】胶囊剂。每粒装 0.4 g。

【用法用量】口服，每次 4 粒，每日 3 次。于月经来潮第一天开始服药，连服 3 个月经周期为 1 个疗程。

【不良反应】①偶见皮肤瘙痒、烦热、口渴、便秘、胃脘不适、头晕、恶心、腹泻、皮疹、心悸、皮肤多油、多汗，一般不影响继续治疗。②偶见转氨酶尿素氮轻度升高、心电图改变、尿中出现红细胞，目前尚不能肯定是由药物所致。

【注意事项】孕妇禁用。

二、止血剂

葆宫止血颗粒

【药物组成】煅牡蛎、白芍、侧柏炭、地黄、金樱子、醋柴胡、三七、仙鹤草、椿皮、大青叶。

【功能主治】固经止血，滋阴清热。用于冲任不固、阴虚血热所致月经过多、经期延长，症见月经量多或经期延长，经色深红、质稠，或有小血块，腰膝酸软，咽干口燥，潮热心烦，舌红少津，少苔或无苔，脉细数。功能性子宫出血及上环后子宫出血见上述证候者。

【药理作用】增加大鼠在体子宫收缩幅度；缩短小鼠断尾凝血时间及出血时间；缩短家兔凝血时间和凝血酶原时间，降低纤维蛋白含量；并有抗炎、消肿、镇痛作用。

【剂型规格】颗粒剂。每袋装 15 g。

【用法用量】开水冲服，每次 1 袋，每日 2 次。月经来潮后开始服用，14 天为 1 个疗程，连续服用 2 个月经周期。

第二节 清热剂

清热剂以清热药及清热利湿药为主组成，具有清热祛湿、清热解毒、除湿止带等功能。用于治疗下焦实热或湿热病证。症见妇人小腹疼痛拒按，有灼热感，腰骶胀痛，经色紫暗有块，带下量多，色黄质稠，癥瘕痞块等。内服可用妇科千金片、金刚藤糖浆、抗宫炎分散片，外用可选保妇康栓、康妇消炎栓等。

一、内服药

妇科千金片

【药物组成】千斤拔、金樱根、穿心莲、功劳木、单面针、当归、鸡血藤、党参。

【功能主治】清热除湿，益气化瘀。用于湿热瘀阻所致的带下病、腹痛，症见带下量多，色黄质稠，臭秽，小腹疼痛，腰骶酸痛，神疲乏力。慢性盆腔炎、子宫内膜炎、慢性宫颈炎见上述证候者。

【临床应用】①带下病。因湿热瘀阻所致。症见带下量多，色黄质稠，有臭味，或小腹作痛，或阴痒，伴纳食较差，小便黄少，舌苔黄腻或厚，脉滑数。慢性盆腔炎见上述证候者。②妇人腹痛。因湿热瘀阻所致。症见妇人腹痛，伴见带下量多，色黄质稠，有臭味，或阴痒，小便黄少，舌苔黄腻或厚，脉滑数。慢性盆腔炎见上述证候者。

此外，还可用于慢性前列腺炎、子宫内膜异位症、月经不调、慢性咽炎、经行发热、宫环出血。

【药理作用】抗炎、镇痛。可使失血性血虚小鼠红细胞数及血红蛋白量均升高，使大鼠全血黏度、血浆黏度、血细胞比容及血小板聚集降低。

【剂型规格】薄膜衣片剂。

【用法用量】口服，每次6片，每日3次。

【不良反应】可引起药疹，面唇青紫，皮肤瘙痒，烦躁不安。

【注意事项】①孕妇慎用。②糖尿病患者慎用。③气滞血瘀证、寒凝血瘀证者慎用。

金刚藤糖浆

【药物组成】金刚藤。

【功能主治】清热解毒，消肿散结。用于附件炎和附件炎性包块及妇科多种炎症。

【临床应用】因湿热瘀阻所致妇人腹痛、癥瘕、带下病。①妇人腹痛。阻滞冲任，血行不畅所致。症见妇人小腹疼痛拒按，有灼热感，腰骶胀痛，经色紫暗有块，带下量多，色黄，黏稠，有臭味，舌苔黄腻，脉弦数者。慢性盆腔炎见上述证候者。②癥瘕。瘀积日久所致。症见妇人腹部包块拒按,小腹及腰骶疼痛,带下量多,色黄,可伴经期提前或延长,经血量多,舌苔黄腻,脉弦数。盆腔炎性包块见上述证候者。③带下病。流注下焦所致。症见带下量多,色黄质稠,有臭味,小腹作痛,或阴痒,小便黄少,舌苔黄腻,脉弦数。慢性盆腔炎见上述证候者。

【药理作用】抗炎、抗菌。

【剂型规格】糖浆剂。每瓶装 150 mL。

【用法用量】口服,每次 20 mL,每日 3 次。

【不良反应】文献报道可致重症药疹,长期应用可引起肝脏损害。

【注意事项】①孕妇慎用。②血虚失荣腹痛及寒湿带下者慎用。③糖尿病患者慎用。

抗宫炎分散片

【药物组成】广东紫珠干浸膏、益母草干浸膏、乌药干浸膏。

【功能主治】清湿热,止带下。用于慢性宫颈炎引起的湿热下注,赤白带下,宫颈糜烂,出血等症。

【临床应用】带下病。因湿热下注,损及任带所致。症见带下量多,色黄,质黏稠,有臭气,或伴阴部瘙痒,胸闷心烦,口苦咽干,纳食较差,小便黄少,舌红苔黄腻,脉濡数。宫颈糜烂见上述证候者。

另有本品治疗慢性前列腺炎、妇科慢性炎症的报道。

【药理作用】抗菌、抗炎、镇痛、止血等。

【剂型规格】薄膜衣分散片。每片重 0.6 g。

【用法用量】分散于水中服用或直接口服,每次4片,每日3次。

【不良反应】服后偶见头晕,可自行消失,不必停药。有报道服用本品出现药疹、瘙痒。

【注意事项】孕妇忌服。

宫炎康颗粒(无蔗糖)

【药物组成】当归、赤芍、北败酱、香附(醋制)、炮姜、泽兰、川芎、红花、柴胡、海藻、车前子(盐炙)、延胡索。

【功能主治】活血化瘀,解毒消肿。用于慢性盆腔炎。

【临床应用】慢性盆腔炎。

【剂型规格】颗粒剂。每袋装9 g。

【用法用量】开水冲服,每次1袋,每日2次。

【注意事项】孕妇慎用。

康妇炎胶囊

【药物组成】蒲公英、败酱草、薏苡仁、赤芍、苍术、当归、川芎、香附、延胡索(制)、泽泻、白花蛇舌草。

【功能主治】清热解毒,化瘀行滞,除湿止带。用于月经不调,痛经,附件炎,阴道炎,子宫内膜炎及盆腔炎等妇科炎症。

【临床应用】阴道炎、附件炎、子宫内膜炎、盆腔炎等妇科炎症,由炎症疾病引起的月经不调、痛经等,辅助生殖炎性不孕。

【药理作用】本品有抗炎、抗粘连、免疫调节、抑制子宫平滑肌收缩、镇痛等作用。

【剂型规格】胶囊剂。每粒装0.4 g(相当于饮片3.144 g)。

【用法用量】口服,每次 3 粒,每日 3 次。

【不良反应】尚不明确。

【注意事项】①忌食辛辣、生冷、油腻食物。②患有其他疾病者应在医师指导下服用。③便溏或月经量多者不宜服用。④带下清稀者不宜选用,带下伴阴痒或有赤带者应去医院就诊。⑤伴有尿频、尿急、尿痛者应去医院就诊。⑥服药 2 周症状无缓解应去医院就诊。⑦对本品过敏者禁用,过敏体质者慎用。⑧药品性状发生改变时禁止服用。⑨请将本品放在儿童不能接触的地方。⑩如正在服用其他药品使用本品前请咨询医师或药师。

二、外用药

保妇康栓

【药物组成】莪术油、冰片。

【功能主治】行气破瘀,生肌止痛。用于湿热瘀滞所致的带下病,症见带下量多、色黄,时有阴部瘙痒。

【临床应用】①带下病。因湿热瘀滞,损及任带所致。症见带下增多,色黄或黄白,质黏腻,臭秽,或伴阴部瘙痒,胸闷心烦,口苦咽干,纳食较差,小便黄少,舌红苔黄腻,脉濡数。霉菌性阴道炎、老年性阴道炎、宫颈糜烂见上述证候者。②阴痒。因湿热下注,损伤任带,带下量多,浸渍阴部所致。症见阴部瘙痒,甚则痒痛,带下色黄,黏腻臭秽,或色白如豆渣样,臭秽,口苦咽干,心烦不宁,小便黄赤,舌红苔黄腻,脉滑数。霉菌性阴道炎、老年性阴道炎见上述证候者。

【剂型规格】栓剂。每粒重 1.74 g。

【用法用量】洗净外阴部,将栓剂塞入阴道深部;或在医师指导下用药。每晚 1 粒。

【注意事项】①脾肾阳虚所致带下者慎用。②月经期前至经净 3 天内停用。③饮食宜清淡,忌食辛辣食物。④孕妇禁用。⑤可致发热、寒战、白细胞增多、阴道出血、腰腿痛等不良反应。

康妇消炎栓

【药物组成】苦参、败酱草、紫花地丁、穿心莲、蒲公英、猪胆粉、紫草(新疆紫草)、芦荟。

【功能主治】清热解毒,利湿散结,杀虫止痒。用于湿热、湿毒所致的带下病、阴痒、阴蚀,症见下腹胀痛或腰骶胀痛,带下量多,色黄,阴部瘙痒,或有低热,神昏乏力,便干或溏而不爽,小便黄。盆腔炎、附件炎、阴道炎见上述证候者。

【临床应用】用于盆腔炎、阴道炎、附件炎等病引起的腰痛,腹痛,带下,肠痛,阴痒等。

【药理作用】抗菌消炎,对多种致病菌有抑杀作用。

【剂型规格】栓剂。每粒重 2.8 g。

【用法用量】直肠给药,每次 1 粒,每日 1~2 次。

红核妇洁洗液

【药物组成】山楂核干馏液。

【功能主治】解毒祛湿,杀虫止痒。用于湿毒下注之阴痒,带下。霉菌性阴道炎和非特异性阴道炎见上述证候者。

【临床应用】细菌性阴道炎、霉菌性阴道炎等各类阴道炎,产后外阴护理,皮肤真菌感染。

【药理作用】本品有抗炎、止痒、杀菌、促进伤口愈合、恢复阴道微生态环境等作用。

【剂型规格】洗剂。每瓶装 100 mL；每瓶装 150 mL；每袋装 10 mL。

【用法用量】外用。用药前，用水清洗阴部后擦干，取 10 mL 药液于稀释瓶中，加温开水至 100 mL，摇匀，用稀释后的药液冲洗外阴和阴道，每日 2 次，连用 7 天。重症患者用药应遵医嘱。

【不良反应】尚不明确。

【注意事项】注意保持冲洗器的清洁。

第三节 扶正剂

妇科用扶正剂以补益药为主组成，具有益气养血、滋补肝肾、补虚扶正等作用。用于气血两虚或肝肾不足所致月经不调、绝经前后诸证，症见月经不调，带下量多，或烘热出汗，眩晕耳鸣，腰酸腿软，急躁易怒，心胸烦闷，手足心热等。可服用同仁乌鸡白凤丸、安坤颗粒、更年安片、坤宝丸、孕康颗粒等。

同仁乌鸡白凤丸

【药物组成】乌鸡（去毛爪肠）、人参、白芍、丹参、香附（醋炙）、当归、牡蛎（煅）、鹿角、桑螵蛸、甘草、青蒿、天冬、熟地黄、地黄、川芎、黄芪、银柴胡、芡实（炒）、山药。辅料为赋形剂蜂蜜。

【功能主治】补气养血，调经止带。用于气血两亏所致的月经不调,行经腹痛,少腹冷痛,体弱乏力,腰酸腿软。

【临床应用】①月经先期。由气血两亏,阴虚有热,热扰冲任所致。症见经水先期而至,经量多或经量少,午后潮热,盗汗,腰腿酸软,心烦失眠,舌质红,脉细数。②崩漏。由气血不足,阴虚有热,热迫血行所致。症见经乱无期,月经量多,或淋漓不尽,头晕,乏力,腰腿酸痛,心烦易怒,舌质偏红,脉细数。功能性子宫出血见上述证候者。③带下病。由气血虚弱,肝肾不足,虚热内扰,带脉不固,津液下夺所致。症见带下量多,黄白相兼,腰酸腿软,虚热盗汗,舌质偏红,脉细数。

【药理作用】促进造血功能,止血,雌激素样作用,抑制子宫平滑肌收缩,保肝,抗炎,镇痛,降血脂等。

【剂型规格】大蜜丸。每丸重 9 g。

【用法用量】口服,温黄酒或温开水送服,每次 1 丸,每日 2 次。

【不良反应】可引起过敏反应。

【注意事项】①服药期间不宜喝茶和吃萝卜,不宜同时服用藜芦、五灵脂、皂荚或其制剂。②感冒时不宜服用。③月经过多者不宜服用。④月经失调、崩漏属血热实证者慎用。⑤孕妇忌服。

安坤颗粒

【药物组成】牡丹皮、栀子、当归、白术、白芍、茯苓、女贞子、墨旱莲、益母草。

【功能主治】滋阴清热,健脾养血。用于放环后引起的出血,月经提前、量多或月经紊乱,腰骶酸痛,下腹坠痛,心烦易怒,手足心热。

【临床应用】①月经先期。阴虚内热,水亏火旺,热扰冲任,血海不宁,热迫血行所致。症见经水量较多,经色红质稀,五心烦热,腰膝酸软,口干喜饮,舌红少苔,脉细数。②经期延长。阴虚血热,血海不宁,经血不能循其常度致经期延长,见经血量较多,经色红。功能性子宫出血见上述证候者。③带节育环后出血。带环后扰及冲任,血海不宁所致。症见阴道流血日久不止,经量时多时少,经色红,有血块。亦治疗药流后异常出血。

【剂型规格】颗粒剂。每袋装10 g。

【用法用量】开水冲服,每次1袋,每日2次。

【注意事项】①孕妇禁用。②脾胃虚寒者禁用。

更年安片

【药物组成】地黄、泽泻、麦冬、熟地黄、玄参、茯苓、仙茅、磁石、牡丹皮、珍珠母、五味子、首乌藤、制何首乌、浮小麦、钩藤。辅料为硬脂酸镁、淀粉、蔗糖、羧甲淀粉钠。

【功能主治】滋阴清热,除烦安神。用于更年期出现的潮热汗出,眩晕,耳鸣,失眠,烦躁不安。

【临床应用】绝经前后诸证。妇女经断前后,因肾阴不足,虚阳上浮所致。症见烘热汗出,眩晕耳鸣,腰酸腿软,急躁易怒,心胸烦闷,手足心热,头痛,两胁胀痛,失眠多梦,心悸,口渴,舌红苔少,脉细数。更年期综合征见上述证候者。

【药理作用】镇静及雌激素样作用,提高耐疲劳能力,抗氧化等。

【剂型规格】薄膜衣片剂。每片重0.31 g。

【用法用量】口服,每次6片,每日2～3次。

【注意事项】①孕妇禁用。②脾肾阳虚者慎用。③感冒时不宜服用。④糖尿病患者慎用。

坤宝丸

【药物组成】女贞子(酒炙)、覆盆子、菟丝子、枸杞子、何首乌(黑豆酒炙)、龟甲、地骨皮、南沙参、麦冬、酸枣仁(炒)、地黄、白芍、赤芍、当归、鸡血藤、珍珠母、石斛、菊花、墨旱莲、桑叶、白薇、知母、黄芩。辅料为赋形剂蜂蜜。

【功能主治】滋补肝肾,镇静安神,养血通络。用于妇女绝经前后,肝肾阴虚引起的月经紊乱,潮热多汗,失眠健忘,心烦易怒,头晕耳鸣,口渴咽干,四肢酸楚,关节疼痛。

【临床应用】绝经前后诸证。妇女经断前后,因肾阴不足,虚阳上浮所致。症见烘热汗出,眩晕耳鸣,腰酸腿软,急躁易怒,少寐,健忘,心胸烦闷,头痛,手足心热,心悸,口渴,舌红苔少,脉细数。更年期综合征见上述证候者。

【剂型规格】水蜜丸。每100粒重10 g。

【用法用量】口服,每次50粒,每日2次。

【不良反应】本品可致过敏性荨麻疹。

【注意事项】①肾阳虚症状明显者,不宜服用。②感冒时不宜服用。③孕妇禁用。

孕康颗粒

【药物组成】菟丝子、黄芪、桑寄生、续断、山药、党参、当归、狗脊(去毛)、盐杜仲、补骨脂、地黄、山茱萸、茯苓、炒白术、阿胶、枸杞子、白芍、乌梅、砂仁、益智仁、苎麻根、黄芩、艾叶。

【功能主治】健脾固肾,养血安胎。用于肾虚型和气血虚弱型先兆流产和习惯性流产。

【药理作用】本品有保胎作用。

【剂型规格】颗粒剂。每袋装 8 g。

【用法用量】开水冲服,早、中、晚空腹口服,每次 1 袋,每日 3 次。

【注意事项】凡难免流产、异位妊娠、葡萄胎等非本品适用范围。

第四节 消肿散结

消肿散结剂主要以软坚散结,活血消肿药为主组成,用于乳痈、乳癖等病症。症见单侧或双侧乳房胀痛、肿块明显、皮温微热,心情抑郁或烦躁易怒,胸肋胀满等。可服用乳癖消片、乳癖散结颗粒等。

乳癖消片

【药物组成】鹿角、蒲公英、昆布、天花粉、鸡血藤、三七、赤芍、海藻、漏芦、木香、玄参、牡丹皮、夏枯草、连翘、红花。

【功能主治】软坚散结,活血消痈,清热解毒。用于痰热互结所致的乳癖、乳痈,症见乳房结节、数目不等、大小形态不一、质地柔软,或产后乳房结块、红热疼痛。乳腺增生症、乳腺炎早期见上述证候者。

【临床应用】①乳癖。因痰热互结所致。症见单侧或双侧乳房胀痛,肿块明显,皮温微热。乳腺增生症见上述证候者。②乳痈。因痰热互结或乳汁淤积所致。症见产后乳房结块无波动,皮肤微红,胀痛。急性乳腺炎见上述证候者。

此外,本品还可用于甲状腺囊肿。

【药理作用】本品具有抑制乳腺增生、抗炎和镇痛作用。

【剂型规格】薄膜衣片剂。每片重 0.67 g。

【用法用量】口服,每次 3 片,每日 3 次。

【不良反应】有患者连续服用常规剂量的本品后出现颜面、双眼睑水肿,上、下肢凹陷性水肿,伴全身不适感和胸闷。

【注意事项】①孕妇慎用。②若因服该药引起全身不适者需及时停药。

乳癖散结颗粒

【药物组成】夏枯草、川芎(酒炙)、僵蚕(麸炒)、鳖甲(醋制)、柴胡(醋制)、赤芍(酒炒)、玫瑰花、莪术(醋制)、当归(酒炙)、延胡索(醋制)、牡蛎。

【功能主治】行气活血,软坚散结。用于气滞血瘀所致的乳腺增生症,症见乳房胀痛,乳房肿块,烦躁易怒,胸胁胀满。

【临床应用】乳癖。因肝失疏泄,气血瘀滞,冲任失调而致。症见乳中结核,形如丸卵,重坠作痛或不痛,皮色不变,乳核及疼痛可随喜怒消长,常伴有月经不调,舌淡苔薄白,脉弦滑。乳腺增生症、乳腺囊性增生症、乳腺腺病见上述证候者。

【药理作用】抑制乳腺增生。

【剂型规格】颗粒剂。每袋装 4 g。

【用法用量】开水冲服,每次1袋,每日3次,45天为1个疗程。或遵医嘱。

【不良反应】偶见口干,恶心,便秘。一般不影响继续治疗,必要时对症治疗。

【注意事项】①孕妇禁用。②月经期慎用。③必须在明确诊断、排除乳腺恶性肿瘤后方可使用。

消乳散结胶囊

【药物组成】柴胡(醋炙)、炒白芍、醋香附、玄参、昆布、瓜蒌、夏枯草、牡蛎、当归、猫爪草、黄芩、丹参、土贝母、山慈菇、全蝎、牡丹皮。

【功能主治】疏肝解郁,化痰散结,活血止痛。用于肝郁气滞、痰瘀凝聚所致的乳腺增生,乳房胀痛。

【临床应用】乳腺增生,乳房胀痛;男性乳房发育;乳房多发纤维瘤;甲状腺结节。

【药理作用】本品有降低雌二醇、泌乳素水平,提高黄体酮水平,抑制增生乳腺腺泡数量,镇痛,抗炎,抗肿瘤等作用。

【剂型规格】胶囊剂。每粒装 0.4 g。

【用法用量】口服,每次3粒,每日3次。

【不良反应】尚不明确。

【注意事项】尚不明确。

宫瘤消胶囊

【药物组成】牡蛎、香附(制)、三棱、莪术、土鳖虫、仙鹤草、党参、白术、白花蛇舌草、牡丹皮、吴茱萸。

【功能主治】活血化瘀,软坚散结。用于子宫肌瘤属气滞血瘀证,症见月经量多,夹有大小血块，经期延长，或有腹痛，舌暗红，或边有瘀点、瘀斑，脉细弦或细涩。

【临床应用】子宫肌瘤、卵巢囊肿、子宫内膜异位症、盆腔炎性包块。

【药理作用】本品有抗肿瘤，抗氧化，止痛，降低雌孕激素水平等作用。

【剂型规格】胶囊剂。每粒装 0.5 g。

【用法用量】口服，每次 3~4 粒，每日 3 次，1 个月经周期为 1 个疗程，连续服用 3 个疗程。

【不良反应】尚不明确。

【注意事项】经期停服。

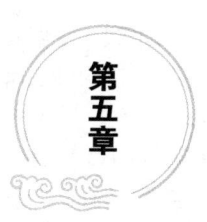

第五章

眼科用药

眼科制剂以明目为主旨,主要用于眼科感染性疾病(急性细菌性结膜炎、睑缘炎、沙眼、眼睑湿疹、流行性角膜结膜炎、球后视神经炎、急性睑腺炎、单纯性角膜溃疡、匍行性角膜溃疡)、视神经萎缩、翼状胬肉、老年性白内障、单纯性青光眼、青少年假性近视、视网膜中央静脉阻塞等,分为清热剂、扶正剂、祛瘀剂。临床当根据主治病症合理选用。

现将治疗眼病的常用中成药列下。

第一节 清热剂

眼科用清热剂主要具有清热散风明目或清热泻火明目之功,兼有退翳、消肿、止痛、利尿或通便等作用,适用于风热上攻、外感风热内郁化火、火热上攻等引发的眼科疾病,可服用黄连羊肝丸、麝珠明目滴眼液等。

黄连羊肝丸

【药物组成】黄连、胡黄连、黄芩、黄柏、龙胆、柴胡、醋青皮、木贼、密蒙花、茺蔚子、炒决明子、石决明（煅）、夜明砂、鲜羊肝。辅料为赋形剂蜂蜜。

【功能主治】泻火明目。用于肝火旺盛，目赤肿痛，视物昏暗，羞明流泪。

【临床应用】①暴风客热。因肝火旺盛所致。症见白睛红赤臃肿，眵多干结，目中灼热。急性卡他性结膜炎见上述证候者。②天行赤眼。与时行疫疠有关，易于传染，多为双眼发病，白睛红赤，可见片状出血，灼热涩痛，畏光流泪，少眵或无眵。流行性角膜结膜炎见上述证候者。③胬肉攀睛。因肝火上炎所致。刺痒磨痛或轻度畏光。翼状胬肉见上述证候者。④视瞻昏渺。因肝火上炎所致。表现为眼外观正常而视力逐渐下降，昏渺蒙昧不清，或伴有眼球疼痛。球后视神经炎、视神经萎缩早期见上述证候者。

【剂型规格】大蜜丸。每丸重 9 g。

【用法用量】口服，每次 1 丸，每日 1 ~ 2 次。

【注意事项】①阴虚火旺、体弱年迈、脾胃虚寒者慎用。②感冒时不宜服用。

麝珠明目滴眼液

【药物组成】珍珠（水飞）、麝香、冬虫夏草、石决明（煅）、黄连、黄柏、大黄、冰片、蛇胆汁、猪胆膏、炉甘石（煅）、紫苏叶、荆芥。

【功能主治】消翳明目。用于老年性初、中期白内障；视疲劳，症见眼部疲倦，眼酸胀痛，眼干涩，视物模糊。

【临床应用】圆翳内障。因肝虚内热所致。视物不清或单眼复视、多视,眼干涩不舒,不能久视。老年性白内障早、中期见上述证候者。

此外,本品尚可用于治疗视疲劳及慢性单纯性青光眼。

【药理作用】降低眼压、抗白内障、抗炎、抗菌、抗增殖等。

【剂型规格】滴眼剂。每瓶装 0.3 g,每瓶装溶剂 5 mL。

【用法用量】滴眼。取本品 1 支(0.3 g)倒入装有 5 mL 生理盐水的滴眼瓶中,摇匀,即可滴眼,每滴 1 滴闭眼 15 分钟。白内障者:每次 3 滴,每日 2 次。视疲劳者:每次 1~2 滴,每日 3 次。1 个疗程 4 周。

【不良反应】偶见用药后球结膜充血、轻度水肿。

【注意事项】①用药前必须将药液摇晃均匀,用后将瓶盖拧紧。②滴药时,瓶口不能触及眼睑,滴药后休息不少于 5 分钟。③孕妇慎用。④忌烟、酒、刺激食物。⑤用药后有眼痒、眼睑皮肤潮红、结膜水肿者停用。⑥本品配制成为滴眼液后,需在 15 天内使用完毕。⑦配制液在使用时应注意防止污染。⑧运动员慎用。

熊胆眼药水

【药物组成】熊胆粉。辅料为硼砂、硼酸、氯化钠、对羟基苯甲酸乙酯。

【功能主治】清热解毒,祛翳明目。用于急、慢性卡他性结膜炎。

【临床应用】暴风客热。多因外感热邪所致。症见白睛红赤,水肿胀起,灼热磨涩,眼眵色黄黏稠，晨起胶结难睁，病情重者可伴有身热恶寒，头痛流涕等。急、慢性卡他性结膜炎，流行性角膜炎见上述证候者。

【剂型规格】滴眼剂。每支装 10 mL。

【用法用量】滴入眼睑内，每次 1~3 滴，每日 3~5 次。

【注意事项】①眼外伤患者禁用。②孕妇慎用。③打开瓶盖后，7 天内用完。

第二节　扶正剂

眼科用扶正剂主要具有补虚扶正明目之功，兼有退翳、降火、活血、消肿等作用，适用于肝肾亏虚、气阴两虚（或兼血瘀）等引发的眼科疾病，可服用明目地黄丸、石斛夜光丸等。

明目地黄丸

【药物组成】熟地黄、酒萸肉、牡丹皮、山药、茯苓、泽泻、枸杞子、菊花、当归、白芍、蒺藜、煅石决明。辅料为蜂蜜（炼）。

【功能主治】滋肾，养肝，明目。用于肝肾阴虚，目涩畏光，视物模糊，迎风流泪。

【临床应用】①视瞻昏渺。因劳神竭视，血少，元气弱或精血亏损所致。症见眼外观端好，无异常人，自觉视力渐降，蒙昧不清。一些慢性视神经视网膜疾病如慢性球后视神经炎、轻度视神经萎缩、视网膜黄斑部的退行性病变见上述证候者。②干涩昏花。因劳瞻竭视，过多思虑，或房劳过度，致伤神水，目干涩不爽，视物昏花，甚则黑睛枯干光损。常伴口干鼻燥，女性月经不调，白带稀少。角膜结膜干燥症见上述证候者。③溢泪症。年老体衰，精血不足，筋肉弛缓，眼液失约所致。初起迎风流泪，甚则时时泪下，但冲洗泪道检查，仍然通畅。泪囊吸引泪液下行的功能减弱见上述证候者。

【剂型规格】水蜜丸。每袋装 6 g。

【用法用量】口服，每次 1 袋，每日 2 次。

【注意事项】①肝经风热、肝胆湿热、肝火上扰者慎用。②脾胃虚弱，运化失调者慎用。③服药期间不宜食用油腻肥甘、辛辣燥热之食物。④感冒时不宜服用。

石斛夜光丸

【药物组成】石斛、人参、山药、茯苓、甘草、肉苁蓉、枸杞子、菟丝子、地黄、熟地黄、五味子、天冬、麦冬、苦杏仁、防风、川芎、枳壳（炒）、黄连、牛膝、菊花、蒺藜（盐炒）、青葙子、决明子、水牛角浓缩粉、羚羊角。辅料为赋形剂蜂蜜。

【功能主治】滋阴补肾，清肝明目。用于肝肾两亏，阴虚火旺，内障目暗，视物昏花。

【临床应用】①圆翳内障。因肝肾不足，阴虚火旺所致。多发于 50 岁以上的人群，双眼同时或先后发病，早期眼前有黑影，随眼球转动而动，视物昏花，不能久视，老花眼的度数减低，或变为近视，或单眼视物时有复视或多视，以后视力逐渐减退，最后只能辨别手动或光感。年龄相关性白内障的早、中期见上述证候者。②视瞻昏渺。因肝肾不足,精血亏虚,目失所养而致。眼外观正常,自觉视力逐渐下降,视物昏花不清的眼内病变。其区别于云雾移睛,视瞻有色,视物变形等有视觉异常的眼底病变。视神经萎缩轻症见上述证候者。③青盲。因肝肾不足,虚火上炎所致。眼内外无障翳气色可寻,只是自视不见者,为视瞻昏渺之重症。一眼或双眼之视力逐渐下降,视物昏蒙,直至不辨人物,年轻人多为双眼同时或先后发病,瞳神内无任何气色可辨,伴见头晕耳鸣,腰膝酸软,双目干涩。视神经萎缩重症见上述证候者。

此外,本品还可治疗中心性浆液性脉络膜视网膜病变、各种慢性葡萄膜炎引起的低眼压、干燥综合征、青光眼。

【药理作用】抑制白内障形成、改善微循环、增强免疫功能、抗疲劳等。

【剂型规格】大蜜丸。每丸重9 g。

【用法用量】口服,每次1丸,每日2次。

【注意事项】①肝经风热、肝火上攻实证者慎用。②脾胃虚弱,运化失调者慎用。③孕妇慎服。

珍珠明目滴眼液

【药物组成】珍珠液、冰片。

【功能主治】清肝,明目,止痛。能改善眼胀、眼痛、干涩不舒、不能持久阅读等,用于早期老年性白内障、慢性结膜炎、视疲劳见上述证候者。

【临床应用】①干涩昏花。因肝阴内耗不能濡养目窍所致。症见眼痒刺痛,干涩不舒,隐涩难开,眼睑沉重。慢性结膜炎见上述证候者。②视疲劳。因肝阴不足、肝气偏旺引起的阅读不能持久，久则模糊、串行、复视，甚则头痛，眩晕，眼胀痛。

【剂型规格】滴眼剂。每瓶装 10 mL。

【用法用量】滴入眼睑内，滴后闭目片刻，每次 1～2 滴，每日 3～5 次。

【注意事项】①使用本品时要排除物理或化学方面的刺激。②检查是否需要佩戴合适的眼镜。③检查是否有其他慢性全身性疾病的存在，如糖尿病等。④可致过敏反应。

和血明目片

【药物组成】蒲黄、丹参、地黄、墨旱莲、菊花、黄芩（炭）、决明子、车前子、茺蔚子、女贞子、夏枯草、龙胆、郁金、木贼、赤芍、牡丹皮、山楂、当归、川芎。辅料为糊精、硬脂酸镁。

【功能主治】凉血止血，滋阴化瘀，养肝明目。用于阴虚肝旺，热伤络脉所引起的眼底出血。

【剂型规格】糖衣片剂。片芯重 0.3 g。

【用法用量】口服，每次 5 片，每日 3 次。

第三节 祛瘀剂

眼科用祛瘀剂适用于血行不畅、瘀血阻滞所致的多种眼病。如眼部刺痛，痛有定处，白睛血脉紫赤，虬蟠旋曲，胬肉红赤肥厚，鹘眼凝睛等外眼瘀血证；眼底脉络迂曲，眼内积血，眼底出血，眼内增殖条带，硬性渗出等内眼瘀血症状。可根据症状选用复方血栓通胶囊、复方血栓通片等。

复方血栓通胶囊（片）

【药物组成】三七、黄芪、丹参、玄参。

【功能主治】活血化瘀，益气养阴。用于血瘀兼气阴两虚证的视网膜静脉阻塞，症见视力下降或视觉异常，眼底瘀血征象，神疲乏力，咽干，口干；以及用于血瘀兼气阴两虚证的稳定型劳累性心绞痛，症见胸闷，胸痛，心悸，心慌，气短，乏力，心烦，口干。

【临床应用】①视瞻昏渺。眼前有黑影一片遮挡，视物不清或有视物变形，眼底检查可见视网膜中央静脉阻塞的相关征象，伴口苦咽干，舌质淡紫，脉缓涩。视网膜中央静脉阻塞见上述证候者。②胸痹。由血瘀兼气阴两虚所致胸闷气短，胸痛时作，心悸心慌，倦怠乏力，自汗盗汗，心烦，口干，舌质淡紫，少苔，脉细涩或结代。稳定型劳累性心绞痛见上述证候者。

【剂型规格】胶囊剂：每粒装 0.5 g。片剂：每片重 0.4 g。

【用法用量】口服。胶囊剂：每次 3 粒，每日 3 次。片剂：每次 3 片，每日 3 次。

【注意事项】①痰瘀阻络、气滞血瘀者慎用。②用药期间不宜食用辛辣厚味、肥甘滋腻食物。

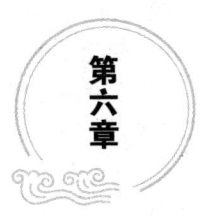

耳鼻喉科用药

第一节 耳病

耳科制剂主要用于耳部感染性疾病（化脓性中耳炎、外耳道疖）和神经性耳鸣、耳聋，现将治疗耳病常用中成药列下。

耳聋左慈丸

【药物组成】磁石（煅）、熟地黄、山药、山茱萸（制）、茯苓、牡丹皮、泽泻、竹叶柴胡。

【功能主治】滋肾平肝。用于肝肾阴虚的耳鸣，耳聋，头晕目眩。

【临床应用】①耳鸣。由肝肾阴虚，阴虚阳亢，肝火上扰清窍所致。症见耳内蝉鸣，伴头晕，头痛，面红，目赤，口苦咽干，烦躁不宁，或有手足心热，盗汗，腰膝酸软，舌红，苔少，脉弦细数。神经性耳鸣见上述证候者。②耳聋。由肝肾阴虚，阴虚阳亢，肝火上扰清窍所致。症见听力下降，伴头晕，头痛，面红，目赤，口苦咽干，烦躁不宁，或有手足心热，盗汗，腰膝酸软，舌红，苔少，脉弦细数。神经性耳聋见上述证候者。

【剂型规格】浓缩丸。每8丸重3g。

【用法用量】口服,每次8丸,每日3次。

【注意事项】①痰瘀阻滞证者慎用。②突发耳鸣、耳聋者禁用。③本药只用于肝肾阴虚之听力逐渐减退,耳鸣如蝉声者。

第二节　鼻病

鼻科制剂用于西医学中的急、慢性鼻炎,鼻窦炎,过敏性鼻炎等。现将治疗鼻病常用中成药列下。

鼻炎康片

【药物组成】野菊花、黄芩、猪胆粉、麻黄、薄荷油、苍耳子、广藿香、鹅不食草、当归、马来酸氯苯那敏。

【功能主治】清热解毒,宣肺通窍,消肿止痛。用于风邪蕴肺所致的急、慢性鼻炎,过敏性鼻炎。

【临床应用】①伤风鼻塞。由风热外袭,热毒蕴肺,肺失宣肃,热壅鼻道,鼻失通畅所致。症见鼻塞较重,鼻流黏稠黄涕,擤出不爽,鼻黏膜色红肿胀,鼻道有黄色脓涕积留,伴发热,头痛,微恶风,口渴,咳嗽,痰黄黏稠,舌尖红,苔薄黄,脉浮数。急性鼻炎见上述证候者。②鼻窒。由风热上攻,热毒蕴肺所致。症见鼻塞时轻时重,或交替性鼻塞,遇冷则塞减,鼻气灼热,鼻涕色黄量少,嗅觉减退,伴有头昏不清,咳嗽痰黄,时有胸中烦热,舌尖红,苔薄黄,脉浮有力。慢性鼻炎见上述证候者。③鼻鼽。由风热上攻,热毒蕴肺所致。症见阵发性鼻痒,喷嚏,流鼻涕,小便色黄,大便干燥，舌尖红，苔薄黄，脉浮数。过敏性鼻炎见上述证候者。

【剂型规格】片剂。每片重 0.37 g（含马来酸氯苯那敏 1 mg）。

【用法用量】口服，每次 4 片，每日 3 次。

【注意事项】①肺脾气虚或气滞血瘀者慎用。②服药期间戒烟酒，忌食辛辣食物。③本品含苍耳子，不宜过量、久用。④本品含有马来酸氯苯那敏，易引起嗜睡，用药期间不宜驾驶车辆、管理机械及高空作业。

鼻渊舒口服液（无糖型）

【药物组成】苍耳子、辛夷、薄荷、白芷、黄芩、栀子、柴胡、细辛、川芎、黄芪、川木通、桔梗、茯苓。

【功能主治】疏风清热，祛湿通窍。用于鼻炎、鼻窦炎属肺经风热及胆腑郁热证者。

【临床应用】①伤风鼻塞。由风热外袭，上犯于鼻，热毒蕴肺，肺失宣肃，热壅鼻道，鼻失通畅所致。症见鼻塞较重，鼻流黏稠黄涕，擤出不爽，鼻黏膜色红肿胀，鼻道有黄色脓涕积留，伴发热，头痛，微恶风，口渴，咳嗽，痰黄黏稠，舌尖红，苔薄黄，脉浮数。急性鼻炎见上述证候者。②鼻渊。由胆腑郁热所致。症见鼻涕黄浊黏稠如脓，量多，有臭味，鼻塞，嗅觉差，鼻窍肌膜红肿，头痛剧烈，伴见发热，口苦咽干，目眩，耳聋，耳鸣，舌质红，苔黄，脉弦数。急、慢性鼻窦炎见上述证候者。

【药理作用】抗炎、抗过敏、增强免疫、抗病原微生物、解热、镇痛。

【剂型规格】口服液。每支装 10 mL。

【用法用量】口服，每次 1 支，每日 2~3 次，7 天为 1 个疗程。

【不良反应】服用本品可引起过敏反应。

【注意事项】①肺脾气虚或气滞血瘀者慎用。②孕妇慎用。③服药期间戒烟酒，忌辛辣食物。④本品含细辛、苍耳子，不宜过量、久用。

鼻渊通窍颗粒

【药物组成】辛夷、炒苍耳子、麻黄、白芷、薄荷、藁本、黄芩、连翘、野菊花、天花粉、地黄、丹参、茯苓、甘草。

【功能主治】疏风清热，宣肺通窍。用于急鼻渊（急性鼻窦炎）属外邪犯肺证，症见前额或颧骨部压痛，鼻塞时作，流涕黏白或黏黄，或头痛，或发热，苔薄黄或白，脉浮。

【临床应用】①鼻渊。邪热犯肺，肺失宣降，邪热循经上壅鼻窍而致。症见鼻涕量多而白黏或黄稠，嗅觉减退，头痛，可兼有发热恶风，汗出，或咳嗽，痰多，舌质红，舌苔薄白，脉浮数。急性鼻窦炎见上述证候者。②鼻窒。风热犯肺，邪热壅结鼻窍而致。症见鼻塞时轻时重，或交替性鼻塞，鼻涕色黄量少，鼻气灼热，常有口干，咳嗽痰黄，舌尖红，苔薄黄，脉数。急性鼻炎见上述证候者。

【剂型规格】颗粒剂。每袋装 15 g。

【用法用量】开水冲服，每次 1 袋，每日 3 次。

【药理作用】药理试验表明，本品对组胺和 5-羟色胺所致的大鼠毛细血管通透性增高、大鼠皮下棉球肉芽肿增生有一定的抑制作用；可增加小鼠碳粒廓清能力，促进环磷酰胺所致免疫功能低下小鼠的血清溶血素生成。

【不良反应】偶见腹泻。

【注意事项】①脾虚腹胀者慎用。② 运动员慎用。③本品含蔗糖，糖尿病患者谨慎使用。

香菊胶囊（片）

【药物组成】化香树果序（除去种子）、夏枯草、黄芪、防风、辛夷、野菊花、白芷、川芎、甘草。

【功能主治】祛风通窍，解毒固表。用于风热袭肺、表虚不固所致的急、慢性鼻窦炎、鼻炎。

【临床应用】①鼻渊。由风热蕴肺，表虚不固所致。症见发病急，鼻塞，涕黄或白黏，量少。检查见鼻内黏膜红肿，中鼻道有稠涕，窦窍部位压痛，多伴有头痛，发热，恶风，舌质红，苔薄黄，脉浮数。急、慢性鼻窦炎见上述证候者。②鼻窒。由风热蕴肺，表虚不固所致。症见鼻塞时轻时重，或交替性鼻塞，冷则塞减，鼻气灼热，鼻涕色黄量少，嗅觉减退，伴有头昏不清，咳嗽痰黄，时有胸中烦热，舌尖红，苔薄黄，脉浮无力。慢性鼻炎见上述证候者。

【药理作用】本品有抗炎、镇痛和抗迟发型超敏反应等作用。

【剂型规格】胶囊剂：每粒装 0.3 g。片剂：每素片重 0.3 g。

【用法用量】胶囊剂：口服，每次 2～4 粒，每日 3 次。片剂：口服，每次 2～4 片，每日 3 次。

【注意事项】①虚寒者及胆腑郁热所致鼻渊者慎用。②服药期间戒烟酒，忌辛辣食物。

辛芳鼻炎胶囊

【药物组成】辛夷、白芷、荆芥穗、防风、柴胡、水牛角浓缩粉、黄芩、川芎、蔓荆子（炒）、细辛、桔梗、薄荷、菊花、枳壳（炒）、龙胆。

【功能主治】发表散风，清热解毒，宣肺通窍。用于慢性鼻炎，鼻窦炎。

【临床应用】①鼻窒。由风热蕴肺所致。症见鼻塞时轻时重，或交替性鼻塞，遇冷则塞减，鼻气灼热，鼻涕色黄量少，嗅觉减退。伴头昏不清，咳嗽痰黄，时有胸中烦热，舌尖红，苔薄黄，脉浮有力。慢性鼻炎见上述证候者。②鼻渊。由风热蕴肺所致。症见发病急，鼻塞，涕黄或白黏，量少，多伴头痛，发热，畏寒，咳嗽，舌质红，苔薄黄，脉浮数。鼻窦炎见上述证候者。

【剂型规格】胶囊剂。每粒装 0.25 g。

【用法用量】口服，每次 6 粒，每日 2～3 次。

【注意事项】①外感风寒、肺脾气虚及气滞血瘀者慎用。②孕妇慎用。③本品含细辛，不宜过量及长期服用。④凡慢性鼻炎属虚寒证者慎用。

通窍鼻炎片

【药物组成】炒苍耳子、防风、黄芪、白芷、辛夷、炒白术、薄荷。辅料为蔗糖、淀粉、滑石粉、硬脂酸镁、食用色素。

【功能主治】散风固表，宣肺通窍。用于风热蕴肺、表虚不固所致的鼻塞时轻时重，鼻流清涕或浊涕，前额头痛。慢性鼻炎、过敏性鼻炎、鼻窦炎见上述证候者。

【临床应用】①鼻窒。由风热蕴肺，表虚不固所致。症见鼻塞时轻时重，或交替性鼻塞，遇冷则塞减，鼻气灼热，鼻涕色黄量少，嗅觉减退，伴有头昏不清，咳嗽痰黄，时有胸中烦热，易汗出，舌尖红，苔薄黄，脉浮无力。慢性鼻炎见上述证候者。②鼻鼽。由风热蕴肺，表虚不固所致。症见阵发性鼻痒，喷嚏，流鼻涕，小便色黄，大便干燥，易汗出，舌尖红，苔薄黄，脉浮数无力。过敏性鼻炎见上述证候者。③鼻渊。由风热蕴肺，表虚不固所致。症见发病急，鼻塞，涕黄或白黏，量少，多有头痛，发热，畏寒，咳嗽，易汗出，舌质红，苔薄黄，脉浮数无力。鼻窦炎见上述证候者。

【药理作用】抗炎、抗过敏、镇痛等。

【剂型规格】糖衣片剂。每片重 0.35 g。

【用法用量】口服，每次 5～7 片，每日 3 次。

【注意事项】①外感风寒或气滞血瘀者慎用。②本品含有苍耳子，不宜过量和久用。③不宜在服药期间同时服用滋补性中药。

藿胆片

【药物组成】广藿香叶提取物、猪胆粉。辅料为淀粉、糊精、硬脂酸镁、桃胶、滑石粉、蔗糖、食用色素、虫白蜡。

【功能主治】芳香化浊，清热通窍。用于湿浊内蕴、胆经郁火所致的鼻塞，流清涕或浊涕，前额头痛。

【剂型规格】糖衣片剂。每片重 0.2 g。

【用法用量】口服，每次 3～5 片，每日 2～3 次，儿童酌减或饭后服用。

【注意事项】凡脾气虚，症见鼻涕清稀者，应在医师指导下使用。

第三节 咽喉病

咽喉科制剂主要用于咽喉常见病变,如急、慢性咽炎,急、慢性喉炎,急、慢性扁桃体炎和咽峡炎等。咽炎属于中医的"喉痹"范围,症见咽部红肿干燥灼热,吞咽疼痛,有梗阻感等症状;喉炎属于中医的"暴瘖",症见声音粗糙,嘶哑或失音,并有喉内干痒,或微痛,干咳无痰,或痰少黏稠等症状。扁桃体炎是常见的一种咽喉疾病,中医称为"乳蛾",症见扁桃体一侧或两侧红肿,或有黄白色脓样分泌物,灼热疼痛,吞咽困难等。现将治疗咽喉病常用中成药列下。

黄氏响声丸

【药物组成】薄荷、浙贝母、连翘、蝉蜕、胖大海、酒大黄、川芎、儿茶、桔梗、诃子肉、甘草、薄荷脑。

【功能主治】疏风清热,化痰散结,利咽开音。用于风热外束,痰热内盛所致的急、慢性喉瘖,症见声音嘶哑,咽喉肿痛,咽干灼热,咽中有痰,或寒热头痛,或便秘尿赤。

【临床应用】喉瘖。因风热外束,痰热内盛,壅结喉门而致。症见声音嘶哑,咽喉肿痛,咽干灼热,咽中有痰,或寒热,头痛,或便秘,尿赤,舌红苔黄,脉数。急、慢性喉炎及声带小结、声带息肉初起见上述证候者。

此外,本品还可用于治疗习惯性便秘、带状

疱疹。

【剂型规格】炭衣浓缩水丸。每丸重 0.133 g。

【用法用量】口服，每次 6 片，每日 3 次，饭后服用，儿童减半。

【注意事项】①阴虚火旺者慎用。②老人、儿童及素体脾胃虚弱者慎用。③胃寒便溏者慎用。

清咽滴丸

【药物组成】薄荷脑、青黛、冰片、诃子、甘草、人工牛黄。辅料为聚乙二醇 6000。

【功能主治】疏风清热，解毒利咽。用于风热喉痹，咽痛，咽干，口渴，或微恶风，发热，咽部红肿。

【临床应用】喉痹。因外感风热，火毒内蕴所致。症见咽部肿痛，咽干，口渴，或微恶风，发热，舌边尖红，苔薄白或薄黄，脉浮数或滑数。急性咽炎见上述证候者。

【剂型规格】滴丸。每丸重 20 mg。

【用法用量】含服，每次 4 ~ 6 丸，每日 3 次。

【药理作用】本品具有抗病毒作用。

【注意事项】①不宜在服药期间同时服用温补性中药。②孕妇、过敏体质者慎用。

清咽片

【药物组成】桔梗、硼砂、寒水石、青黛、冰片、薄荷脑、诃子（去核）、甘草。辅料为蔗糖、滑石粉、羧甲基淀粉钠、硬脂酸镁、低取代羟丙基纤维素、亮蓝、柠檬黄。

【功能主治】清凉解热，生津止渴。用于咽喉肿痛，声嘶音哑，口干舌燥，咽下不利。

【剂型规格】糖衣片剂。每片重 0.27 g。

【用法用量】口服,每次 4~6 片,每日 2 次。

【注意事项】①忌烟、酒、辛辣之物。②不宜在服药期间同时服用滋补性中药。③本品不宜长期服用。

清咽润喉丸

【药物组成】射干、山豆根、桔梗、炒僵蚕、栀子(姜炙)、牡丹皮、青果、金果榄、麦冬、玄参、知母、地黄、白芍、浙贝母、甘草、冰片、水牛角浓缩粉。

【功能主治】清热利咽,消肿止痛。用于风热外袭、肺胃热盛所致的胸膈不利,口渴心烦,咳嗽痰多,咽部红肿,咽痛,失音声哑。

【临床应用】①喉痹。因肺胃热盛,邪热攻冲咽喉而致。症见咽部红肿,咽痛较剧,口渴多饮,咳嗽痰稠,发热,大便干,小便黄,舌红,苔黄,脉数有力。急性咽炎见上述证候者。②喉瘖。因肺胃热盛,痰热壅结喉门而致。症见喉痛声哑,发声及吞咽时疼痛加重,咳嗽痰黄,胸膈不利,口渴,心烦,便秘,舌红苔黄,脉洪数。急性喉炎见上述证候者。

【剂型规格】大蜜丸。每丸重 3 g。

【用法用量】温开水送服或含化,每次 2 丸,每日 2 次。

【注意事项】①脾胃虚寒者慎用。②孕妇、老人、儿童及素体脾胃虚弱者慎用。③本品含有山豆根,不宜过量或长期服用。

金喉健喷雾剂

【药物组成】艾纳香油、大果木姜子油、薄荷脑、甘草酸单胺盐。辅料为乙醇。

【功能主治】祛风解毒,消肿止痛,清咽利喉。用于风热所致咽痛,咽干,咽喉红肿,牙龈肿痛,口腔溃疡。

【剂型规格】喷雾剂。每瓶装 20 mL。

【用法用量】喷患处,每次适量,每日数次。

【注意事项】①使用时应避免接触眼睛。②不宜在服药期间同时服用温补性中药。③孕妇慎用。④属风寒感冒咽痛者,症见恶寒发热,无汗,鼻流清涕者慎用。⑤切勿置本品于近火及高温处,并严禁剧烈碰撞,使用时勿近明火。⑥对本品及酒精过敏者禁用,过敏体质者慎用。

北豆根片

【药物组成】北豆根总生物碱。

【功能主治】清热解毒,消肿利咽。用于火毒内结所致的咽喉肿痛。急性咽炎、扁桃体炎见上述证候者。

【临床应用】①乳蛾。由火毒内结所致。症见咽喉疼痛剧烈,咽痛连及耳根及颌下,吞咽困难,喉核红肿较甚,表面有黄白色脓点,或连成伪膜,高热,渴饮,口臭,舌质红赤,苔黄厚,脉洪大而数。急性扁桃体炎见上述证候者。②喉痹。由火毒内结所致。症见咽部红肿,疼痛较剧,发热较高,口干,大便秘结,小便黄,舌赤,苔黄,脉洪数。急性喉炎见上述证候者。③咳嗽。由火毒内结,肺热壅盛所致。症见咳嗽,痰多、质黏厚或稠黄,咯吐不爽，面赤，身热，口干欲饮，舌苔黄腻，质红，脉滑数。急性支气管炎见上述证候者。

【药理作用】抗炎、镇痛、解热、止咳。

【剂型规格】薄膜衣片剂。每片重 15 mg。

【用法用量】口服，每次 4 片，每日 3 次。

【注意事项】①孕妇禁用。②阴虚火旺或脾胃虚寒者慎用。③不宜在服药期间同时服用滋补性中药。

西黄清醒丸

【药物组成】金果榄、藏青果、黄芩、栀子、木香、槟榔、防己、薄荷、冰片、甘草。

【功能主治】清利咽喉，解热除烦。用于肺胃蕴热引起的口苦舌燥，咽喉肿痛，烦躁不安，气滞胸满，头晕耳鸣。

【临床应用】喉痹。由肺胃火热上蒸咽喉，气机郁滞而致。咽部红肿，咽痛，口苦舌燥，烦躁不安，胸满不适，头晕，耳鸣，舌红苔黄，脉数。急性咽炎见上述证候者。

【剂型规格】蜜丸剂。每丸重 6 g。

【用法用量】口服，每次 2 丸，每日 2 次。

【注意事项】①虚火喉痹者慎用。②孕妇、老人、儿童及素体脾胃虚弱者慎服。

口炎清颗粒（无蔗糖）

【药物组成】天冬、麦冬、玄参、山银花、甘草。辅料为可溶性淀粉、糊精、蛋白糖。

【功能主治】滋阴清热，解毒消肿。用于阴虚火旺所致的口腔炎症。

【临床应用】口疮。阴虚火旺所致。症见黏膜破溃，反复发作，口渴口干，失眠，乏力，手足心热,便干,尿黄,舌苔薄黄,脉沉细弦。复发性口疮见上述证候者。

【药理作用】抗炎、抗溃疡。

【剂型规格】颗粒剂。每袋装 3 g。

【用法用量】口服,每次 2 袋,每日 1～2 次。

【注意事项】①脾胃虚寒者慎用。②老人、儿童慎用。

咽立爽口含滴丸

【药物组成】艾片、艾纳香油、薄荷素油、薄荷脑、甘草酸单胺盐。辅料为聚乙二醇 6000。

【功能主治】疏风散热,消肿止痛,清利咽喉。用于急性咽炎,慢性咽炎急性发作,咽痛,咽黏膜红肿,咽干,口臭等病症。

【剂型规格】滴丸。每丸重 0.025 g。

【用法用量】含服,每次 2～4 丸,每日 4 次。

【注意事项】①不宜在服药期间同时服用温补性中药。② 孕妇慎用。③ 勿空腹服用或一次大剂量服用,勿直接吞入胃肠道,避免引起胃肠刺激。

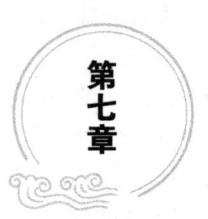

第七章 骨伤科用药

骨伤科制剂主要用于跌打损伤、闪腰岔气、骨折、筋伤、骨痹、痹病等，属于西医学的软组织损伤、急性腰扭伤、骨性关节炎、强直性脊柱炎、慢性腰腿痛、脱臼、骨折、颈椎病、肩周炎、类风湿关节炎、骨质疏松症和骨关节结核等疾病。

第一节 活血化瘀剂

骨伤科用活血化瘀剂有活血化瘀、消肿止痛的作用，主要用于跌打损伤。症见局部瘀血肿胀，青紫疼痛，屈伸不利等。内服可用三七伤药胶囊、龙血竭胶囊等，外用可用跌打镇痛膏、伤科灵喷雾剂等。

一、内服药

三七伤药胶囊

【药物组成】三七、草乌（蒸）、雪上一枝蒿、冰片、骨碎补、红花、接骨木、赤芍。

【功能主治】舒筋活血，散瘀止痛。用于急、慢性挫伤，扭伤，关节痛，神经痛，跌打损伤等。

【临床应用】①跌打损伤。因外力创伤，瘀血停滞所致。症见局部疼痛，肿胀，或见皮肤青紫，肢节屈伸不利，活动受限而未见皮肤破损，舌质紫暗。急、慢性挫伤，扭伤见上述证候者。②痹病。因风寒瘀血阻滞关节经络所致。症见关节疼痛、刺痛或疼痛较甚、痛有定处，遇寒加剧，屈伸不利，舌质暗有瘀斑。关节炎、神经痛见上述证候者。

【剂型规格】胶囊剂。每粒装 0.25 g。

【用法用量】口服，每次 3 粒，每日 3 次。

【注意事项】①孕妇忌用。②有心血管疾病患者慎用。③本品药性剧烈，应按规定量服用。④本品含草乌、雪上一枝蒿，不宜过量、久用。

龙血竭胶囊

【药物组成】龙血竭。

【功能主治】活血散瘀，定痛止血，敛疮生肌。用于跌打损伤，瘀血作痛。

【剂型规格】胶囊剂。每粒装 0.3 g。

【用法用量】口服，每次 4~6 粒，每日 3 次。外用，取内容物适量，敷患处或用酒调敷患处。

【注意事项】①孕妇忌服。②深度创伤禁直接敷药粉。

云南白药胶囊

【功能主治】化瘀止血，活血止痛，解毒消肿。用于跌打损伤，瘀血肿痛，吐血、咳血、便血、痔血、崩漏下血、手术出血，疮疡肿毒及软组织挫伤，闭合性骨折，支气管扩张及肺结核咳血，溃疡病出血，以及皮肤感染性疾病。

【临床应用】①跌打损伤。因瘀血阻滞所致软组织损伤。症见伤处青红紫斑,痛如针刺,焮肿闷胀,不敢触摸,活动受限,舌质紫暗。也可用于闭合性骨折辅助治疗。②吐血。因热毒灼伤胃络所致的吐血,血色鲜红,夹有食物残渣,身热,烦躁,牙龈肿痛,便秘,尿赤。胃及十二指肠溃疡出血、食管炎出血见上述证候者。③咯血。因热毒灼伤肺络所致的咯血,血色鲜红,夹有痰涎,咽痒咳嗽,舌红苔黄,脉数有力。支气管扩张、肺结核咳血见上述证候者。④便血。因热毒壅遏肠道,灼伤络脉所致的大便带血,血色鲜红,肛门肿胀。胃及十二指肠溃疡出血、痔疮、肛裂出血见上述证候者。⑤崩漏。因热毒内盛,冲任失固所致经血非时而下,量多或淋漓不尽,血色鲜红或有瘀块。功能性子宫出血、人流后出血见上述证候者。⑥疮疡。因热毒蕴结肌肤所致。症见肌肤红赤、肿胀、微热、疼痛,舌尖红,脉浮数。体表急性感染性疾病见上述证候者。

【药理作用】止血、活血化瘀、抗炎、愈伤。

【剂型规格】胶囊剂。每粒装 0.25 g,保险子 2 粒。

【用法用量】刀、枪、跌打诸伤,无论轻重,出血者用温开水送服;瘀血肿痛与未流血者用酒送服;妇科各症,用酒送服;月经过多、红崩,用温水送服。毒疮初起,服 1 粒,另取药粉,用酒调匀,敷患处;如已化脓,只需内服。其他内出血各症均可内服。口服,每次 1~2 粒,每日 4 次(2~5 岁按 1/4 剂量服用;6~12 岁按 1/2 剂量服用)。凡遇较重的跌打损伤可先服保险子 1 粒,轻伤及其他病症不必服。

【不良反应】极少数患者服药后导致过敏性药疹，出现胸闷，心慌，腹痛，恶心呕吐，全身奇痒，躯干及四肢等部位出现荨麻疹。

【注意事项】①孕妇忌用。②服药1日内，忌食蚕豆、鱼类及酸冷食物。③外用前务必清洁创面。④运动员慎用。⑤保险子放置在标有"保险子"字样的透明胶囊内；本包装内2粒透明胶囊，每粒透明胶囊内装1粒保险子，共2粒保险子；使用时将透明胶囊的帽体分离即可将其取出；切勿吞服透明胶囊。

七厘胶囊

【药物组成】血竭、乳香（制）、没药（制）、红花、儿茶、冰片、人工麝香、朱砂。

【功能主治】化瘀消肿，止痛止血。用于跌打损伤，血瘀疼痛，外伤出血。

【临床应用】①跌打损伤。由外伤、扭挫所致。症见伤处肿胀疼痛，青紫，活动受限。软组织损伤见上述证候者。②外伤出血。由外力诸如跌打、刀伤所致。症见出血，肢体局部肿痛，畸形，活动受限，舌质紫暗，脉弦涩。脱臼、骨折、切割伤见上述证候者。

此外，本品还可用于糖尿病足溃疡、带状疱疹、褥疮、输液后静脉炎、血栓性外痔、粘连性腹痛的治疗。

【药理作用】抗炎、镇痛、改善血液流变学。

【剂型规格】胶囊剂。每粒装 0.5 g。

【用法用量】口服，每次2~3粒，每日1~3次。

【注意事项】①孕妇禁用。②骨折、脱臼者宜手法复位后,再用药物治疗。③饭后服用可减轻胃肠反应。

二、外用药

跌打镇痛膏

【药物组成】土鳖虫、生草乌、马钱子(炒)、大黄、降香、两面针、黄芩、黄柏、虎杖、冰片、薄荷素油、樟脑、水杨酸甲酯、薄荷脑。辅料为橡胶、脂松香、黄凡士林、石蜡、轻质液体石蜡。

【功能主治】活血止痛,散瘀消肿,祛风胜湿。用于急、慢性扭挫伤,慢性腰腿痛,风湿性关节炎。

【临床应用】①跌打损伤。多由外力而致。症见局部肿胀疼痛,刺痛拒按。软组织损伤见上述证候者。②痹病。多由风湿瘀阻,稽留筋骨、关节,气血阻滞所致。症见长期腰腿不适,痛有定处,拒按,舌暗或在瘀点、瘀斑,脉涩;慢性腰腿痛、风湿性关节炎、类风湿关节炎见上述证候者。

【剂型规格】橡胶膏。每桶 10 cm × 400 cm。

【用法用量】外用。按需要面积剪下药膏,顺着隔粘纸纵纹撕开,贴于洗净揩干之患处,用手按压贴牢;如气温较低时使用,药膏黏性可能降低,应稍加温,使之易于贴牢。

【注意事项】①皮肤破溃或感染处禁用。②孕妇及皮肤过敏者慎用。③本品不宜长期或大面积使用,用药后皮肤过敏如出现瘙痒、皮疹等现象时,应停止使用。④每片药膏粘贴时间宜在 10 小时内。⑤运动员慎用。

伤科灵喷雾剂

【药物组成】抓地虎、见血飞、铁筷子、白及、马鞭草、草乌、仙鹤草、山豆根、莪术、三棱。

【功能主治】清热凉血,活血化瘀,消肿止痛。用于软组织损伤,骨伤,Ⅱ度烧烫伤,湿疹,疱疹。

【剂型规格】喷雾剂。每瓶装 70 mL。

【用法用量】外用,将喷头对准患处距 15~20 cm,连续按压喷头顶部,使药液均匀喷至创面。对软组织损伤所致皮肤瘀血、肿胀、疼痛等症,可直接喷于患处或将药液喷于药棉上,用药棉贴于患处,每日喷 2~6 次。对新鲜烧烫伤创面,连续喷药 3~4 次即可止痛,如有水疱,将其刺破,疱皮不须剥落。止痛后,每日用药 2~6 次(视其轻重,每日也可多喷数次),至痂皮脱落痊愈。

【注意事项】①只限外用,不得内服。②酒精过敏者慎用。

云南白药膏

【药物组成】国家保密方,本品含草乌(制)、雪上一枝蒿(制),其余成分略。

【功能主治】活血散瘀,消肿止痛,祛风除湿。用于跌打损伤,瘀血肿痛,风湿疼痛等症。

【临床应用】①跌打损伤。因瘀血阻滞所致软组织损伤,症见伤处青红紫斑,痛如针刺,痛肿闷胀,不敢触摸,活动受限,舌质紫暗。②痹病。因风湿瘀阻经络而致关节疼痛,痛处不移,或痛而重着,肢体麻木,筋骨拘急。

【剂型规格】膏剂。每盒装 5 片,每片 6.5 cm × 10 cm。

【用法用量】贴患处。

【不良反应】过敏体质患者可能有胶布过敏反应或药物接触性瘙痒反应,遇此,贴用时间不宜超过12小时。上市后不良反应监测数据显示,极少数患者用药后出现过敏性药疹,临床表现为皮疹、皮肤肿胀、局部红肿等,遇此应停药。

【注意事项】①每次贴于皮肤的时间少于12小时,使用后若出现皮肤发红、瘙痒等症状时,应立即停用。若出现皮肤以外的全身不适,应及时就医。②皮肤病患者、过敏体质者慎用。③本品自行用药宜在14天以内,如用药超过14天,应向医师咨询。④孕妇禁用,对胶布、本品过敏者禁用,皮肤及黏膜破溃、化脓者禁用。

云南白药气雾剂

【药物组成】国家保密方,本品含草乌(制)、雪上一枝蒿(制),其余成分略。

【功能主治】活血散瘀,消肿止痛,祛风除湿。用于跌打损伤,瘀血肿痛,风湿疼痛等症。

【临床应用】①跌打损伤。因瘀血阻滞所致软组织损伤,症见伤处青红紫斑,痛如针刺,痛肿闷胀,不敢触摸,活动受限,舌质紫暗。②痹病。因风湿瘀阻经络而致关节疼痛,痛处不移,或痛而重着,肢体麻木,筋骨拘急。

【剂型规格】气雾剂。每瓶装 60 mL。

【用法用量】外用,喷于伤患处,每日 3~5 次。

【注意事项】①切勿喷入口、眼、鼻。②皮肤过敏者停用。③皮肤破损处不宜使用。④使用前先振摇,喷嘴离皮肤 5~10 cm,喷射时间应限制在

3～5秒钟，以防止局部冻伤。⑤使用时勿近明火，切勿受热，应置于阴凉处保存。⑥孕妇禁用。⑦酒精过敏者禁用。

第二节 活血通络剂

骨伤科用活血通络剂有活血祛瘀、疏经通络的作用，主要用于瘀血阻络证。症见瘀血肿痛，痛处固定不移，四肢麻木等。内服可用活血止痛胶囊、颈舒颗粒等，外用可用狗皮膏（改进型）、活血止痛膏等。

一、内服药

活血止痛胶囊

【药物组成】当归、三七、醋乳香、冰片、土鳖虫、煅自然铜。辅料为微粉硅胶。

【功能主治】活血散瘀，消肿止痛。用于跌打损伤，瘀血肿痛。

【临床应用】跌打损伤。多因外受损伤，瘀血阻滞所致。症见伤处青红紫斑，痛如针刺，㿠肿闷胀，不敢触摸，活动受限，舌质紫暗，脉弦涩。软组织损伤见上述证候者。

【药理作用】镇痛、抗炎。

【剂型规格】硬胶囊剂。每粒装 0.25 g。

【用法用量】用温黄酒或温开水送服，每次4粒，每日3次。

【注意事项】①孕妇及6岁以下儿童禁用。②肝肾功能异常者禁用。③对本品过敏者禁用，过敏体质者慎用。④饭后半小时服用。⑤脾胃虚弱者慎用，不宜大剂量使用。⑥经期及哺乳期慎用。

颈舒颗粒

【药物组成】三七、当归、川芎、红花、天麻、肉桂、人工牛黄。辅料为β-环糊精、糊精。

【功能主治】活血化瘀，温经通窍止痛。适用于神经根型颈椎病瘀血阻络证，症见颈肩部僵硬、疼痛，患侧上肢窜痛等。

【临床应用】骨痹。因瘀血阻络所致。症见头痛，颈项僵硬，肩背酸痛，患侧上肢窜痛，手臂麻木。神经根型颈椎病见上述证候者。

【剂型规格】颗粒剂。每袋装6 g。

【用法用量】温开水冲服，每次1袋，每日3次，疗程1个月。

【不良反应】偶见轻度恶心。

【注意事项】孕妇忌用。

颈复康颗粒

【药物组成】羌活、川芎、葛根、秦艽、威灵仙、苍术、丹参、白芍、地龙（酒炙）、红花、乳香（制）、黄芪、党参、地黄、石决明、煅花蕊石、关黄柏、炒王不留行、燀桃仁、没药（制）、土鳖虫（酒炙）。辅料为乳糖、β-环糊精、硬脂酸镁。

【功能主治】活血通络，散风止痛。用于风湿瘀阻所致的颈椎病，症见头晕，颈项僵硬，肩背酸痛，手臂麻木。

【临床应用】骨痹。多因风湿瘀阻所致。症见头晕，颈项僵硬，肩背痛，手臂麻木，日久者关节畸形僵硬，舌质淡白，脉缓。颈椎病见上述证候者。

【剂型规格】颗粒剂。每袋装 5 g。

【用法用量】60℃以下温开水冲服,每次 1～2 袋,每日 2 次,饭后服用。

【不良反应】监测数据显示:恶心、呕吐、胃痛、胃不适、腹泻、皮疹、瘙痒。

【注意事项】①如有感冒、发热、鼻咽痛等患者,应暂停服用。②消化道溃疡、肾性高血压患者慎服或遵医嘱。③过敏体质者慎用。④孕妇忌服。

根痛平颗粒(无糖型)

【药物组成】白芍、葛根、桃仁(燀)、红花、乳香(醋炙)、没药(醋炙)、续断、烫狗脊、伸筋草、牛膝、地黄、甘草。辅料为甜菊素、糊精。

【功能主治】活血,通络,止痛。用于风寒阻络所致颈椎、腰椎病,症见肩颈疼痛,活动受限,上肢麻木。

【临床应用】痹病。因风寒闭阻经络,气血运行不畅所致。症见肩颈肌肉筋骨疼痛,上肢麻木,活动受限,屈伸不利。神经根型颈椎病、腰椎病、腰椎间盘突出症见上述证候者。

【剂型规格】颗粒剂。每袋装 8 g。

【用法用量】开水冲服,饭后服用,每次 1 袋,每天 2 次。

【注意事项】①孕妇忌用。②本品对胃肠道有轻度刺激作用,宜饭后服用。

痛血康胶囊

【药物组成】重楼、草乌、金铁锁、化血丹等。

【功能主治】止血镇痛,活血化瘀。用于跌打损伤,外伤出血,以及胃及十二指肠溃疡、炎症引起的轻度出血。

【剂型规格】胶囊剂。每粒装 0.2 g，另附保险子胶囊 1 粒。

【用法用量】①内服：每次 1 粒，每日 3 次，儿童酌减。②外用：跌打损伤者取内容物适量，用 75% 乙醇调敷患处，每日 1 次。创伤出血者取药粉适量，直接撒患处。有条件情况下，先清洗创面后再用。凡跌打损伤疼痛难忍时，可先服保险子胶囊 1 粒。

【注意事项】①服药期间忌食蚕豆、鱼类及酸冷食物。②心、肝、肾功能有严重损伤者，不可内服。

痛舒片

【药物组成】七叶莲、灯盏细辛、玉葡萄根、三七、珠子参、栀子、重楼、甘草。

【功能主治】彝医：瓜他使他加，诺且诺，差婆衣努。中医：活血化瘀，舒筋活络，化痞散结，消肿止痛。用于跌打损伤，风湿性关节痛，肩周炎，痛风性关节痛，乳腺小叶增生。

【剂型规格】薄膜衣片剂。每片重 0.4 g。

【用法用量】口服，每次 3~4 片，每日 3 次。

【注意事项】孕妇忌用。

二、外用药

狗皮膏（改进型）

【药物组成】生川乌、羌活、高良姜、官桂、当归、防己、麻黄、红花、洋金花、白屈菜、花椒、蟾酥、白花菜籽、透骨草、乳香、没药、薄荷脑、冰片、樟脑、水杨酸甲酯、八角茴香油、盐酸苯海拉明。辅料为聚乙烯醇、甘油、氮酮。

【功能主治】祛风散寒,舒筋活血,止痛。用于急性扭挫伤,风湿痛,关节和肌肉酸痛。

【临床应用】①痹病。由风寒湿阻,气血瘀滞所致。症见肢体麻木,肩臂、腰腿疼痛,筋脉拘挛。风湿性关节炎、类风湿关节炎、骨关节炎见上述证候者。②闪腰岔气。由经络受损,气血阻遏所致。症见腰胁疼痛,不能转侧,或痛连背脊,呼吸受限。急性腰扭伤、软组织损伤见上述证候者。

【剂型规格】膏药剂。每盒装 4 贴,每贴 8 cm × 4.5 cm。

【用法用量】贴患处。

【注意事项】①孕妇禁用。②皮肤破溃或感染处禁用。③本品含盐酸苯海拉明,哺乳期女性慎用。④经期女性慎用。⑤不宜长期或大面积使用,用药后皮肤过敏如出现瘙痒、皮疹等现象时,应停止使用。⑥局部红肿热痛者慎用。⑦高血压病、心脏病患者慎用。⑧本品对胃有轻度刺激作用,脾胃虚弱者慎用。

活血止痛膏

【药物组成】干姜、山奈、白芷、甘松、大黄、生天南星、生半夏、没药、乳香、冰片、薄荷脑、樟脑、陈皮、当归、丁香、胡椒、香加皮、细辛、荆芥、桂枝、辛夷、川芎、独活、牡丹皮、辣椒、苍术、颠茄流浸膏、水杨酸甲酯。辅料为橡胶、氧化锌、松香、凡士林、羊毛脂、液体石蜡。

【功能主治】活血止痛,舒筋通络。用于筋骨疼痛,肌肉麻痹,痰核流注,关节酸痛。

【剂型规格】膏剂。每盒装 10 贴。

【用法用量】外用,贴患处。

【不良反应】偶见局部皮肤潮红、瘙痒或丘疹。

【注意事项】①切勿接触眼睛、口腔等黏膜处,使用后即洗手。②有出血倾向者、糖尿病严重者、过敏体质者慎用。③本品含生天南星、生半夏,不宜长期或大面积使用。自行用药宜在 7 天以内。如用药超过 7 天,应向医师咨询。④用药后局部皮肤如出现瘙痒、刺痛、皮疹时,应立即取下,停止使用,症状严重者应及时就医。如出现皮肤以外的全身不适,应立即停用,严重者应及时就医。⑤孕妇、婴幼儿禁用,皮肤破溃、皮损或感染处禁用,对橡胶膏过敏者禁用。

复方南星止痛膏

【药物组成】生天南星、生川乌、丁香、肉桂、细辛、白芷、川芎、乳香(制)、没药(制)、徐长卿、樟脑、冰片。

【功能主治】散寒除湿,活血止痛。用于骨性关节炎属寒湿瘀阻证,症见关节疼痛、肿胀、功能障碍、遇寒加重,舌质暗淡或有瘀斑。

【临床应用】痹病。因寒湿瘀阻所致。症见关节疼痛、肿胀、屈伸不利、遇寒加重,舌质暗淡或有瘀斑。风湿性关节炎、类风湿关节炎见上述证候者。

此外,本品还可用于治疗肩周炎、急性软组织损伤、颈椎病、膝关节骨质增生、膝关节炎、腰椎间盘突出症。

【药理作用】本品有镇痛、局部麻醉、抗炎和改善微循环的作用。

【剂型规格】膏剂。1贴/袋×5袋/盒。

【用法用量】外贴。选最痛部位,最多贴3个部位,贴24小时,隔日1次,共贴3次。

【不良反应】有外用本品致全身发热,面部潮红,呼吸困难,声音嘶哑等过敏反应的文献报道。

【注意事项】①风湿热痹者慎用。②皮肤破损处不宜使用。③不宜长期使用。④孕妇禁用。

正骨水

【药物组成】九龙川、木香、海风藤、土鳖虫、豆豉姜、大皂角、香加皮、莪术、买麻藤、过江龙、香樟、徐长卿、降香、两面针、碎骨木、羊耳菊、虎杖、五味藤、千斤拔、朱砂根、横经席、穿壁风、鹰不扑、草乌、薄荷脑、樟脑。辅料为乙醇。

【功能主治】活血祛瘀,舒筋活络,消肿止痛。用于跌打扭伤以及体育运动前后消除疲劳。

【临床应用】①跌打损伤。由外力诸如跌打、扭挫所致。症见局部肿胀,疼痛,活动受限而未见皮肤破损。急性闭合性软组织损伤见上述证候者。②骨折脱位。由外伤而致。症见伤处剧烈疼痛,肢体畸形,活动受限,红肿疼痛,青紫斑块,舌红或暗,脉弦或弦数。骨折、脱臼见上述证候者。

【药理作用】镇痛、抗炎、改善血液流变学、改善微循环。

【剂型规格】澄清液体。每瓶装88 mL。

【用法用量】用药棉蘸药液轻搽患处,重症者用药液湿透药棉敷患处1小时,每日2~3次。

【不良反应】偶发皮肤瘙痒起疹。

【注意事项】①本品不宜长期或大面积使用,用药过程中如有瘙痒、起疹,暂停使用。②孕妇禁用。③血虚无瘀者禁用。

寒痛乐熨剂

【药物组成】川乌(生)、草乌(生)、麻黄、当归、吴茱萸、苍术、八角茴香、山柰、薄荷脑、樟脑、冰片、水杨酸甲酯。

【功能主治】祛风散寒,舒筋活血。用于风寒湿痹,腰腿痛。

【剂型规格】熨剂。每袋装55 g。

【用法用量】外用,每次1袋,每天1次。将外袋剪开,取出药袋,晃动数次,使药物充分松散,接触空气,手摸有热感时,置于固定袋内,覆盖于痛患处,或揭下两侧衬纸,贴于正对痛患处的内衣外侧。每袋可发热不少于15小时,产热过程中,如有结块,用手轻轻揉散。

【注意事项】①使用时防止烫伤。若温度过热,可加衬垫。②运动员慎用。③孕妇和皮肤溃烂、破损者忌用。

麝香壮骨膏

【药物组成】药材浸膏(八角茴香、山柰、生川乌、生草乌、麻黄、白芷、苍术、当归、干姜)、人工麝香、薄荷脑、水杨酸甲酯、硫酸软骨素、冰片、盐酸苯海拉明、樟脑。辅料为橡胶、松香等。

【功能主治】镇痛,消炎。用于风湿痛,关节痛,腰痛,神经痛,肌肉酸痛,扭伤,挫伤。

【临床应用】①痹病。为外感风寒湿而致。症见关节痛,腰痛,不肿或肿胀而不红不热,遇寒加重,得热症减,不发热或微热,小便清长,舌苔淡白或白腻,脉弦紧或浮紧。风湿性关节炎、类风湿关节炎见上述证候者。②跌打损伤。因外伤而致。症见伤处青红紫斑,痛如针刺,焮肿闷胀,不敢触摸,活动受限,舌质紫暗,脉弦涩。软组织损伤、捩伤见上述证候者。

【剂型规格】橡胶膏。每盒20贴,每贴7 cm × 10 cm。

【用法用量】外用。贴患处。将患处皮肤表面洗净,擦干,撕去覆盖在膏布上的隔离层,将膏面贴于患处的皮肤上。天冷时,可辅以按摩与热敷。

【不良反应】偶见皮肤红痒。

【注意事项】①忌食生冷、油腻食物。②皮肤破溃或感染处禁用。③本品不宜长期或大面积使用,用药后皮肤过敏如出现瘙痒、皮疹等现象时,应停止使用。④运动员慎用。⑤本品含盐酸苯海拉明、硫酸软骨素,哺乳期女性慎用,孕妇禁用。⑥开放性伤口忌用。

通络祛痛膏

【药物组成】当归、川芎、红花、山柰、花椒、胡椒、丁香、肉桂、荜茇、干姜、大黄、樟脑、冰片、薄荷脑。辅料为橡胶、松香、氧化锌、羊毛脂、凡士林、液体石蜡、二甲基亚砜。

【功能主治】活血通络,散寒除湿,消肿止痛。用于腰部、膝部骨性关节炎瘀血停滞、寒湿阻络证,症见关节刺痛或钝痛,关节僵硬,屈伸不利,畏寒肢冷。用于颈椎病(神经根型)瘀血停滞、寒湿阻络证,症见颈项疼痛,肩臂疼痛,颈项活动不利,肢体麻木,畏寒肢冷,肢体困重等。

【临床应用】骨痹。多因外感寒湿瘀阻脉络所致。症见腰腿疼痛有定处,重着而痛,肢重步艰,遇寒湿之邪后腰腿疼痛加重,自觉肢端冷痹,得温热减轻,多有下肢麻木刺痛感,苔白腻,脉沉而迟缓。骨性关节炎、创伤性关节炎、强直性脊柱炎、脊柱骨关节病见上述证候者。

【剂型规格】膏剂。每盒装10贴。

【用法用量】外贴患处,每次1～2贴,每日1次。用于腰部、膝部骨性关节炎,15天为1个疗程;用于颈椎病(神经根型),每次2贴,贴12小时,每日换药1次,21天为1个疗程。

【药理作用】本品有抗炎、镇痛等功效。

【不良反应】偶见贴敷处皮肤瘙痒、潮红、红疹,过敏性皮炎。

【注意事项】①每次贴敷不宜超过12小时,防止贴敷处发生过敏。②孕妇、对橡胶膏剂过敏者、过敏体质者慎用。③用药后皮肤过敏如出现瘙痒、皮疹等现象时,应停止使用,症状严重者应去医院就诊。④皮肤破损处忌用。

伤湿祛痛膏

【药物组成】生川乌、生草乌、麻黄、苍术、当归、白芷、干姜、山柰、八角茴香、薄荷脑、冰片、樟脑、水杨酸甲酯。

【功能主治】祛风湿,止痛。用于头痛,风湿痛,神经痛,扭伤及肌肉酸痛。

【剂型规格】橡胶膏。每袋3片,每片9 cm×12 cm。

【用法用量】贴患处。

【注意事项】①凡对橡胶膏剂过敏者或皮肤糜

烂有渗出液、外出血及化脓者均不宜贴用。②运动员慎用。③本品含生川乌、生草乌,不得过量、久用。

正红花油

【药物组成】水杨酸甲酯、松节油、白樟油、桂醛油、桂叶油。

【功能主治】祛风止痛。可用于风湿性骨关节痛,跌打损伤,感冒头痛,蚊虫叮咬。

【剂型规格】油状液体。每瓶装 20 mL。

【用法用量】外用,涂擦患处,每日 4～6 次。

【不良反应】本品偶有过敏反应,如出现严重不良反应请立即停用并就医。

【注意事项】①本品系外科用药,切忌服食。②勿与眼睛接触。③接触性皮炎不宜使用。④2 岁以下儿童禁用。⑤凡皮肤、黏膜破损处禁用。

第三节　补肾壮骨剂

骨伤科用补肾壮骨剂用于骨痿、骨痹,属于现代医学的骨质疏松症,可服用骨疏康胶囊、强骨胶囊等。

骨疏康胶囊

【药物组成】淫羊藿、熟地黄、骨碎补、黄芪、丹参、木耳、黄瓜子。

【功能主治】补肾益气,活血壮骨。主治肾虚兼气血不足所致的原发性骨质疏松症,症见腰背疼痛,腰膝酸软,下肢痿弱,步履艰难,神疲,目眩,舌质偏红或淡,脉平或濡细。

【临床应用】骨痹。肾虚气血不足所致的中老年骨质疏松症,症见腰脊酸痛,胫膝酸软,神疲乏力。

【剂型规格】硬胶囊剂。每粒装 0.32 g。

【用法用量】饭后口服,每次 4 粒,每日 2 次,疗程 6 个月。

【不良反应】个别患者出现上腹部不适。

【注意事项】发热期间不宜使用。

强骨胶囊

【药物组成】骨碎补总黄酮。

【功能主治】补肾,强骨,止痛。用于肾阳虚所致的骨痿,症见骨脆易折,腰背或四肢关节疼痛,畏寒肢冷或抽筋,下肢无力,夜尿频多。原发性骨质疏松症、骨量减少见上述证候者。

【剂型规格】胶囊剂。每粒装 0.25 g。

【用法用量】饭后用温开水送服,每次 1 粒,每日 3 次,3 个月为 1 个疗程。

【不良反应】偶见口干、便秘,一般不影响继续治疗。

【注意事项】感冒发热患者不宜服用。

仙灵骨葆胶囊

【药物组成】淫羊藿、续断、丹参、知母、补骨脂、地黄。

【功能主治】滋补肝肾,接骨续筋,强筋健骨。用于骨质疏松和骨质疏松症,骨折,骨关节炎,骨无菌性坏死等。

【临床应用】骨痿。因肝肾不足,瘀血阻络,筋骨失养所致。症见腰脊疼痛,足膝酸软,乏力困倦,骨脆易折。骨质疏松症见上述证候者。

【剂型规格】硬胶囊剂。每粒装 0.5 g。

【用法用量】口服,每次 3 粒,每日 2 次,4～6 周为 1 个疗程。

【注意事项】①重症感冒期间不宜服用。②孕妇禁用。

骨康胶囊

【药物组成】芭蕉根、酢浆草、补骨脂、续断、三七。

【功能主治】滋补肝肾,强筋壮骨,通络止痛。用于骨折、骨性关节炎、骨质疏松症属肝肾不足、经络瘀阻者。

【剂型规格】胶囊剂。每粒装 0.4 g。

【用法用量】口服,每次 3～4 粒,每日 3 次。

【不良反应】头痛、恶心、呕吐、肠胃不适、皮疹、肝功能异常等。

【注意事项】①消化道溃疡者慎用。②避免与有肝毒性的药物联合使用。③多种慢性病的老年患者合并用药时慎用。④对本品过敏者禁用。⑤肝功能异常者禁用。

藤黄健骨胶囊

【药物组成】熟地黄、鹿衔草、骨碎补(烫)、肉苁蓉、淫羊藿、鸡血藤、莱菔子(炒)。

【功能主治】补肾,活血,止痛。用于肥大性脊椎炎,颈椎病,跟骨刺,增生性关节炎,大骨节病。

【剂型规格】硬胶囊剂。每粒装 0.25 g。

【用法用量】口服,每次 4～6 粒,每日 2 次。

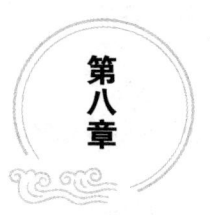

第八章

皮肤科用药

本章药物均为皮肤类病症所设。皮肤为人身之屏障,中医认为外来邪气可直接侵袭皮肤而发病,或内在脏腑气血失调,亦可影响皮肤而发病。皮肤病种类繁多,表现各异,如痤疮、湿疹、荨麻疹、黄褐斑、白癜风、银屑病、脱发、癣症等。现将几种用于皮肤病的口服或外用中成药列下。

斑秃丸

【药物组成】熟地黄、地黄、制何首乌、当归、白芍(炒)、五味子、丹参、羌活、木瓜。

【功能主治】滋补肝肾,益精养血,祛风生发。用于斑秃、全秃、普秃。

【临床应用】油风。因肝肾不足,血虚风盛所致。症见突然脱发,呈圆形或椭圆形,逐渐加重,甚至毛发全部脱落,可伴有头晕,目眩,耳鸣,五心烦热,腰腿酸软,夜寐不安。斑秃、全秃、普秃见上述证候者。

【药理作用】促进毛发生长。

【剂型规格】水蜜丸。每瓶装75 g。

【用法用量】饭后口服,每次5 g,每日3次。

【注意事项】①感冒发热患者不宜服用。②糖尿病患者禁服。③本品不适用假性斑秃及溢脂性脱发。

当归苦参丸

【药物组成】当归、苦参。辅料为蜂蜜、玉米朊。

【功能主治】凉血,祛湿。用于血燥湿热引起的头面生疮,粉刺疙瘩,湿疹刺痒,酒糟鼻赤。

【临床应用】因湿热瘀阻所致粉刺、酒齄鼻。①粉刺。症见颜面、胸背多发粉刺、炎性丘疹、脓疱或硬结,常伴有疼痛。痤疮见上述证候者。②酒齄鼻。症见鼻、颊、额、下颌部先出现红斑,日久不退,继之起炎性丘疹,脓疱,久而鼻头增大,高突不平,其形如赘。

【药理作用】本品有抗菌、抗炎及改善微循环作用。

【剂型规格】水蜜丸。每瓶装 6 g。

【用法用量】口服,每次 1 瓶,每日 2 次。

【注意事项】①切忌以手挤压患处,特别是鼻、唇周围。②用药期间不宜同时服用温热性药物。③不宜滥用化妆品及外涂药物。④脾胃虚寒者慎用。⑤孕妇禁用。

复方青黛胶囊

【药物组成】青黛、马齿苋、白芷、土茯苓、紫草、贯众、蒲公英、丹参、粉萆薢、白鲜皮、乌梅、五味子(酒制)、山楂(焦)、建曲。

【功能主治】清热解毒,化瘀消斑,祛风止痒。用于血热挟瘀、热毒炽盛证。进行期银屑病、玫瑰糠疹、药疹见上述证候者。

【临床应用】因血热所致白疕、血风疮。①白疕。症见点滴至钱币状浸润丘疹不断出现,或旧皮损面积扩大,上覆多层银屑,刮之可见薄膜现象、筛状出血,瘙痒明显,伴有心烦,口渴,咽痛,便干。银屑病进行期见上述证候者。②血风疮。症见淡红色椭圆形斑片,沿皮纹长轴分布,边缘覆盖干燥细碎鳞屑,伴有轻重不同的痒感,常见心烦,口渴,性情急躁,大便干燥,小便微黄。玫瑰糠疹见上述证候者。

【药理作用】抗表皮增生、改善微循环、降低血液黏度。

【剂型规格】胶囊剂。每粒装 0.5 g。

【用法用量】口服,每次 4 粒,每日 3 次。

【不良反应】①消化系统:主要为腹泻、腹痛、恶心、呕吐、食欲亢进、肝脏生化指标异常、药物性肝损害,严重者可出现消化道出血。②皮肤及其附件:皮疹、瘙痒,有剥脱性皮炎的个案病例报告。③血液系统:白细胞减少。④神经系统:头晕、头痛等。

【注意事项】①本品药性偏寒,脾胃虚寒、胃肠不适及体质虚弱者慎用。②孕妇禁用,儿童及哺乳期女性慎用。③用药期间注意监测肝生化指标、血象及患者临床表现,若出现肝脏生化指标异常、白细胞减少、便血及严重腹痛、腹泻等,应立即停药,及时就医。④肝脏生化指标异常、消化性溃疡、白细胞低者禁用。

湿毒清片

【药物组成】地黄、当归、丹参、蝉蜕、苦参、白鲜皮、甘草、黄芩、土茯苓。辅料为淀粉、羧甲淀粉钠、硬脂酸镁。

【功能主治】养血润燥,化湿解毒,祛风止痒。用于皮肤瘙痒症属血虚湿蕴皮肤证者。

【临床应用】风瘙痒。因血虚风燥所致。症见皮肤剧烈瘙痒,遇热易发作,入夜尤甚,夜寐不安,皮肤初无损害,但过度抓后出现抓痕、血痂、色素沉积、湿疹化、苔藓样变等。皮肤瘙痒症见上述证候者。

【药理作用】抗炎、止痒、免疫抑制。

【剂型规格】薄膜衣片剂。每片重 0.62 g。

【用法用量】口服,每次 3~4 片,每日 3 次。

【注意事项】①忌烟酒及辛辣、油腻、腥发食物。②用药期间不宜同时服用温热性药物。③因糖尿病、肾病、肝病、肿瘤等疾病引起的皮肤瘙痒,不属本品适应范围。④患处不宜用热水洗烫。⑤湿热俱盛或火热俱盛者慎用。⑥孕妇禁用。

消风止痒颗粒

【药物组成】防风、蝉蜕、地骨皮、苍术(炒)、亚麻子、当归、地黄、木通、荆芥、石膏、甘草。

【功能主治】消风清热,除湿止痒。主治丘疹样荨麻疹,也用于湿疹、皮肤瘙痒症。

【临床应用】①湿疮。因风湿热邪蕴阻肌肤所致。症见皮损初起潮红焮热,轻度肿胀,继而粟疹成片或水疱密集,渗液流津,瘙痒无休,常伴身热,口渴,心烦,大便秘结,小便短赤。湿疹见上述证候者。②风瘙痒。因风湿热邪蕴阻肌肤所致。症见皮肤瘙痒,夜间为重,遇热易发作,无原发损害,搔抓后皮肤出现抓痕、血痂、色素沉着、湿疹化、苔藓样变等。皮肤瘙痒症见上述证候者。③小儿瘾疹。因风湿热邪蕴阻肌肤所致。症见皮损为散在的梭形丘疹性风团,风团上或有水疱,瘙痒剧烈。丘疹性荨麻疹见上述证候者。

【药理作用】抗过敏、抗炎。

【剂型规格】颗粒剂。每袋装 15 g。

【用法用量】口服。1 岁以内每日 1 袋,1~4 岁每日 2 袋,5~9 岁每日 3 袋,10~14 岁每日 4 袋,15 岁以上每日 6 袋。分 2~3 次服用。或遵医嘱。

【注意事项】①阴血亏虚者不宜使用。②若有胃痛或腹泻,应及时停用。③孕妇禁用。

消银片

【药物组成】地黄、牡丹皮、赤芍、当归、苦参、金银花、玄参、牛蒡子、蝉蜕、白鲜皮、防风、大青叶、红花。

【功能主治】清热凉血,养血润肤,祛风止痒。用于血热风燥型白疕和血虚风燥型白疕,症见皮疹为点滴状、基底鲜红色,表面覆有银白色鳞屑,或皮疹表面覆有较厚的银白色鳞屑,较干燥、基底淡红色,瘙痒较甚。

【药理作用】抗过敏。

【剂型规格】片剂。每片重 0.3 g。

【用法用量】口服,每次 5~7 片,每日 3 次。1 个月为 1 个疗程。

【不良反应】诱发急性白血病,出现男性性功能障碍,长期服用可引起光感性皮炎,谷丙转氨酶升高。

【注意事项】①脾胃虚寒者慎用。②孕妇慎服。

皮肤病血毒丸

【药物组成】茜草、桃仁、荆芥穗(炭)、蛇蜕(酒炙)、赤芍、当归、白茅根、地肤子、苍耳子(炒)、地黄、连翘、金银花、苦地丁、土茯苓、黄柏、皂角刺、桔梗、益母草、苦杏仁(去皮炒)、防风、赤茯苓、白芍、蝉蜕、牛蒡子(炒)、牡丹皮、白鲜皮、熟地黄、大黄(酒炒)、忍冬藤、紫草、土贝母、川芎(酒炙)、甘草、白芷、天葵子、紫荆皮、鸡血藤、浮萍、红花。

【功能主治】清血解毒,消肿止痒。用于经络不和、湿热血燥引起的风疹,湿疹,皮肤刺痒,雀斑粉刺,面赤鼻齄,疮疡肿毒,脚气疥癣,头目眩晕,大便燥结。

【临床应用】因血热风盛、湿毒瘀结所致瘾疹、湿疹、粉刺、酒齄鼻、疖肿。①瘾疹。症见皮肤灼热刺痒,遇热加重,搔后即起红色风团,伴发热恶寒,咽喉肿痛。荨麻疹见上述证候者。②湿疮。症见皮损初起潮红焮热,轻度肿胀,继而粟疹成片或水疱密集,渗液流津,瘙痒无休,常伴身热,口渴,心烦,大便秘结,小便短赤。湿疹见上述证候者。③粉刺。症见毛囊性粉刺、丘疹、脓疱、囊肿、结节,皮损多发于面、前胸、后背等皮脂腺分布区,常伴有颜面潮红,瘙痒,食多,口臭,喜冷饮。痤疮见上述证候者。④酒齄鼻。症见红斑、丘疹、脓疱，甚至形成鼻赘，好发于鼻、颊、额、颏部，常伴口渴喜冷饮，消谷善饥，口臭，大便干燥，小便黄。⑤疖肿。症见与毛囊一致的圆锥状炎性小结节，周围色红肿硬，触痛明显，热毒较盛者，可伴有恶寒，发热，口干，尿黄，大便干。皮肤浅表化脓性疾病见上述证候者。

【药理作用】抗炎。

【剂型规格】薄膜衣水丸。每100粒重15 g。

【用法用量】口服，每次20粒，每日2次。

【注意事项】①感冒期间停服。②风寒证或肺脾气虚证荨麻疹不宜使用。③月经期或哺乳期慎用。④体弱、慢性腹泻者慎用。⑤如有油脂性成分渗达表面导致外观颜色变化，不影响服用。⑥孕妇禁服。

皮肤康洗液

【药物组成】金银花、蒲公英、蛇床子、马齿苋、土茯苓、大黄、赤芍等。

【功能主治】清热解毒，凉血除湿，杀虫止痒。主治湿热阻于皮肤所致的湿疹，见有瘙痒，红斑，丘疹，水疱，渗出，糜烂等；以及湿热下注所致阴痒，白带过多。

【临床应用】因湿热蕴阻肌肤所致湿疮、阴痒。①湿疮。症见红斑、丘疹、丘疱疹、水疱、片状糜烂、渗出等多形态皮损，自觉灼热，瘙痒剧烈，常伴身热，心烦，口渴思饮，大便秘结，小溲黄赤。急性、亚急性湿疹见上述证候者。②阴痒。症见外阴瘙痒，局部自觉灼热，带下量多，小便短赤。阴道炎见上述证候者。

【药理作用】本品具有抗炎、杀菌、止痒作用,对常见的皮肤细菌感染有抑制作用。

【剂型规格】洗剂。每瓶装 50 mL。

【用法用量】①皮肤湿疹:取适量药液直接外涂抹于患处,有糜烂面者可稀释 5 倍后湿敷,每日 2 次。②妇科病:先用清水冲洗阴道,取适量药液用温开水稀释 5 ~ 10 倍,用阴道冲洗器将药液注入阴道内保留几分钟;或坐浴,每日 2 次。或遵医嘱。

【注意事项】①本品为外用药,勿口服。②若皮肤有过敏者,应立即停药。③孕妇禁用。④月经期及酒精过敏者禁用。

荣发胶囊

【药物组成】熟地黄、制何首乌、地黄、酒萸肉、墨旱莲、山药、侧柏叶、人参、党参、茯苓、牡丹皮、泽泻、知母、地骨皮、银柴胡。

【功能主治】滋补肝肾,养阴清热,益气养血。用于肝肾不足,气血亏虚,血热风燥引起的干性脂溢性脱发及斑秃。

【临床应用】密发固发,治疗干性脂溢性脱发、斑秃等。

【剂型规格】胶囊剂。每粒装 0.5 g。

【用法用量】口服,每次 3 ~ 5 粒,每日 3 次。

【不良反应】尚不明确。

【注意事项】①忌食辛辣、油腻食物,避免情志不畅,思虑过度,烦劳过度。②儿童、孕妇应在医师指导下服用。③感冒时不宜服用。糖尿病、高血压病、肝病、心脏病、肾病等慢性病严重者应在医师指导下服用。④本品宜饭前服用。⑤服药 1 个月症状无缓解,应去医院就诊。⑥对本品过敏者禁用,过敏体质者慎用。⑦本品性状发生改变时禁止使用。⑧儿童必须在成人监护下使用。⑨请将本品放在儿童不能接触的地方。⑩如正在使用其他药品,使用本品前请咨询医师或药师。

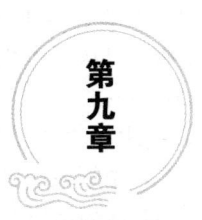

第九章 儿科用药

儿科制剂主要用于儿童感冒、急性咽炎、急性扁桃体炎、急性支气管炎、支气管肺炎、喘息性支气管炎、百日咳、腮腺炎、高热惊厥、儿童多动症、小儿病毒性心肌炎、缺铁性贫血、小儿腹泻、急性痢疾、消化不良、小儿消化功能紊乱、小儿厌食症、小儿营养不良等病,具体分为解表剂、清热剂、止咳剂、扶正剂、安神剂、消导剂。

第一节 解表剂

解表剂用于儿童感冒、急性咽炎、上呼吸道感染等,临床应当区别辛温解表剂、辛凉解表剂和表里双解剂,并根据儿童年龄合理选用给药剂量。

辛温解表剂,适用于风寒感冒,表现为恶寒,不发热或发热不甚,鼻塞声重,喷嚏,流清涕,无汗,周身酸痛,咳嗽痰白质稀,舌苔薄白,脉浮紧。可选用小儿柴桂退热颗粒等。

辛凉解表剂,适用于风热感冒,表现为发热,微恶风寒,汗出不畅,头痛,鼻塞涕浊,口干而渴，咽喉红肿疼痛，咳嗽，痰黄黏稠，舌边尖红，苔薄白微黄，脉浮数。可选用小儿金翘颗粒、小儿宝泰康颗粒等。

表里双解剂，适用于表寒里热证、表里俱热证及表热里实证，主要由解表清里剂和解表攻里剂组成，用于表里同病。解表清里剂主要以辛温解表或辛凉解表药物结合清里热药研制而成。表寒里热证症见发热恶寒，头痛，无汗，咳嗽，痰黄，口渴，咽干等；表里俱热证症见身热，目赤肿痛，口苦，舌干，口舌生疮，牙龈肿痛，咽喉肿痛，口渴饮冷等。解表攻里剂由解表药与通里攻下药组合而来，用于表热里实证，临床上通常出现表里俱热证症状，必见大便秘结，方可使用本剂。辨证后可服用小儿豉翘清热颗粒、儿感清口服液等。

兹将本书中治疗各种儿科感冒的中成药分述于下。

一、辛温解表剂

小儿柴桂退热颗粒

【药物组成】柴胡、桂枝、葛根、浮萍、黄芩、白芍、蝉蜕。

【功能主治】发汗解表，清里退热。用于小儿外感发热，症见发热，头身痛，流涕，口渴，咽红，溲黄，便干。

【剂型规格】颗粒剂。每袋装4 g；每袋装5 g。

【用法用量】开水冲服。1岁以内，每次0.5袋；1～3岁，每次1袋；4～6岁，每次1.5袋；7～14岁，每次2袋。每日4次，3天为1个疗程。

二、辛凉解表剂

小儿金翘颗粒

【药物组成】金银花、连翘、葛根、大青叶、山豆根、柴胡、甘草。

【功能主治】疏风清热,解毒利咽。用于风热袭肺所致乳蛾。症见恶寒发热,咽部红肿疼痛,吞咽时加剧,咽干灼热,喉核红肿。小儿急性扁桃体炎见上述证候者。

【药理作用】本品具有抗炎、镇痛、解热等作用。

【剂型规格】颗粒剂。每袋装 5 g。

【用法用量】开水冲服。5～7岁,每次7.5 g,每日3次;8～10岁,每次7.5 g,每日4次;11～14岁,每次10 g,每日3次;5岁以下小儿遵医嘱。

小儿宝泰康颗粒

【药物组成】连翘、地黄、滇柴胡、玄参、桑叶、浙贝母、蒲公英、南板蓝根、滇紫草、桔梗、莱菔子、甘草。

【功能主治】解表清热,止咳化痰。用于小儿风热外感,症见发热,流涕,咳嗽,脉浮。

【剂型规格】颗粒剂。每袋装 2.6 g;每袋装 4 g;每袋装 8 g。

【用法用量】温开水冲服。1岁以内,每次2.6 g;1～3岁,每次4 g;3～12岁,每次8 g。每日3次。

小儿热速清口服液

【药物组成】柴胡、黄芩、金银花、连翘、葛根、板蓝根、水牛角、大黄。

【功能主治】清热解毒，泻火利咽。用于小儿外感风热所致的感冒，症见高热，头痛，咽喉肿痛，鼻塞流涕，咳嗽，大便干结。

【临床应用】感冒。因风热之邪犯肺，肺失清肃，气机不利所致。症见高热，头痛，咳嗽，流涕，咽喉肿痛。上呼吸道感染见上述证候者。

【药理作用】本品有抗病毒、解热、抗炎、镇咳、祛痰、增强免疫功能等作用。

【剂型规格】口服液。每支装 10 mL。

【用法用量】口服。1 岁以内，每次 2.5 ~ 5 mL；1 ~ 3 岁，每次 5 ~ 10 mL；3 ~ 7 岁，每次 10 ~ 15 mL；7 ~ 12 岁，每次 15 ~ 20 mL。每日 3 ~ 4 次。

【注意事项】①风寒感冒或脾虚、大便稀薄者慎用。②服药期间忌食生冷、油腻、辛辣食物。③使用本品 4 小时后热仍不退者，可酌情增加剂量。若高热持续不退者应去医院诊治。

三、表里双解剂

小儿豉翘清热颗粒

【药物组成】连翘、淡豆豉、薄荷、荆芥、栀子（炒）、大黄、青蒿、赤芍、槟榔、厚朴、黄芩、半夏、柴胡、甘草。

【功能主治】疏风解表，清热导滞。用于小儿风热感冒夹滞证，症见发热咳嗽，鼻塞流涕，咽红肿痛，纳呆口渴，脘腹胀满，便秘或大便酸臭，溲黄等。

【剂型规格】颗粒剂。每袋装 2 g。

【用法用量】开水冲服。6 个月至 1 岁，每次 1 ~

2 g；1～3岁，每次2～3 g；4～6岁，每次3～4 g；7～9岁，每次4～5 g；10岁以上，每次6 g。每日3次。

儿感清口服液

【药物组成】荆芥穗、薄荷、化橘红、黄芩、紫苏叶、法半夏、桔梗、甘草。辅料为蔗糖。

【功能主治】解表清热，宣肺化痰。用于小儿外感风寒、肺胃蕴热证，症见发热恶寒，鼻塞流涕，咳嗽有痰，咽喉肿痛，口渴。

【临床应用】感冒。因小儿素体肺胃蕴热，复感风寒所致。症见发热恶寒，鼻塞，流清涕，咽喉肿痛，咳嗽有痰，色白，口渴，舌淡红或红，苔白，脉浮滑。小儿上呼吸道感染见上述证候者。

【剂型规格】口服溶液。每支装10 mL。

【用法用量】口服。1～3岁，每次10 mL，每日2次；4～7岁，每次10 mL，每日3次；8～14岁，每次20 mL，每日3次。

【注意事项】过敏体质者慎用。

第二节 清热剂

清热剂适用于各种疾病所见里热证，以清热、泻火、凉血、解毒药物为主组成。由于病因和临床表现不同，里热证有气分热和血分热、实热和虚热之不同，以及所在脏腑之异。临床上需根据里热所在病位和性质辨别选用。本节将小儿清热剂分为下述3种。

清热理肺剂具有清热宣肺，止咳平喘作用。用于小儿咳嗽属风热犯肺证，症见面赤身热，咳嗽气促，痰多黏稠，咽痛声哑，口渴等。可以服用儿童清肺丸等。

清利肠胃湿热剂以清热利湿为主要作用，用于感受湿邪或饮食不节，过食肥甘，酿成湿热，内蕴脾胃。症见脘腹痞满，体倦身重，大便溏泄，身热口苦，渴不多饮，尿少而黄，甚至面目皮肤发黄如橘子色，舌苔黄腻等。可服用小儿泻速停颗粒。

清热镇惊剂具有清热、豁痰、镇惊、息风作用，用于治疗高热不退、惊痫等。症见高热烦躁，神昏谵语，甚或肢体抽搐，或咽喉肿痛，口苦心烦，便秘，尿赤等。可服用瓜霜退热灵胶囊。

一、清热理肺剂

儿童清肺丸

【药物组成】麻黄、苦杏仁（炒）、石膏、甘草、桑白皮（蜜炙）、瓜蒌皮、黄芩、板蓝根、橘红、法半夏、紫苏子（炒）、葶苈子、浙贝母、紫苏叶、细辛、薄荷、枇杷叶（蜜炙）、白前、前胡、石菖蒲、天花粉、青礞石（煅）。辅料为赋形剂蜂蜜。

【功能主治】清肺，解表，化痰，止嗽。用于小儿风寒外束、肺经痰热所致的面赤身热，咳嗽气促，痰多黏稠，咽痛声哑。

【临床应用】咳嗽。因痰热内蕴于肺，复感风寒所致。症见面赤，身热，咳嗽，气促，痰多黏稠，咽痛声哑，兼见恶寒无汗，头痛身热，舌红苔白，脉浮滑。急性支气管炎见上述证候者。

【药理作用】本品有抗菌、解热、抗炎、镇咳、祛痰等作用。

【剂型规格】丸剂。每丸重 3 g。

【用法用量】口服,每次 1 丸,每日 2 次;3 岁以下每次半丸。

【注意事项】①不宜在服药期间同时服用滋补性中药。②内蕴痰热咳嗽、阴虚燥咳、体弱久咳者不适用。③运动员慎用。

二、清利肠胃湿热剂

小儿泻速停颗粒

【药物组成】地锦草、茯苓、儿茶、乌梅、焦山楂、白芍、甘草。

【功能主治】清热利湿,健脾止泻,缓急止痛,用于小儿湿热壅遏大肠所致的泄泻,症见大便稀薄如水样,腹痛,纳差。小儿秋季腹泻及迁延性、慢性腹泻见上述证候者。

【临床应用】泄泻。因湿热蕴结脾胃,运化失职,升降失调所致。症见大便稀溏,或便下不爽,气味秽臭,腹痛,纳差,或肛门灼热。小儿腹泻病见上述证候者。

【药理作用】抑制肠蠕动、镇痛、改善肠功能等。

【剂型规格】颗粒剂。每盒 12 袋,每袋装 3 g。

【用法用量】口服。6 个月以下,每次 1.5~3 g;6 个月至 1 岁,每次 3~6 g;1~3 岁,每次 6~9 g;3~7 岁,每次 10~15 g;7~12 岁,每次 15~20 g。每日 3~4 次;或遵医嘱。

【注意事项】①虚寒泄泻者不宜使用。②如病情较重,或服用1～2天后效果不佳者,可酌情增加剂量。③有脱水者可口服或静脉补液。④饮食宜清淡,忌生冷、辛辣食物。⑤服药期间,腹泻病情加重时,应到医院诊治。

三、清热镇惊剂

瓜霜退热灵胶囊

【药物组成】西瓜霜、北寒水石、石膏、滑石、磁石、玄参、水牛角浓缩粉、羚羊角、甘草、升麻、丁香、沉香、人工麝香、冰片、朱砂。

【功能主治】清热解毒,开窍镇惊。用于热病热入心包、肝风内动证,症见高热,惊厥,抽搐,咽喉肿痛。

【临床应用】①昏迷。热入心包,扰乱心神所致烦躁,神昏,谵语,舌红绛,苔干黄,脉数有力。②抽搐。热邪亢盛,引动肝风,症见高热神昏,肢体抽搐,舌红苔黄,脉弦数。高热惊厥见上述证候者。③喉痹。肺胃热盛,上蒸咽喉所致。症见咽喉肿痛,口苦舌燥,心烦,便秘,尿赤,舌红苔黄,脉数有力。急性咽炎见上述证候者。

【剂型规格】胶囊剂。每盒20粒,每粒重0.3 g。

【用法用量】1岁以内,每次0.15～0.3 g;1～3岁,每次0.3～0.6 g;3～6岁,每次0.6～0.75 g;6～9岁,每次0.75～0.9 g;9岁以上,每次0.9～1.2 g;成人,每次1.2～1.8 g。每日3～4次。

【注意事项】①不宜过量、久服。②运动员慎用。③孕妇禁服。④脾虚便溏者慎用。

第三节 止咳剂

止咳剂以化痰止咳平喘药物组成，具有止咳化痰、宣肺平喘作用，临床用于各种咳嗽喘促，痰多壅盛证。使用本节药物是需根据咳、痰、喘的不同病因病机辨证选用。现将本节药物分3类介绍。

清化热痰剂药性寒凉，具有清热化痰，清心定惊作用。临床用于痰热所致癫痫，小儿痰热惊风，热病神昏等。症见咳嗽，痰黄，或兼喘息，口干而渴等。可服用小儿肺热咳喘口服液、金振口服液等。

消积化痰剂具有清热肃肺，消积止咳作用，用于小儿饮食积滞、痰热蕴肺所致的咳嗽。症见咳嗽，夜间加重，喉间痰鸣，腹胀，口臭，排便不畅等。可服用小儿消积止咳口服液。

健脾止咳剂具有健脾益气止咳作用，用于肺脾不足、痰湿内壅所致咳嗽或痰多证。症见咳嗽，痰多黏稠，咳吐不爽，气短，喘促，动辄汗出，食少纳呆，周身乏力等。可服用小儿肺咳颗粒。

一、清化热痰剂

小儿肺热咳喘口服液

【药物组成】石膏、知母、金银花、连翘、黄芩、鱼腥草、板蓝根、麦冬、麻黄、苦杏仁、甘草。

【功能主治】清热解毒，宣肺化痰。用于热邪犯于肺卫所致发热，汗出，微恶风寒，咳嗽，痰黄，或兼喘息，口干而渴。

【药理作用】本品具有解热、祛痰、镇咳等作用。

【剂型规格】口服液。每支装 10 mL。

【用法用量】口服。1~3岁，每次 10 mL，每日3次；4~7岁，每次 10 mL，每日 4 次；8~12 岁，每次 20 mL，每日 3 次。或遵医嘱。

【不良反应】文献报道，本品能引起恶心、呕吐、胃部不适、轻度腹泻或大便次数增多等胃肠道反应。

【注意事项】①风寒感冒、风寒闭肺喘咳、内伤肺肾亏虚喘咳者不宜使用。②服药期间饮食宜清淡，忌食油腻腥荤、辛辣刺激食物。③对于支气管肺炎服药后病情未见减轻，咳喘加重者，应及时就医。

金振口服液

【药物组成】羚羊角、人工牛黄、石膏、黄芩、平贝母、青礞石、大黄、甘草。

【功能主治】清热解毒，祛痰止咳。用于小儿痰热蕴肺所致的发热，咳嗽，咳吐黄痰，咳吐不爽，舌质红，苔黄腻。

【临床应用】咳嗽。因外邪犯肺，入里化热，热灼津液，炼液成痰，阻滞气道，肺气壅滞所致。症见发热，咳嗽喘促，咳吐黄痰不爽。上呼吸道感染、小儿急性支气管炎见上述证候者。文献报道，本品尚可辅助治疗小儿支原体肺炎。

【药理作用】本品有抗病毒的作用。

【剂型规格】口服液。每支装 10 mL。

【用法用量】口服。6 个月至 1 岁，每次 5 mL，每日3次；2~3岁，每次10 mL，每日2次；4~7岁，每次10 mL，每日3次；8~14岁，每次15 mL，每日3次。疗程5~7天；或遵医嘱。

【注意事项】①肺脾虚弱、体虚久咳、大便溏泻者慎用。②服药期间忌食辛辣、油腻食物。③服药后若大便次数增多、稀薄者停药后可恢复。

二、消积化痰剂

小儿消积止咳口服液

【药物组成】山楂（炒）、槟榔、枳实、枇杷叶（蜜炙）、瓜蒌、莱菔子（炒）、葶苈子（炒）、桔梗、连翘、蝉蜕。

【功能主治】清热肃肺，消积止咳。用于小儿饮食积滞、痰热蕴肺所致的咳嗽，夜间加重，喉间痰鸣，腹胀，口臭等。

【临床应用】咳嗽。因脾失健运，乳食停滞，化热生痰，又外感风邪，肺失清肃所致。症见咳嗽痰鸣，痰黏黄稠，腹胀，口臭。上呼吸道感染、急性支气管炎见上述证候者。

【剂型规格】口服液。每支装10 mL。

【用法用量】口服。1岁以内，每次5 mL；1~2岁，每次10 mL；3~4岁，每次15 mL；5岁以上，每次20 mL。每日3次，5天为1个疗程。

【不良反应】文献报道，本品可引起腹泻。

【注意事项】①体质虚弱、肺气不足、肺虚久咳、大便溏薄者慎用。②3个月以下婴儿不宜服用。

三、健脾止咳剂

小儿肺咳颗粒

【药物组成】人参、茯苓、白术、陈皮、鸡内金、酒大黄、鳖甲、地骨皮、北沙参、炙甘草、青蒿、麦冬、桂枝、干姜、淡附片、瓜蒌、款冬花、紫菀、桑白皮、胆南星、黄芪、枸杞子。

【功能主治】健脾益肺,止咳平喘。用于肺脾不足,痰湿内壅所致咳嗽或痰多稠黄,咳吐不爽,气短,喘促,动辄汗出,食少纳呆,周身乏力,舌红苔厚。小儿支气管炎见上述证候者。

【剂型规格】颗粒剂。每袋装2 g;每袋装3 g;每袋装6 g。

【用法用量】开水冲服。1岁以内,每次2 g;1~4岁,每次3 g;5~8岁,每次6 g。每日3次。

第四节 扶正剂

本类成药用于治疗各种虚证,分别以益气、补血、滋阴、助阳的药物为主组成,具有补虚扶弱,增强抗病能力的作用。

健儿消食口服液

【药物组成】黄芪、白术(麸炒)、陈皮、莱菔子(炒)、山楂(炒)、黄芩、麦冬。

【功能主治】健脾益胃,理气消食。用于小儿饮食不节、损伤脾胃引起的纳呆食少,脘胀腹满,手足心热,自汗乏力,大便不调,以至厌食、恶食等症。

【临床应用】厌食。因脾胃虚弱，运化失调所致。症见纳呆食少，面色萎黄，脘腹胀满，容易出汗，舌苔薄白，脉弱无力。小儿厌食症见上述证候者。

【剂型规格】口服液。每支装 10 mL。

【用法用量】口服。3 岁以内，每次 5~10 mL；3 岁以上，每次 10~20 mL。每日 2 次，用时摇匀。

【注意事项】①胃阴不足者慎用。②服药期间应调节饮食，纠正不良饮食习惯。

醒脾养儿颗粒

【药物组成】一点红、毛大丁草、山栀茶、蜘蛛香。

【功能主治】醒脾开胃，养血安神，固肠止泻。用于脾气虚所致的儿童厌食，腹泻便溏，烦躁盗汗，遗尿夜啼。

【剂型规格】颗粒剂。每袋装 2 g。

【用法用量】温开水冲服。1 岁以内，每次 2 g，每日 2 次；1~2 岁，每次 4 g，每日 2 次；3~6 岁，每次 4 g，每日 3 次；7~14 岁，每次 6~8 g，每日 2 次。

【注意事项】①忌食生冷、油腻及不易消化食物。②婴儿应在医师指导下服用。③长期厌食，体弱消瘦者，及腹胀重、腹泻次数增多者应去医院就诊。④服药 7 天症状无缓解，应去医院就诊。⑤对本品过敏者禁用，过敏体质者慎用。⑥糖尿病患儿禁服。

第五节　安神剂

本类成药适用于失眠多梦,心慌,心悸,烦躁不安,记忆力减退等症,主要以养心安神、镇静催眠的药物组成。

小儿黄龙颗粒

【药物组成】熟地黄、白芍、麦冬、知母、五味子、煅龙骨、煅牡蛎、党参、石菖蒲、远志、桔梗。

【功能主治】滋阴潜阳,安神定志。用于注意缺陷多动障碍中医辨证属阴虚阳亢证者,症见多动不宁,神思涣散,性急易怒,多言多语,盗汗,口干咽燥,手足心热等。

【不良反应】个别患儿服药后出现呕吐、腹泻等。

【剂型规格】颗粒剂。每袋装 5 g。

【用法用量】温开水冲服。6～9岁,每次5 g,每日2次;10～14岁,每次10 g,每日2次。疗程为6周。

【注意事项】①本品用于6～14岁患儿,6岁以下患儿用药的安全性和有效性尚不明确。②少数患儿用药后出现血小板升高,与药物的关系尚无法确定。③本品的临床试验仅支持6周的安全性,用药超过6周的安全性和有效性尚不明确,连续用药不宜超过6周。

第六节 消导剂

消导剂以消食药物为主配伍组成,具有消食健脾、化积导滞功能。用于食积,以脘腹胀满,恶食,呕逆,泄泻等为主要症状。

小儿化食丸

【药物组成】焦山楂、六神曲(炒焦)、焦麦芽、焦槟榔、醋莪术、三棱(制)、牵牛子(炒焦)、大黄。

【功能主治】消食化滞,泻火通便。用于食滞化热所致的积滞,症见厌食,烦躁,恶心呕吐,口渴,脘腹胀满,大便干燥。

【临床应用】积滞。因乳食不节,损伤脾胃,以致宿食久停,郁滞化热所致。症见恶心呕吐,烦躁,口渴,脘腹胀满,大便干燥。小儿胃肠功能紊乱见上述证候者。

【剂型规格】丸剂。每丸重 1.5 g。

【用法用量】口服。1 岁以内,每次 1 丸;1 岁以上,每次 2 丸。每日 2 次。

【注意事项】①脾虚夹积者慎用。②服药期间不宜过食生冷、油腻食物。③本品中病即止,不宜长期服用。

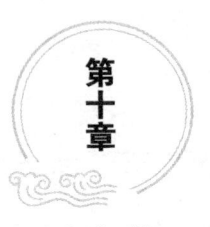

第十章 民族药

第一节 藏药

利舒康胶囊

【药物组成】手掌参、甘青青兰、红景天、烈香杜鹃、黄柏、甘草。

【功能主治】①藏医：温升胃火，生精养血，养隆宁心。用于胃火衰败、隆血亏虚所致头晕，目眩，心悸气短，动辄喘乏，食少纳差，腰膝酸软，易于疲劳，以及高原反应见上述证候者。②中医：健脾补胃，生精养血，益肺宁心。用于脾肾不足、精血亏虚所致头晕，目眩，心悸气短，动辄喘乏，食少纳差，腰膝酸软，易于疲劳，以及高原反应、高原红细胞增多症见上述证候者。

【剂型规格】胶囊剂。每粒装 0.5 g。

【用法用量】口服，每次 2 粒，每日 3 次。

如意珍宝丸

【药物组成】珍珠母、沉香、石灰华、金礞石、红花、螃蟹、丁香、毛诃子（去核）、肉豆蔻、豆蔻、余甘子、草果、香旱芹、檀香、黑种草子、降香、荜茇、诃子、高良姜、甘草膏、肉桂、乳香、木香、决明子、水牛角、黄葵子、短穗兔耳草、藏木香、人工麝香、牛黄。

【功能主治】清热,醒脑开窍,舒筋通络,干黄水。用于瘟热、陈旧热症、白脉病,四肢麻木,瘫痪,口眼歪斜,神志不清,痹病,痛风,肢体强直,关节不利。对白脉病有良效。

【剂型规格】丸剂。每丸重 0.25 g。

【用法用量】口服,每次 8 ~ 10 丸,每日 2 次。

【注意事项】①运动员慎用。②忌酸、冷、酒。

消痛贴膏

【药物组成】独一味、棘豆、姜黄、水牛角(炙)、水柏枝。

【功能主治】活血化瘀,消肿止痛。用于急、慢性扭挫伤,跌打瘀痛,骨质增生,风湿及类风湿疼痛,落枕,肩周炎,腰肌劳损和陈旧性伤痛。

【剂型规格】贴膏剂。每贴为 90 mm × 120 mm(每贴含生药 1.2 g)。

【用法用量】外用。将小袋内润湿剂均匀涂于药垫表面,润湿后直接敷于患处或穴位。每贴敷 24 小时。

【不良反应】过敏体质患者可能有胶布过敏或药物接触性瘙痒反应,甚至出现红肿、水疱等。

【注意事项】①孕妇慎用,开放性创伤忌用。②若出现过敏反应,应立即停药,并在医师指导下处理。③贴用时间勿超过 24 小时。④有药物接触性瘙痒反应者,亦可用凉开水代替稀释剂使用,疗效不变而反应程度将有所减弱。

青鹏软膏

【药物组成】棘豆、亚大黄、铁锤棒、诃子（去核）、毛诃子、余甘子、安息香、宽筋藤、人工麝香。

【功能主治】①藏医：活血化瘀，消炎止痛。用于痛风，风湿性关节炎，类风湿关节炎，热性"冈巴""黄水"病变引起的关节肿痛，扭挫伤肿痛，皮肤瘙痒，湿疹。②中医：活血化瘀，消肿止痛。用于风湿性关节炎，类风湿关节炎，骨关节炎，痛风，急、慢性扭挫伤，肩周炎引起的关节，肌肉肿胀疼痛，皮肤瘙痒，湿疹。

【临床应用】①骨伤科：风湿性关节炎，类风湿关节炎，急、慢性软组织挫伤，扭伤，肩周炎，颈椎炎，胸椎炎，腰肌劳损，骨质增生，骨折引起的肿胀疼痛等。②外科：各种烧伤、烫伤等，术后伤口、激光创面、医学美容后创面、外伤等，各种类型的瘘管、唇裂、脸裂、手裂、脚裂和冻疮等。③皮肤科：疱疹，湿疹，银屑病（牛皮癣），皮肤瘙痒等。④内科：痛风，神经性偏头痛，坐骨神经痛等。

【剂型规格】软膏剂。每支装20 g。

【用法用量】外用，取本品适量涂于患处，每日2次。

【注意事项】①破损皮肤禁用。②孕妇禁用。

白脉软膏

【药物组成】姜黄、肉豆蔻、甘松、阳起石、甘草、人工麝香、干姜、藏茴香、藏菖蒲、花椒、碱花。

【功能主治】舒筋活络。用于白脉病,瘫痪,偏瘫,筋腱强直,外伤引起的经络及筋腱断伤,手足挛急,跛行等。

【剂型规格】软膏剂。每支装 20 g。

【用法用量】外用,取本品适量涂于患处,每日 2～3 次。

第二节　蒙药

风湿二十五味丸

【药物组成】驴血粉、檀香、紫檀香、苦参、栀子、闹羊花、人工牛黄、西红花、草果、白豆蔻、紫花地丁、川楝子、人工麝香、漏芦花、石膏、玉簪花、肉豆蔻、茼麻子、枫香脂、决明子、木棉花蕊、木棉花瓣、诃子、丁香、杜仲。

【功能主治】燥"协日乌素",散瘀。用于游痛症,关节炎,类风湿。

【剂型规格】丸剂。每粒重 0.2 g。

【用法用量】口服,每次 11～15 粒,每日 1～2 次。

【注意事项】①运动员慎用。②服药期间出现恶心呕吐、腹泻、心跳缓慢、血压下降,立即停止用药。

六味安消胶囊

【药物组成】土木香、大黄、山奈、寒水石(煅)、诃子、碱花。

【功能主治】和胃健脾,导滞消积,行血止痛。用于胃痛胀满,消化不良,便秘,痛经。

【临床应用】脾胃不和,积滞内停,或冲任瘀阻或寒凝经脉,气血运行不畅,胞宫经血流通受阻所致胃痛、便秘、痛经。①胃痛。症见胃脘不适，疼痛胀闷，嗳腐吞酸，或吐不消化食物，吐食或矢气后痛减，或见口臭而渴，心烦，大便臭秽或溏薄或秘结，苔厚腻，脉滑实。②便秘。症见大便干结难解，腹胀腹痛，嗳腐吞酸，恶心呕吐，或口干口臭，心烦不安，苔厚腻，脉滑实。③痛经。症见经前或经期小腹胀痛，拒按，经量少或经行不畅，经色紫暗或夹有血块，或伴有胸胁乳房胀痛，舌紫暗或有瘀点，脉弦或弦涩。急、慢性胃炎，功能性消化不良，便秘见上述证候者。

【药理作用】明显抑制乙酸所致的小鼠扭体反应，促进小肠推进运动，对抗垂体后叶素对小鼠离体子宫的兴奋作用。

【剂型规格】胶囊剂。每粒装 0.5 g。

【用法用量】口服，每次 3~6 粒，每日 2~3 次。

【不良反应】对本品敏感或体质虚弱的患者，服用本品后可能出现大便次数增多或轻微腹泻，一般无须特殊处理，减量服用或停药即可。

【注意事项】①脾胃虚寒胃痛、便秘及热结血瘀痛经者慎用。②女性月经期应慎用。③孕妇忌服、女性哺乳期应慎用或忌用。

扎冲十三味丸

【药物组成】诃子、制草乌、石菖蒲、木香、人工麝香、珊瑚（制）、珍珠（制）、丁香、肉豆蔻、沉香、禹粮土、磁石（煅）、甘草。

【功能主治】祛风通窍，舒筋活血，镇静安神，除"协日乌素"。用于半身不遂，左瘫右痪，口眼歪斜，四肢麻木，腰腿不利，言语不清，筋骨疼痛，神经麻痹，风湿，关节疼痛。

【剂型规格】水丸。每10粒重2 g。

【用法用量】口服，晚间临睡前服，每次5~9粒，每日1次。

【注意事项】① 运动员慎用。② 年老体弱者慎用。③ 孕妇忌服。

外用溃疡散

【药物组成】寒水石（凉制）、冰片、人工麝香、石决明（煅）、雄黄、朱砂、银朱。

【功能主治】生肌，收敛。用于口舌生疮，溃疡，咽喉红肿，皮肤溃烂，外伤感染，宫颈糜烂。

【临床应用】①顽固性皮肤溃疡。如老烂脚，糖尿病足，癌性溃疡等。②湿疹。如头面部、肛周、外阴湿疹等。③过滤性病毒引起的皮肤病。如单纯性疱疹，生殖器疱疹，带状疱疹等。④开放性术后创面。如尖锐湿疣术后，肛门病术后等。

【剂型规格】散剂。每支装0.75 g。

【用法用量】外用，涂患处。口腔用细管吹入，每次少量，每日数次。妇科用专用器具放入，每次1支，每日1次，临睡前使用。

【药理作用】抑菌、抗炎、收敛保护。

【注意事项】①孕妇禁用。②运动员慎用。

第三节 维药

百癣夏塔热胶囊

【药物组成】地锦草、诃子（肉）、毛诃子（肉）、司卡摩尼亚脂、芦荟、西青果。

【功能主治】消除异常黏液质、胆液质及败血,消肿止痒。用于治疗手癣,体癣,足癣,花斑癣,银屑病,过敏性皮炎,带状疱疹,痤疮等。

【剂型规格】胶囊剂。每粒装 0.3 g。

【用法用量】口服,每次 2～3 粒,每日 3 次。

【注意事项】用药期间勿饮酒及吸烟,禁食刺激性食物。

祖卡木颗粒

【药物组成】山柰、睡莲花、破布木果、薄荷、大枣、洋甘菊、甘草、蜀葵子、大黄、罂粟壳。

【功能主治】调节异常气质,清热,发汗,通窍。用于感冒咳嗽,发热无汗,咽喉肿痛,鼻塞流涕。

【剂型规格】颗粒剂。每袋装 12 g。

【用法用量】口服,每次 1 袋,每日 3 次。

【注意事项】①儿童禁用。②运动员慎用。

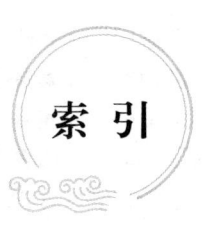

索 引

药名笔画索引

一画

一清胶囊................15

二画

二陈丸................53
十味玉泉胶囊............110
十滴水................13
七叶神安片..............121
七厘胶囊...............277
八正胶囊...............206
八珍颗粒...............83
人参归脾丸.............99
人参健脾丸.............81
儿童清肺丸............308
儿感清口服液..........307
九味双解口服液.........10
九味肝泰胶囊..........169
九味羌活颗粒............4
九味镇心颗粒..........118

三画

三七伤药胶囊..........274
三七通舒胶囊..........154
三九胃泰颗粒...........45
大补阴丸...............91
大黄利胆胶囊...........41
大黄䗪虫丸............163
上清片.................24
小儿化食丸............317
小儿金翘颗粒..........305
小儿肺咳颗粒..........314
小儿肺热咳喘口服液...311
小儿泻速停颗粒........309
小儿宝泰康颗粒........305
小儿热速清口服液......305
小儿柴桂退热颗粒......304

小儿消积止咳口服液 313
小儿黄龙颗粒 316
小儿豉翘清热颗粒 306
小金胶囊 227
小建中片 49
小活络丸 194
口炎清颗粒（无蔗糖） 272
川芎茶调颗粒 180

四画

马应龙麝香痔疮膏 221
开胸顺气丸 175
天王补心丸 116
天麻钩藤颗粒 185
元胡止痛滴丸 170
云南白药气雾剂 280
云南白药胶囊 275
云南白药膏 279
扎冲十三味丸 322
木丹颗粒 136
五子衍宗口服液 97
五苓胶囊 203
止咳橘红丸 63
牛黄上清丸 22
牛黄降压丸（片） 182
牛黄清火丸 21

牛黄清胃丸 21
牛黄清感胶囊 7
牛黄解毒片（丸） 20
气滞胃痛颗粒 169
化痔栓 222
风湿二十五味丸 321
风湿骨痛胶囊 198
风湿液 210
丹七片 144
丹红注射液 145
丹参酮胶囊 220
丹珍头痛胶囊 185
丹栀逍遥丸 167
丹膝颗粒 189
六君子丸 80
六味地黄丸（胶囊） ... 88
六味安消胶囊 321
心元胶囊 149
心可舒片 142
心灵丸 133
心神宁片 121
心脑欣丸 137
心脑康胶囊 157
双黄连颗粒 5

五画

玉屏风颗粒 11
正红花油 291

正骨水	287
正柴胡饮颗粒	4
石龙清血颗粒	186
石斛夜光丸	257
右归胶囊	95
龙血竭胶囊	275
龙胆泻肝丸	42
平肝舒络丸	168
平消胶囊	229
北豆根片	271
四物颗粒	87
四磨汤口服液	176
生血丸	87
生血宝合剂	101
生脉饮（党参方）	110
代温灸膏	226
仙灵骨葆胶囊	292
仙桂胶囊	113
白脉软膏	320
瓜霜退热灵胶囊	310
乐脉颗粒	141
外用溃疡散	323
冬凌草片	28
头痛宁胶囊	191
加味香连丸	44
加味保和丸	177
加味逍遥丸	166
皮肤病血毒丸	299
皮肤康洗液	300
孕康颗粒	248

六画

地榆槐角丸	219
耳聋左慈丸	261
芎菊上清丸	6
西黄丸	226
西黄清醒丸	272
百令胶囊	104
百乐眠胶囊	123
百癣夏塔热胶囊	323
迈之灵片	201
贞芪扶正胶囊	233
当归龙荟片	25
当归龙荟胶囊	25
当归补血口服液	85
当归苦参丸	295
同仁大活络丸	195
同仁牛黄清心丸	70
同仁乌鸡白凤丸	245
伤科灵喷雾剂	279
伤湿祛痛膏	290
华佗再造丸	193
华蟾素胶囊	232
血府逐瘀胶囊	144
血栓心脉宁片	130
血脂康胶囊	215

血塞通片 155	更年安片 247
全天麻胶囊 183	尪痹片 212
壮骨伸筋胶囊 214	连花清瘟颗粒 34
灯盏生脉胶囊 153	连翘败毒丸 219
安坤颗粒 246	利肺片 55
安宫牛黄丸 72	利脑心片 142
安神补心胶囊 117	利舒康胶囊 318
安神健脑液 122	肝爽颗粒 40
安脑丸 71	肠泰合剂 79
防风通圣丸 9	辛芳鼻炎胶囊 266
如意珍宝丸 318	沉香舒气丸 172
妇科千金片 239	良附丸 48
红核妇洁洗液 244	补中益气丸 77
	补肾益脑丸 102
七画	补肺活血胶囊 92
麦味地黄丸 89	尿毒清颗粒（无糖型）
抗宫炎分散片 241	 203
抗病毒口服液 31	阿魏酸哌嗪片 98
护肝片 38	附子理中丸 47
苁蓉益肾颗粒 98	
芪冬颐心口服液 111	**八画**
芪蓉润肠口服液 18	青鹏软膏 320
克咳胶囊 58	坤宝丸 248
苏合香丸 73	坤复康胶囊 237
苏黄止咳胶囊 60	板蓝根颗粒（无糖型）
杞菊地黄口服液（无糖型） 93	 28
	松龄血脉康胶囊 184
杞菊地黄丸 93	枫蓼肠胃康颗粒 43

枣仁地黄胶囊	120
枣仁安神液	119
虎力散胶囊	200
肾安胶囊	208
肾炎康复片	211
肾康宁胶囊	213
明目地黄丸	256
固本益肠片	74
知柏地黄丸	90
和血明目片	259
金天格胶囊	213
金水宝胶囊（片）	104
金刚藤糖浆	240
金花清感颗粒	8
金芪降糖片	108
金果饮	66
金振口服液	312
金莲花片	30
金钱草颗粒	223
金匮肾气丸	94
金喉健喷雾剂	271
金薯叶止血合剂	126
乳癖消片	249
乳癖散结颗粒	250
肺力咳合剂	60
肿痛安胶囊	191
狗皮膏（改进型）	284
京制咳嗽痰喘丸	67
注射用血栓通（冻干）	158
注射用血塞通（冻干）	160
泌淋清胶囊	205

九画

降脂灵分散片	215
参丹散结胶囊	230
参仙升脉口服液	150
参芍胶囊	131
参苓白术丸	78
参松养心胶囊	113
参莲胶囊	230
珍珠明目滴眼液	258
茵栀黄颗粒	40
茵莲清肝颗粒	39
茴香橘核丸	226
荣发胶囊	301
标准桃金娘油肠溶胶囊（成人装）	56
枳术宽中胶囊	172
枳实导滞丸	176
柏子养心丸	116
栀子金花丸	26
威麦宁胶囊	232
胃苏颗粒（无糖型）	170

咽立爽口含滴丸..........273	胆宁片..........218
咳露口服液..........37	胆舒软胶囊..........218
骨康胶囊..........293	脉血康胶囊..........154
骨疏康胶囊..........291	脉络宁颗粒..........146
香砂六君丸..........79	脉络舒通颗粒..........200
香砂平胃丸..........51	独一味胶囊..........126
香砂养胃丸..........50	急支糖浆..........59
香菊胶囊（片）..........265	亮菌口服液..........41
复方丹参滴丸（片）..........138	养心生脉颗粒..........112
复方双花口服液..........29	养正合剂..........234
复方双花片..........30	养血饮口服液..........84
复方地龙胶囊..........132	养血荣筋丸..........192
复方血栓通胶囊（片）..........260	养血清脑颗粒..........192
复方羊角颗粒..........185	养阴清肺糖浆（口服液）..........65
复方苁蓉益智胶囊..........99	养胃舒胶囊..........82
复方阿胶浆..........86	前列欣胶囊..........209
复方青黛胶囊..........295	前列舒通胶囊..........207
复方罗布麻颗粒..........187	活力苏口服液..........121
复方南星止痛膏..........286	活血止痛胶囊..........281
复方雪莲胶囊..........199	活血止痛膏..........285
复方鲜竹沥液..........62	活血通脉胶囊..........164
便通胶囊..........17	活胃散..........178
保妇康栓..........243	宫炎康颗粒（无蔗糖）..........242
保利尔胶囊..........131	宫瘤消胶囊..........251
保济口服液..........11	冠心苏合胶囊..........151
胆石利通片..........225	冠脉宁片..........139

祛风止痛胶囊	181
祛痰止咳颗粒	55
祖卡木颗粒	324
祖师麻片	195
绞股蓝总甙片	215

十画

振源胶囊	112
热炎宁颗粒	63
桂枝茯苓胶囊	236
桂枝颗粒	3
根痛平颗粒（无糖型）	283
速效救心丸	139
柴黄清热颗粒	8
眩晕宁片	189
健儿消食口服液	314
脑心通胶囊	134
脑心清片	152
脑立清胶囊	188
脑血康胶囊	165
脑安滴丸	132
脑得生片	143
益气维血胶囊	87
益心舒胶囊	134
消风止痒颗粒	297
消石利胆胶囊	224
消乳散结胶囊	251
消咳喘片	57
消栓再造丸	156
消栓通络片	156
消银片	298
消痛贴膏	319
消渴丸	106
通天口服液	181
通心络胶囊	129
通便宁片	17
通脉降糖胶囊	109
通脉养心丸	147
通宣理肺口服液	53
通络祛痛膏	289
通窍鼻炎片	266
通塞脉片	147

十一画

理中丸	47
排石颗粒	223
培元通脑胶囊	148
黄氏响声丸	268
黄杨宁片	140
黄连羊肝丸	253
黄葵胶囊	202
萆薢分清丸	212
蛇胆陈皮液	56
银杏叶片	153
银杏蜜环口服溶液	137

银黄颗粒(无糖型)...35	散结镇痛胶囊............238
银翘解毒片.................5	葛根汤颗粒..................3
甜梦口服液..............124	葆宫止血颗粒............238
麻仁软胶囊................15	紫龙金片...................233
麻仁润肠丸................14	紫雪散........................70
康妇炎胶囊..............242	跌打镇痛膏...............278
康妇消炎栓..............244	蛤蚧定喘胶囊.............67
康复新液..................220	黑骨藤追风活络胶囊 199
康莱特软胶囊...........232	舒血宁注射液............161
羚羊清肺丸................36	舒肝丸.......................167
羚翘解毒丸..................7	舒肝止痛丸...............174
清开灵口服液.............69	舒肝片.......................167
清肺抑火丸................36	舒肝和胃丸...............173
清咽片......................269	痛血康胶囊...............283
清咽润喉丸..............270	痛舒片.......................284
清咽滴丸..................269	普乐安片...................211
清咳平喘颗粒.............64	普济痔疮栓...............223
清热通淋丸..............207	湿毒清片...................297
清热散结片(胶囊)...32	温胃舒胶囊.................49
清热解毒软胶囊(口服液)...27	渴乐宁胶囊...............109
清脑复神液..............118	滋心阴胶囊.................92
颈复康颗粒..............282	寒痛乐熨剂...............288
颈舒颗粒..................282	强力天麻杜仲胶囊.....190
	强力枇杷露.................58
十二画	强力定眩片...............183
斑秃丸......................294	强肾片.........................96
越鞠保和丸..............177	强骨胶囊...................292

疏风解毒胶囊............8
蓝芩口服液............32

十三画

槐耳颗粒............231
感冒清热颗粒（含糖型、无糖型）............2
愈风宁心滴丸............151
痰咳净片（散）............61
新雪片............45
新清宁片............33

十四画

稳心颗粒............114
鼻炎康片............262
鼻渊通窍颗粒............264
鼻渊舒口服液（无糖型）............263
鲜益母草胶囊............236
精乌胶囊............124
蜜炼川贝枇杷膏............66
熊胆眼药水............255

十五画

摩罗丹............171

澳泰乐颗粒............38

十六画

橘红丸（胶囊）............62
橘红痰咳液............54
醒脾养儿颗粒............315
癃闭舒胶囊............208
癃清片............205
糖脉康颗粒............109

十八画

藤丹胶囊............186
藤黄健骨胶囊............293

十九画

藿香正气软胶囊............12
藿胆片............267

二十一画

麝香壮骨膏............288
麝香保心丸............128
麝珠明目滴眼液............254

药名拼音索引

A

Aotaile Keli 澳泰乐颗粒 38

Annao Wan 安脑丸 71

An'gong Niuhuang Wan 安宫牛黄丸 72

Aweisuan Paiqin Pian 阿魏酸哌嗪片 98

Anshen Buxin Jiaonang 安神补心胶囊 117

Anshen Jiannao Ye 安神健脑液 122

Ankun Keli 安坤颗粒 246

B

Baoji Koufuye 保济口服液 11

Banlangen Keli (Wutangxing) 板蓝根颗粒（无糖型） 28

Biaozhun Taojinniang Changrongjiaonang (Chengrenzhuang) 标准桃金娘油肠溶胶囊 （成人装） 56

Buzhong Yiqi Wan 补中益气丸 77

Bazhen Keli 八珍颗粒 ... 83

Bufei Huoxue Jiaonang 补肺活血胶囊 92

Bushen Yinao Wan 补肾益脑丸 102

Bailing Jiaonang 百令胶囊 104

Baizi Yangxin Wan 柏子养心丸 116

Bailemian Jiaonang 百乐眠胶囊 123

Baolier Jiaonang 保利尔胶囊 131

Bazheng Jiaonang 八正胶囊 206

Bixie Fenqing Wan 萆薢分清丸 212

Baogong Zhixue Keli

葆宫止血颗粒..........238

Baofukang Shuan
  保妇康栓................243
Biyankang 鼻炎康......262
Biyuanshu Koufuye（Wu tangxing) 鼻渊舒口服液（无糖型）........263
Biyuan Tongqiao Keli
  鼻渊通窍颗粒........264
Beidougen Pian
  北豆根片.................271
Bantu Wan 斑秃丸......294
Baimai Ruangao
  白脉软膏................320
Baixian Xiatare Jiaonang
  百癣夏塔热胶囊....323

C

Chaihuang Qingre Keli
  柴黄清热颗粒............8
Changtai Heji
  肠泰合剂...................79
Congrong Yishen Keli
  苁蓉益肾颗粒............98
Chenxiang Shuqi Wan
  沉香舒气丸.............172
Chuanxiong Chatiao Keli
  川芎茶调颗粒........180

D

Danggui Longhui Jiaonang
  当归龙荟胶囊..........25
Danggui Longhui Pian
  当归龙荟片..............25
Donglingcao Pian
  冬凌草片..................28
Dahuang Lidan Jiaonang
  大黄利胆胶囊..........41
Danggui Buxue Koufuye
  当归补血口服液......85
Dabuyin Wan
  大补阴丸..................91
Duyiwei Jiaonang
  独一味胶囊............126
Danqi Pian 丹七片......144
Dengzhan Shengmai Jiaonang
  灯盏生脉胶囊........153
Dahuang Zhechong Wan
  大黄䗪虫丸.............163
Danzhi Xiaoyao Wan
  丹栀逍遥丸.............167
Danzhen Toutong Jiaonang
  丹珍头痛胶囊........185
Danxi Keli 丹膝颗粒...189
Danshu Ruan Jiaonang
  胆舒软胶囊............218

Danning Pian 胆宁片 ... 218
Diyu Huaijiao Wan
　地榆槐角丸 219
Danshentong Jiaonang
　丹参酮胶囊 220
Daiwenjiu Gao
　代温灸膏 226
Dieda Zhentong Gao
　跌打镇痛膏 278
Danggui Kushen Wan
　当归苦参丸 295

E

Erchen Wan 二陈丸 53
Erlong Zuoci Wan
　耳聋左慈丸 261
Erganqing Koufuye
　儿感清口服液 307
Ertong Qingfei Koufuye(Wan)
　儿童清肺口服液（丸）
　............................... 308

F

Fangfeng Tongsheng Wan
　防风通圣丸 9
Fufang Shuanghua Koufuye
　复方双花口服液 29
Fengliao Changweikang Keli
　枫蓼肠胃康颗粒 44

Fuzi Lizhong Wan
　附子理中丸 43
Feilike Heji
　肺力咳合剂 60
Fufang Xianzhuli Ye
　复方鲜竹沥液 62
Fufang Ejiao Jiang
　复方阿胶浆 86
Fufang Congrong Yizhi
　Jiaonang 复方苁蓉益
　智胶囊 99
Fufang Dilong Jiaonang
　复方地龙胶囊 132
Fufang Danshen Diwan(Pian)
　复方丹参滴丸（片）
　............................... 138
Fufang Yangjiao Keli
　复方羊角颗粒 185
Fufang Luobuma Keli
　复方罗布麻颗粒 187
Fengshi Gutong Jiaonang
　风湿骨痛胶囊 198
Fufang Xuelian Jiaonang
　复方雪莲胶囊 199
Fengshi Ye 风湿液 210
Fuke Qianjin Pian
　妇科千金片 239
Fufang Xueshuantong Jiao

nang(Pian)复方血栓通胶囊(片)...........260

Fufang Nanxing Zhitong Gao 复方南星止痛膏 286

Fufang Qingdai Jiaonang 复方青黛胶囊........295

Fengshi Ershiwuwei Wan 风湿二十五味丸....321

G

Ganmao Qingre Keli(Hantangxing、Wutangxing)感冒清热颗粒(含糖型、无糖型)............2

Guizhi Keli 桂枝颗粒.....3

Gegentang Keli 葛根汤颗粒................3

Gejie Dingchuan Jiaonang 蛤蚧定喘胶囊..........67

Guben Yichang Pian 固本益肠片..............74

Guanmaining Pian 冠脉宁片................139

Guanxin Suhe Jiaonang 冠心苏合胶囊........151

Guizhi Fuling Jiaonang 桂枝茯苓胶囊........236

Gongyankang Keli(Wuzhetang)宫炎康颗粒(无蔗糖).....................242

Gengnianan Pian 更年安片................247

Gentongping Keli(Wutangxing)根痛平颗粒(无糖型).....................283

Goupi Gao(Gaijinxing)狗皮膏(改进型) 284

Gushukang Jiaonang 骨疏康胶囊............291

Gukang Jiaonang 骨康胶囊................293

Guashuang Tuireling 瓜霜退热灵............310

H

Huoxiang Zhengqi Ruan Jiaonang 藿香正气软胶囊..........................12

Hugan Pian 护肝片.......38

Huolisu Koufuye 活力苏口服液........121

Huangyangning Pian 黄杨宁片.................140

Huoxue Tongmai Jiaonang

活血通脉胶囊........164

Huowei San 活胃散....178

Huatuo Zaizao Wan
华佗再造丸...........193

Heiguteng Zhuifeng Huoluo Jiaonang 黑骨藤追风活络胶囊............199

Hulisan Jiaonang
虎力散胶囊............200

Huangkui Jiaonang
黄葵胶囊............202

Huazhi Shuan 化痔栓....222

Huixiang Juhe Wan
茴香橘核丸...........226

Huaier Keli
槐耳颗粒............231

Huachansu Jiaonang
华蟾素胶囊............232

Huanglian Yanggan Wan
黄连羊肝丸...........253

Hexue Mingmu Pian
和血明目片...........259

Huodan Pian
藿胆片...................267

Huangshi Xiangsheng Wan
黄氏响声丸...........268

Huoxue Zhitong Jiaonang
活血止痛胶囊........281

Huoxue Zhitong Gao
活血止痛膏............285

Hantongle Yunji
寒痛乐熨剂............288

I

J

Jiuweiqianghuo Keli
九味羌活颗粒............4

Jinhua Qinggan Keli
金花清感颗粒............8

Jiuwei Shuangjie Koufuye
九味双解口服液......10

Jinlianhua Pian
金莲花片...................30

Jiawei Xianglian Wan
加味香连丸..............44

Juhong Tanke Ye
橘红痰咳液..............54

Jizhi Tangjiang
急支糖浆...................59

Juhong Wan (Jiaonang)
橘红丸(胶囊) 63

Jinguo Yin 金果饮........66

Jingzhi Kesou Tanchuan Wan
京制咳嗽痰喘丸......67

Jingui Shenqi Wan
金匮肾气丸..............94

Jinshuibao Jiaonang (Pian)

金水宝胶囊（片）...104

Jinqi Jiangtang Pian
　金芪降糖片............108

Jiuwei Zhenxin Keli
　九味镇心颗粒........118

Jingwu Jiaonang
　精乌胶囊................124

Jinshuye Zhixue Heji
　金薯叶止血合剂....126

Jiawei Xiaoyao Wan
　加味逍遥丸............166

Jiuwei Gantai Jiaonang
　九味肝泰胶囊........169

Jiawei Baohe Wan
　加味保和丸............177

Jintian'ge Jiaonang
　金天格胶囊............213

Jiangzhiling Fensanpian
　降脂灵分散片........215

Jiaogulan Zonggan Pian
　绞股蓝总甙片........215

Jinqiancao Keli
　金钱草颗粒............223

Jingangteng Tangjiang
　金刚藤糖浆............240

Jinhoujian Penwuji
　金喉健喷雾剂........271

Jingshu Keli
　颈舒颗粒................282

Jingfukang Keli
　颈复康颗粒............282

Jinzhen Koufuye
　金振口服液............312

Jianer Xiaoshi Koufuye
　健儿消食口服液....314

K

Kangbingdu Koufuye
　抗病毒口服液..........31

Keke Jiaonang
　克咳胶囊..................58

Kelening Jiaonang
　渴乐宁胶囊............109

Kaixiong Shunqi Wan
　开胸顺气丸............175

Kangfuxin Ye
　康复新液................220

Kanglaite Ruan Jiaonang
　康莱特软胶囊........232

Kunfukang Jiaonang
　坤复康胶囊............237

Kanggongyan Fensanpian
　抗宫炎分散片........241

Kangfu Xiaoyan Shuan
　康妇消炎栓............244

Kunbao Wan 坤宝丸...248

Kouyanqing Keli (Wuzhe tang) 口炎清颗粒（无蔗糖）.................... 272

L

Lingqiao Jiedu Wan
  羚翘解毒丸................ 7
Lanqin Koufuye
  蓝芩口服液............. 32
Lianhua Qingwen Keli
  连花清瘟颗粒......... 34
Lingyang Qingfei Wan
  羚羊清肺丸............. 36
Liangjun Koufuye
  亮菌口服液............. 41
Longdan Xiegan Wan
  龙胆泻肝丸............. 42
Lizhong Wan 理中丸.... 47
Liangfu Wan 良附丸..... 48
Lifei Pian 利肺片.......... 55
Liujunzi Wan
  六君子丸................ 80
Liuwei Dihuang Wan (Jiaonang) 六味地黄丸（胶囊）...................... 88
Lemai Keli 乐脉颗粒... 141
Linaoxin Pian
  利脑心片................ 142

Longqing Pian 癃清片... 205
Longbishu Jiaonang
  癃闭舒胶囊............ 208
Lianqiao Baidu Wan
  连翘败毒丸............ 219
Longxuejie Jiaonang
  龙血竭胶囊............ 275
Lishukang Jiaonang
  利舒康胶囊............ 318
Liuwei Anxiao Jiaonang
  六味安消胶囊........ 321

M

Maren Runchang Wan
  麻仁润肠丸.............. 14
Maren Ruan Jiaonang
  麻仁软胶囊.............. 15
Milian Chuanbei Pipa Gao
  蜜炼川贝枇杷膏...... 66
Maiwei Dihuang Wan
  麦味地黄丸.............. 89
Mailuoning Keli
  脉络宁颗粒............ 146
Maixuekang Jiaonang
  脉血康胶囊............ 154
Moluo Dan 摩罗丹..... 171
Mailuo Shutong Keli

脉络舒通颗粒.........200

Maizhiling Pian
迈之灵片.............201

Milinqing Jiaonang
泌淋清胶囊...........205

Mayinglong Shexiang Zhichuang Gao 马应龙麝香痔疮膏.................221

Mingmu Dihuang Wan
明目地黄丸...........256

N

Niuhuang Qinggan Jiaonang
牛黄清感胶囊............7

Niuhuang Jiedu Pian(Wan)
牛黄解毒片（丸）....20

Niuhuang Qinghuo Wan
牛黄清火丸.............21

Niuhuang Qingwei Wan
牛黄清胃丸.............21

Niuhuang Shangqing Wan
牛黄上清丸.............22

Naoan Diwan
脑安滴丸.................132

Naoxintong Jiaonang
脑心通胶囊...........134

Naodesheng Pian
脑得生片.................143

Naoxinqing Pian
脑心清片.................152

Naoxuekang Jiaonang
脑血康胶囊...........165

Niuhuang Jiangya Wan（Pian）牛黄降压丸（片）.......................182

Naoliqing Jiaonang
脑立清胶囊...........188

Niaoduqing Keli（Wutangxing）尿毒清颗粒(无糖型).......................203

O

P

Peiyuan Tongnao Jiaonang
培元通脑胶囊........148

Pinggan Shuluo Wan
平肝舒络丸...........168

Pule'an Pian 普乐安片...211

Puji Zhichuang Shuan
普济痔疮栓...........223

Paishi Keli 排石颗粒...223

Pingxiao Jiaonang
平消胶囊.................229

Pifubing Xuedu Wan
皮肤病血毒丸........299

Pifukang Xiye
皮肤康洗液............300

Q

Qirong Runchang Koufuye
芪蓉润肠口服液 18

Qingre Jiedu Ruan Jiaonang（Koufuye）
清热解毒软胶囊（口服液） 27

Qingre Sanjie Pian（Jiaonang）清热散结片（胶囊） 32

Qingfei Yihuo Wan
清肺抑火丸 36

Qutan Zhike Keli
祛痰止咳颗粒 55

Qiangli Pipa Lu
强力枇杷露 58

Qingke Pingchuan Keli
清咳平喘颗粒 64

Qingkailing Koufuye
清开灵口服液 69

Qiju Dihuang Wan
杞菊地黄丸 93

Qiju Dihuang Koufuye（Wutangxing）
杞菊地黄口服液（无糖型） 93

Qiangshen Pian
强肾片 96

Qidong Yixin Koufuye
芪冬颐心口服液 111

Qingnao Fushen Ye
清脑复神液 118

Qiye Shen'an Pian
七叶神安片 121

Qizhi Weitong Keli
气滞胃痛颗粒 169

Qufeng Zhitong Jiaonang
祛风止痛胶囊 181

Qiangli Dingxuan Pian
强力定眩片 183

Quantianma Jiaonang
全天麻胶囊 183

Qiangli Tianma Duzhong Jiaonang 强力天麻杜仲胶囊 190

Qianlie Shutong Jiaonang
前列舒通胶囊 207

Qingre Tonglin Wan
清热通淋丸 207

Qianliexin Jiaonang
前列欣胶囊 209

Qingyan Diwan
清咽滴丸 269

Qingyan Pian 清咽片 ... 269

Qingyan Runhou Wan
清咽润喉丸 270

Qili Jiaonang
　　七厘胶囊..................277
Qianggu Jiaonang
　　强骨胶囊..................292
Qingpeng Ruangao
　　青鹏软膏..................320

R

Reyanning Keli
　　热炎宁颗粒................63
Renshen Jianpi Wan
　　人参健脾丸 81
Renshen Guipi Wan
　　人参归脾丸...............99
Rupixiao Pian
　　乳癖消片..................249
Rupi Sanjie Keli
　　乳癖散结颗粒........250
Ruyi Zhenbao Wan
　　如意珍宝丸............318

S

Shuanghuanglian Keli
　　双黄连颗粒................5
Shufeng Jiedu Jiaonang
　　疏风解毒胶囊...........8
Shidishui 十滴水 13
Shangqing Pian
　　上清片......................24

Sanjiu Weitai Keli
　　三九胃泰颗粒..........45
Shedan Chenpi Ye
　　蛇胆陈皮液..............56
Suhuang Zhike Jiaonang
　　苏黄止咳胶囊..........60
Suhexiang Wan
　　苏合香丸..................73
Shenling Baizhu Wan
　　参苓白术丸..............78
Siwu Keli 四物颗粒 87
Shengxue Wan 生血丸...87
Shengxuebao Heji
　　生血宝合剂............101
Shiwei Yuquan Jiaonang
　　十味玉泉胶囊........110
Shengmai Yin（Dangshen fang）生脉饮（党参方）
　　..............................110
Shensong Yangxin Jiaonang
　　参松养心胶囊........113
Shexiang Baoxin Wan
　　麝香保心丸............128
Shenshao Jiaonang
　　参芍胶囊................131
Suxiao Jiuxin Wan
　　速效救心丸............139

Sanqi Tongshu Jiaonang
　　三七通舒胶囊........154
Shuxuening Zhusheye
　　舒血宁注射液........161
Shugan Wan 舒肝丸...167
Shugan Pian 舒肝片...167
Shugan Zhitong Wan
　　舒肝止痛丸............174
Shugan Hewei Wan
　　舒肝和胃丸............173
Simotang Koufuye
　　四磨汤口服液........176
Songling Xuemaikang Jiaonang
　　松龄血脉康胶囊....184
Shilong Qingxue Keli
　　石龙清血颗粒........186
Shenan Jiaonang
　　肾安胶囊................208
Shenyan Kangfu Pian
　　肾炎康复片............211
Shenkangning Jiaonang
　　肾康宁胶囊............213
Shenlian Jiaonang
　　参莲胶囊................230
Shendan Sanjie Jiaonang
　　参丹散结胶囊........230
Sanjie Zhentong Jiaonang
　　散结镇痛胶囊........238

Shezhu Mingmu Diyanye
　　麝珠明目滴眼液....254
Shihu Yeguang Wan
　　石斛夜光丸............257
Sanqi Shangyao Jiaonang
　　三七伤药胶囊........274
Shangkeling Penwuji
　　伤科灵喷雾剂........279
Shexiang Zhuanggu Gao
　　麝香壮骨膏............288
Shangshi Qutong Gao
　　伤湿祛痛膏............290
Shiduqing Pian
　　湿毒清片................297

T

Tongbianning Pian
　　通便宁片..................17
Biantong Jiaonang
　　便通胶囊..................17
Tongxuan Lifei Koufuye
　　通宣理肺口服液......53
Tankejing Pian（San）
　　痰咳净片（散）......61
Tongren Niuhuang Qingxin Wan
　　同仁牛黄清心丸......70
Tangmaikang Keli
　　糖脉康颗粒............109

Tianwang Buxin Wan
天王补心丸............ 116

Tianmeng Koufuye
甜梦口服液............ 124

Tongxinluo Jiaonang
通心络胶囊............ 129

Tongmai Yangxin Wan
通脉养心丸............ 147

Tongsaimai Pian
通塞脉片................ 147

Tongtian Koufuye
通天口服液............ 181

Tianma Gouteng Keli
天麻钩藤颗粒........ 185

Tongren Dahuoluo Wan
同仁大活络丸........ 195

Tongren Wuji Baifeng Wan
同仁乌鸡白凤丸.... 245

Tongqiao Biyan Pian
通窍鼻炎片............ 266

Tongxuekang Jiaonang
痛血康胶囊............ 283

Tongshu Pian 痛舒片... 284

Tongluo Qutong Gao
通络祛痛膏............ 289

Tenghuang Jiangu Jiaonang
藤黄健骨胶囊........ 293

U

V

W

Wenweishu Jiaonang
温胃舒胶囊.............. 49

Wuzi Yanzong Koufuye
五子衍宗口服液...... 97

Wenxin Keli
稳心颗粒................ 114

Weisu Keli（Wutangxing）
胃苏颗粒（无糖型）
.... 170

Wuling Jiaonang
五苓胶囊................ 203

Wangbi Pian 尪痹片... 212

Weimaining Jiaonang
威麦宁胶囊............ 232

Waiyong Kuiyang San
外用溃疡散............ 323

X

Xiongju Shangqing Wan
芎菊上清丸................ 6

Xinqingning Pian
新清宁片.................. 33

Xinxue Pian 新雪片...... 45

Xiaojianzhong Pian
小建中片.................. 49

Xiangsha Yangwei Wan
香砂养胃丸..............50

Xiangsha Pingwei Wan
香砂平胃丸..............50

Xiaokechuan Pian
消咳喘片..................57

Xiangsha Liujun Wan
香砂六君丸..............79

Xiaoke Wan
消渴丸....................106

Xinshenning Pian
心神宁片................121

Xueshuan Xinmaining Pian
血栓心脉宁片........130

Xinling Wan 心灵丸...133

Xinnaoxin Wan
心脑欣丸................137

Xinkeshu Pian
心可舒片................142

Xuefu Zhuyu Jiaonang
血府逐瘀胶囊........144

Xinyuan Jiaonang
心元胶囊................149

Xuesaitong Pian
血塞通片................155

Xiaoshuan Tongluo Pian
消栓通络片............156

Xiaoshuan Zaizao Wan
消栓再造丸............156

Xinnaokang Jiaonang
心脑康胶囊............157

Xuanyunning Pian
眩晕宁片................189

Xiaohuoluo Wan
小活络丸................194

Xuezhikang Jiaonang
血脂康胶囊............215

Xihuang Wan 西黄丸...226

Xiaojin Jiaonang
小金胶囊................227

Xianyimucao Jiaonang
鲜益母草胶囊........236

Xiongdan Yanyaoshui
熊胆眼药水............255

Xiangju Jiaonang（Pian）
香菊胶囊（片）.....265

Xinfang Biyan Jiaonang
辛芳鼻炎胶囊........266

Xihuang Qingxing Wan
西黄清醒丸............272

Xianling Gubao Jiaonang
仙灵骨葆胶囊........292

Xiaofeng Zhiyang Keli
消风止痒颗粒........297

Xiaoyin Pian 消银片...298

Xiaoer Chaigui Tuire Keli
  小儿柴桂退热颗粒
  ...304

Xiaoer Jinqiao Keli
  小儿金翘颗粒...305

Xiaoer Baotaikang Keli
  小儿宝泰康颗粒...305

Xiaoer Resuqing Koufuye
  小儿热速清口服液
  ...305

Xiaoer Chiqiao Qingre Keli
  小儿豉翘清热颗粒...306

Xiaoer Xiesuting Keli
  小儿泻速停颗粒...309

Xiaoer Feire Kechuan Koufuye 小儿肺热咳喘口服液...311

Xiaoer Xiaoji Zhike Koufuye
  小儿消积止咳口服液
  ...313

Xiaoer Feike Keli
  小儿肺咳颗粒...314

Xingpi Yanger Keli
  醒脾养儿颗粒...315

Xiaoer Huanglong Keli
  小儿黄龙颗粒...316

Xiaoer Huashi Wan
  小儿化食丸...317

Xiaotong Tiegao
  消痛贴膏...319

Y

Yinqiao Jiedu Pian
  银翘解毒片...5

Yupingfeng Keli
  玉屏风颗粒...11

Yiqing Jiaonang
  一清胶囊...15

Yinhuang Keli（Wutangxing）
  银黄颗粒（无糖型）
  ...35

Yinlian Qinggan Keli
  茵莲清肝颗粒...39

Yinzhihuang Keli
  茵栀黄颗粒...40

Yangyin Qingfei Tangjiang
  （Koufuye）养阴清肺
  糖浆（口服液）...65

Yangweishu Jiaonang
  养胃舒胶囊...82

Yangxueyin Koufuye
  养血饮口服液...84

Yiqi Weixue Jiaonang
  益气维血胶囊...87

Yougui Jiaonang
  右归胶囊..................95
Yangxin Shengmai Keli
  养心生脉颗粒........112
Yixinshu Jiaonang
  益心舒胶囊............134
Yufeng Ningxin Diwan
  愈风宁心滴丸........151
Yinxingye Pian
  银杏叶片................153
Yuanhu Zhitong Diwan
  元胡止痛滴丸........170
Yueju Baohe Wan
  越鞠保和丸............177
Yangxue Qingnao Keli
  养血清脑颗粒........192
Yangxue Rongjin Wan
  养血荣筋丸............192
Yunkang Keli
  孕康颗粒................248
Yanlishuang Kouhandiwan
  咽立爽口含滴丸....273
Yunnan Baiyao Jiaonang
  云南白药胶囊........275
Yunnan Baiyao Gao
  云南白药膏............279
Yunnan Baiyao Qiwuji
  云南白药气雾剂....280

Z

Zhengchaihuyin Keli
  正柴胡饮颗粒............4
Zhizi Jinhua Wan
  栀子金花丸..............26
Zhike Juhong Wan
  止咳橘红丸..............63
Zixue San 紫雪散.........70
Zhibai Dihuang Wan
  知柏地黄丸..............90
Zixinyin Jiaonang
  滋心阴胶囊..............92
Zhenyuan Jiaonang
  振源胶囊................112
Zaoren Anshen Ye
  枣仁安神液............119
Zhusheyong Xueshuantong
  （Donggan）
  注射用血栓通（冻干）
 158
Zhusheyong Xuesaitong
  （Donggan）
  注射用血塞通（冻干）
 160
Zhizhu Kuanzhong Jiaonang
  枳术宽中胶囊........172
Zhishi Daozhi Wan
  枳实导滞丸............176

Zhongtongan Jiaonang
  肿痛安胶囊............191
Zushima Pian
  祖师麻片................195
Zhuanggu Shenjin Jiaonang
  壮骨伸筋胶囊........214
Zilongjin Pian
  紫龙金片................233
Zhenqi Fuzheng Jiaonang
  贞芪扶正胶囊........233

Zhenzhu Mingmu Diyanye
  珍珠明目滴眼液....258
Zhenggu Shui
  正骨水....................287
Zheng Honghuayou
  正红花油................291
Zhachong Shisanwei Wan
  扎冲十三味丸........322
Zukamu Keli
  祖卡木颗粒............324

中医病证名药名索引

内科类

感冒
风寒表实
  感冒清热颗粒（含糖型、无糖型）................2
  九味羌活颗粒....4
  正柴胡饮颗粒....4
风寒表虚
  桂枝颗粒............3
风寒夹湿
  ※藿香正气软胶囊................12

风热表证
  双黄连颗粒........5
  芎菊上清丸........6
  羚翘解毒丸........7
  牛黄清感胶囊....7
  疏风解毒胶囊....8
  金花清感颗粒....8
  清热解毒软胶囊（口服液）...27
  ※复方双花口服液................29
  ※复方双花片......30
  热炎宁颗粒......63

注：带※者为在不同中医病证中重复出现的药品。

暑热证
※ 十滴水 13
暑湿证
※ 十滴水 13
表里俱热
九味双解口服液
.... 10
表寒里热
防风通圣丸 9
时行感冒
表里俱热
※ 羚羊清肺丸 36
外感热病
热毒炽盛
新雪片 45
清开灵口服液 ... 69
热入心包
瓜霜退热灵胶囊
.... 310
热入营血
紫雪散 70
中暑
暑厥
※ 苏合香丸 73
咳嗽
风热袭肺
急支糖浆 59
※ 羚羊清肺丸 36

寒痰阻肺
※ 消咳喘片 57
痰热壅肺
止咳橘红丸 63
强力枇杷露 58
清肺抑火丸 36
清咳平喘颗粒 ... 64
京制咳嗽痰喘 ... 67
克咳胶囊 58
痰湿阻肺
二陈丸 53
祛痰止咳颗粒 ... 55
※ 蛇胆陈皮液 56
痰咳净片（散）
.... 61
复方鲜竹沥液
.... 62
※ 橘红痰咳液 54
燥热犯肺
蜜炼川贝枇杷膏
.... 66
肺阴虚证
养阴清肺糖浆 ... 65
肺肾阴虚
※ 蛤蚧定喘胶囊 ... 67
百令胶囊 104
※ 金水宝胶囊（片）
.... 104

脾胃虚弱
　※ 参苓白术丸......78
喘证
　寒痰阻肺
　　※ 消咳喘片..........57
　痰湿阻肺
　　※ 橘红痰咳液......54
　肺肾阴虚
　　※ 蛤蚧定喘胶囊
　　　.....................67
　　※ 麦味地黄丸......89
便血
　气血两虚
　　※ 人参归脾丸......99
心悸
　气血两虚
　　※ 人参归脾丸......99
　　　生血宝合剂......101
　　　当归补血口服液
　　　.....................85
　　※ 柏子养心丸......116
　心血瘀阻
　　※ 七叶神安片......121
　　※ 心可舒片..........142
　阴血亏虚
　　※ 天王补心丸......116
　　※ 安神补心胶囊
　　　.....................117

气阴两虚
　※ 稳心颗粒......114
　※ 生脉饮（党参方）
　　.....................110
　※ 参松养心胶囊
　　.....................113
　※ 益心舒胶囊......134
　※ 芪冬颐心口服液
　　.....................111
　※ 通脉养心丸......147
痰浊
　痰瘀阻滞
　　　绞股蓝总甙片
　　　.....................215
　　　血脂康胶囊......215
　瘀血阻滞
　　※ 消栓通络片......156
　肝肾两虚
　　　降脂灵分散片
　　　.....................215
　肾虚精亏
　　※ 金水宝胶囊（片）
　　　.....................104
胸痹
　瘀血阻络
　　※ 七叶神安片......121
　　　黄杨宁片..........140
　　※ 血塞通片..........155

※注射用血栓通
（冻干）.....158
复方丹参滴丸
（片）.........138
※丹七片...........144
冠脉宁片.......139
乐脉颗粒........141
※心可舒片.......142
※血府逐瘀胶囊
.....................144
冠心苏合胶囊
.....................151
速效救心丸....139
※银杏叶片.......153
※心脑康胶囊....157

气虚血瘀
麝香保心丸....128
参芍胶囊........131
※脑心通胶囊....134
※通心络胶囊....129
※血栓心脉宁片
.....................130

阴虚血瘀
滋心阴胶囊......92
※益心舒胶囊....134

气阴两虚
※稳心颗粒........114

※参松养心胶囊......
.....................113
※芪冬颐心口服液
.....................111
※通脉养心丸....147
心元胶囊........149
灯盏生脉胶囊
.....................153

痰瘀闭阻
※同仁大活络丸
.....................195

不寐
心脾两虚
※人参归脾丸......99
气血两虚
※柏子养心丸....116
安神健脑液....122
心血瘀阻
※七叶神安片....121
阴血亏虚
※天王补心丸....116
※安神补心胶囊
.....................117
枣仁安神液....119
※精乌胶囊........124
肝阳上亢
※复方罗布麻颗粒
.....................187

健忘
阴血亏虚
※ 精乌胶囊........124

厥证
痰迷心窍
※ 苏合香丸..........73

痫证
肝风内动
※ 全天麻胶囊....183

胃脘痛
寒凝气滞
※ 良附丸..............48
脾胃湿热
※ 三九胃泰颗粒...45
湿浊中阻
※ 香砂平胃颗粒...51
气滞血瘀
※ 三九胃泰颗粒...45
脾胃虚寒
温胃舒胶囊......49
小建中片........49
※ 香砂养胃丸......50
脾胃气虚
六君子丸..........80
※ 摩罗丹............171
胃阴亏虚
养胃舒胶囊......82

肝胃不和
气滞胃痛颗粒
..................169
胃苏颗粒（无糖型）............170
※ 沉香舒气丸....172
越鞠保和丸....177

呕吐
暑湿伤中
保济口服液......11
※ 藿香正气软胶囊
......................12
湿阻中焦
※ 香砂平胃颗粒...51
痰浊内阻
※ 蛇胆陈皮液......56
寒凝气滞
※ 良附丸..............48
肝胃不和
※ 沉香舒气丸....172
脾胃虚寒
※ 理中丸..............47

痞满
食滞胃肠
开胸顺气丸....175
加味保和丸....177
食滞化热
※ 枳实导滞丸....176

353

脾胃虚寒
※ 香砂养胃丸......50
脾胃气虚
※ 摩罗丹...........171
肝郁脾虚
※ 香砂六君丸......79
脾虚食滞
人参健脾丸......81

泄泻
暑湿证
※ 藿香正气软胶囊
............12
湿热内蕴
肠泰合剂..........79
气滞湿困
枫蓼肠胃康颗粒
............43
脾胃气虚
※ 补中益气丸......77
※ 参苓白术丸......78
脾胃虚寒
※ 理中丸.............47
※ 附子理中丸......47
脾肾阳虚
固本益肠片......74
※ 香砂六君丸......79

痢疾
湿热蕴结
加味香连丸......44

※ 枳实导滞丸....176

便秘
津亏肠燥
麻仁软胶囊......15
苁蓉润肠口服液
............18
实热内结
※ 上清片.............24
麻仁润肠丸......14
一清胶囊..........15
通便宁片..........17
※ 当归龙荟胶囊
............25
※ 当归龙荟片......25
※ 新清宁片.........33
大肠湿热
※ 地榆槐角丸....219
饮食停滞
六味安消胶囊
............321

胁痛
肝胆湿热
茵莲清肝颗粒
............39
大黄利胆胶囊
............41
※ 龙胆泻肝丸......42
肝气郁结
舒肝止痛丸....174

平肝舒络丸....168
肝胃不和
※ 沉香舒气丸....172
※ 舒肝和胃丸....173
肝郁脾虚兼血瘀
九味肝泰胶囊
....169
肝郁脾虚
护肝片....38
加味逍遥丸....166
肝郁毒蕴
澳泰乐颗粒....38

黄疸
肝胆湿热
茵栀黄颗粒....40

头痛
外感风寒
川芎茶调颗粒
....180
风火上攻
※ 牛黄上清丸....22
瘀血阻络
※ 丹七片....144
※ 心可舒片....142
※ 血府逐瘀胶囊
....144
通天口服液....181

肝阳上亢
※ 愈风宁心滴丸
....151
※ 全天麻胶囊....183
心肝火旺，痰热壅盛
※ 牛黄降压丸（片）
....182
痰湿中阻，肝肾不足
※ 眩晕宁片....189
血虚肝旺
※ 养血清脑颗粒
....192

眩晕
风火上攻
※ 上清片....24
※ 牛黄上清丸....22
肝火上扰
※ 当归龙荟胶囊....25
※ 龙胆泻肝丸....42
肝阳上亢
※ 愈风宁心滴丸
....151
※ 全天麻胶囊....183
松龄血脉康胶囊
....184
※ 复方罗布麻颗粒
....187
脑立清胶囊....188

肝肾阴虚
※ 杞菊地黄丸......93
※ 杞菊地黄口服液
（无糖型）...93

气血两虚
※ 益气维血胶囊...87

瘀血阻络
※ 脑得生片........143
※ 丹七片............144
※ 心可舒片........142
※ 心脑康胶囊....157

心肝火旺，痰热壅盛
※ 牛黄降压丸（片）
..........................182

痰湿中阻，肝肾不足
※ 眩晕宁片........189

血虚肝旺
※ 养血清脑颗粒
..........................192

中风

瘀血阻络
※ 脑得生片........143
※ 血塞通片........155
三七通舒胶囊
..........................154
※ 注射用血栓通
（冻干）.....158
※ 银杏叶片........153

※ 消栓通络片....156
脑血康胶囊....165
石龙清血颗粒
..........................186
强力天麻杜仲胶
囊..................190

痰浊阻窍
※ 苏合香丸..........73

痰热阻窍
安宫牛黄丸......72

风痰瘀阻
华佗再造丸....193
※ 同仁大活络丸
..........................195

气虚血瘀
复方地龙胶囊
..........................132
※ 脑心通胶囊....134
※ 通心络胶囊....129
脑安滴丸........132
※ 血栓心脉宁片
..........................130

肝肾阴虚，气虚血瘀
※ 脉络宁颗粒....146

水肿

脾虚湿盛
尿毒清颗粒（无
糖型）........203

脾肾气虚
肾炎康复片....211
阳虚水泛
五苓胶囊........203
阴阳两虚
※ 强肾片...............96
热淋
膀胱湿热
癃清片............205
泌淋清胶囊....205
※ 八正胶囊........206
※ 金钱草颗粒....223
肾虚血瘀，湿热蕴结
肾安胶囊........208
前列欣胶囊....209
石淋
湿热下注
※ 八正胶囊........206
※ 金钱草颗粒....223
排石颗粒........223
血淋
膀胱湿热
※ 八正胶囊........206
白浊
草薢分清丸....212
癃闭
膀胱湿热
癃闭舒胶囊....208

肾气不固
普乐安片........211
消渴
气阴两虚
消渴丸............106
金芪降糖片....108
糖脉康颗粒....109
渴乐宁胶囊....109
十味玉泉胶囊
....................110
肾阴不足
※ 六味地黄丸（胶囊）................88
阳痿
肾精亏虚
※ 五子衍宗口服液
........................97
肾阳不足
※ 右归胶囊..........95
遗精
肾阴亏损
※ 大补阴丸..........91
※ 知柏地黄丸......90
※ 六味地黄丸（胶囊）................88
肾精亏虚
※ 五子衍宗口服液
........................97

※补肾益脑丸....102
肾阳不足
　　※右归胶囊..........95
　　※强肾片..............96
早泄
　肾精亏虚
　　※五子衍宗口服液
　　　...................97
　肾阳不足
　　※右归胶囊..........95
不育
　肾精亏虚
　　※五子衍宗口服液
　　　...................97
痹病
　风湿寒痹
　　复方雪莲胶囊
　　　..................199
　　风湿骨痛胶囊
　　　..................198
　　黑骨藤追风活络
　　　胶囊...........199
　　风湿液............210
　　代温灸膏........226
　　祛风止痛胶囊
　　　..................181
　　※麝香壮骨膏....288

　瘀血阻络
　　※独一味胶囊....126
　风寒湿瘀
　　祖师麻片........195
　　※同仁大活络丸
　　　..................195
　　狗皮膏（改进型）
　　　..................284
　风湿痰瘀
　　肿痛安胶囊....191
　　小活络丸........194
　风湿痹阻，肝肾亏虚
　　尪痹片............212
虚劳
　阴虚证
　　※大补阴丸..........91
　　※知柏地黄丸......90
　　※六味地黄丸（胶
　　　囊）...............88
　　※麦味地黄丸......89
　　※杞菊地黄丸......93
　　※杞菊地黄口服液
　　　（无糖型）.....93
　气阴两虚
　　※生脉饮（党参
　　　方）..............110
　　养心生脉颗粒
　　　..................112

贞芪扶正胶囊
　　............233
气血两虚
　　※ 八珍颗粒..........83
　　※ 养血饮口服液
　　..................84
　　※ 益气维血胶囊
　　..................87
　　※ 补肾益脑丸....102
　　复方阿胶浆......86
　　活力苏口服液
　　..................121

外科类

疔
　热毒蕴结
　　※ 西黄丸............226
疖
　湿毒瘀结
　　※ 皮肤病血毒丸
　　..................299
痈
　热毒内盛
　　※ 西黄丸............226
疮疡
　热毒瘀结
　　※ 西黄丸............226
　　连翘败毒丸....219

流注
　热毒痰瘀
　　※ 西黄丸............226
瘿瘤
　痰气凝滞
　　※ 小金胶囊........227
瘰疬
　热毒郁滞，痰瘀互结
　　※ 西黄丸............226
　痰气凝滞
　　※ 小金胶囊........227
乳痈
　痰热互结
　　※ 乳癖消片........249
乳癖
　气郁痰凝
　　※ 小金胶囊........227
　　※ 乳癖消片........249
　　乳癖散结颗粒
　　..................250
疝气
　寒凝气滞
　　茴香橘核丸....226
脱肛
　脾虚气陷
　　※ 补中益气丸......77
痔疮
　湿热瘀阻
　　马应龙麝香痔疮
　　膏..................221

化痔栓 222
血热风盛
※ 地榆槐角丸 219
癥瘕
瘀血阻滞
※ 脉血康胶囊 154
※ 大黄䗪虫丸 163
※ 活血通脉胶囊 164
平消胶囊 229
参莲胶囊 230
※ 桂枝茯苓胶囊 236
湿热瘀阻
※ 金刚藤糖浆 240
热毒内蕴
参莲胶囊 230
华蟾素胶囊 232
气虚血瘀
槐耳颗粒 231
康莱特软胶囊 232
脱疽
气血两虚，毒瘀阻络
※ 脉络宁颗粒 146
通塞脉片 147
股肿
湿热瘀阻
脉络舒通颗粒 200

皮肤科类

白疕
血热风燥
消银片 298
蛇皮癣
血热风燥
※ 复方青黛胶囊 295
粉刺
湿热瘀阻
※ 当归苦参丸 295
※ 皮肤病血毒丸 299
风瘙痒
湿热蕴肤
※ 消风止痒颗粒 297
血虚风燥
湿毒清片 297
酒齄鼻
湿热瘀阻
※ 当归苦参丸 295
※ 皮肤病血毒丸 299

湿疮
湿毒瘀阻
* 消风止痒颗粒 297
* 皮肤病血毒丸 299

湿毒蕴结
* 皮肤康洗液 300

油风
肝肾不足，血虚风盛
斑秃丸 294

血风疮
血热风燥
* 复方青黛胶囊 295

瘾疹
湿毒蕴肤
* 皮肤病血毒丸 299

妇科类

月经量多
肝肾阴虚
葆宫止血颗粒 238

气血两虚
* 八珍颗粒 83

月经先期
气血两虚，阴虚有热
* 同仁乌鸡白凤丸 245

阴虚血热
安坤颗粒 246

月经先后不定期
气血两虚，阴虚有热
* 同仁乌鸡白凤丸 245

月经过少
瘀阻胞宫
* 鲜益母草胶囊 236

月经不调
气滞血瘀
* 散结镇痛胶囊 238

血虚血瘀
四物颗粒 87

闭经
气滞血瘀
* 大黄䗪虫丸 163

瘀血阻滞
* 脉血康胶囊 154
* 活血通脉胶囊 164

痛经
气滞血瘀
※ 丹七片 144
※ 散结镇痛胶囊 238

瘀血阻络
※ 桂枝茯苓胶囊 236
※ 独一味胶囊 ... 126

崩漏
气血两虚
※ 养血饮口服液 84
※ 同仁乌鸡白凤丸 245

气血两虚，阴虚有热
※ 同仁乌鸡白凤丸 245

绝经前后诸证
阴虚火旺
更年安片 247
坤宝丸 248

带下
湿热下注
※ 龙胆泻肝丸 42
妇科千金片 239

※ 桂枝茯苓胶囊 236

抗宫炎分散片 241
※ 康妇消炎栓 244

湿热瘀阻
坤复康胶囊 237
※ 金刚藤糖浆 240

脾虚湿盛
※ 人参归脾丸 99

气血两虚，任带不固
※ 同仁乌鸡白凤丸 245

气血两虚，阴虚有热
※ 同仁乌鸡白凤丸 245

恶露不尽
瘀血阻滞
※ 鲜益母草胶囊 236
※ 桂枝茯苓胶囊 236

阴蚀
湿热下注
※ 康妇消炎栓 244

阴挺
脾虚气陷
※ 补中益气丸 77

阴痒
湿热下注
※ 康妇消炎栓 244

※皮肤康洗液....300

湿毒下注

※康妇消炎栓....244

儿科类

感冒

风寒束表

儿感清口服液....307

咳嗽

痰热蕴肺

小儿消积止咳口服液....313

痰热阻肺

儿童清肺丸....308

外感夹滞

小儿豉翘清热颗粒....306

眼科类

胞肿如桃

肝火上炎

※黄连羊肝丸....253

溢泪症

肝肾不足

※明目地黄丸....256

胬肉攀睛

肝火上炎

※黄连羊肝丸....253

暴风客热

肝经风热

※黄连羊肝丸....253

熊胆眼药水....255

天行赤眼

天行疫毒

※黄连羊肝丸....253

圆翳内障

肝肾阴虚

※杞菊地黄丸....93

※杞菊地黄口服液（无糖型）....93

麝珠明目滴眼液....254

※石斛夜光丸....257

视瞻昏渺

肝肾阴虚

※明目地黄丸....256

※石斛夜光丸....257

肝火上炎

※黄连羊肝丸....253

青盲

肝肾阴虚

※石斛夜光丸....257

干涩昏花
肝肾亏虚
※ 明目地黄丸....256

耳鼻喉科类
耳鸣
肝胆实火
※ 当归龙荟胶囊...25
※ 当归龙荟片......25
※ 龙胆泻肝丸......42
肝肾阴虚
※ 耳聋左慈丸....261

耳聋
肝胆实火
※ 当归龙荟胶囊...25
※ 当归龙荟片......25
※ 龙胆泻肝丸......42
肝肾阴虚
※ 耳聋左慈丸....261

鼻窒
肺经风热
※ 鼻渊通窍颗粒....264

鼻渊
风热蕴肺
※ 鼻渊通窍颗粒....264

辛芳鼻炎胶囊....266
胆经郁热
鼻渊舒口服液（无糖型）........263

鼻鼽
风热蕴肺，表虚不固
通窍鼻炎片....266

急喉痹
外感风热
金喉健喷雾剂....271
咽立爽口含滴丸....273
外感风热，火毒内蕴
※ 银黄颗粒（无糖型）..............35
清咽滴丸........269
火毒内盛
※ 板蓝根颗粒（无糖型）..........28
※ 冬凌草片..........28
蓝芩口服液....32
西黄清醒丸....272
※ 羚羊清肺丸....36
※ 清咽润喉丸....270
※ 北豆根片........271

慢喉瘖

外感风热，火毒内蕴
※ 银黄颗粒（无糖型）..............35

火毒内盛
※ 冬凌草片..........28

肺热阴虚
金果饮..............66

急乳蛾

外感风热
※ 复方双花口服液..............29
※ 复方双花片......30

外感风热，肺胃热盛
※ 银黄颗粒（无糖型）..............35

火毒内盛
※ 板蓝根颗粒（无糖型）..........28

火毒内蕴
※ 冬凌草片..........28
※ 北豆根片........271

慢乳蛾

外感风热，肺胃热盛
※ 银黄颗粒（无糖型）..............35

急喉瘖

火毒内盛
※ 清咽润喉丸....270

风热痰阻
黄氏响声丸....268

口齿科类

口疮

肺胃热盛
栀子金花丸......26

肺胃热盛，风热上攻
※ 上清片............24
※ 牛黄上清丸..22

热毒内盛
※ 冬凌草片..........28

虚火上攻
口炎清颗粒（无蔗糖）........272

牙痛

胃火炽盛
※ 新清宁片..........33

热毒内盛
※ 上清片..............24
牛黄解毒片（丸）..............20

风火上攻
牛黄清火丸......21
※ 牛黄上清丸......22

牙宣

风火上攻
※ 牛黄上清丸......22

胃火炽盛
 牛黄清胃丸......21

骨伤科类

跌打损伤
 瘀血阻络
  ※活血通脉胶囊
 164
  ※同仁大活络丸
 195
  三七伤药胶囊
 274
  龙血竭胶囊....275
  云南白药胶囊
 275
  七厘胶囊......277
  跌打镇痛膏....278
  伤科灵喷雾剂
 279
  云南白药膏....279
  活血止痛胶囊
 281
  痛血康胶囊....283
  痛舒片......284
  ※正骨水............287
  ※独一味胶囊....126

风寒湿瘀
  ※麝香壮骨膏....288
瘀血阻络，气血不荣
  养血荣筋丸....192

骨折筋伤
 瘀血阻络
  ※独一味胶囊....126

骨痹
 瘀血阻络
  颈舒颗粒........282
  ※正骨水............287
 风湿瘀阻
  颈复康颗粒....282
 风寒湿瘀
  通络祛痛膏....289
  根痛平颗粒（无糖型）........283
 肝肾不足，风湿寒阻
  壮骨伸筋胶囊
 214

骨痿
 肝肾不足
  骨疏康胶囊....291
  仙灵骨葆胶囊
 292

西医病症名药名索引

内科类

感染性疾病

流行性感冒
葛根汤颗粒........3
正柴胡饮颗粒....4
连花清瘟颗粒
.....................34
※牛黄清感胶囊....7
※抗病毒口服液...31
※复方双花口服液
.....................29
※复方双花片......30
※羚羊清肺丸......36

病毒性肝炎
澳泰乐颗粒........38
※护肝片...............38
茵莲清肝颗粒
.....................39
茵栀黄颗粒......40
※龙胆泻肝丸......42
※人参健脾丸......81
※华蟾素胶囊....232

流行性腮腺炎
※清热解毒软胶囊
（口服液）...27

流行性乙型脑炎
※安宫牛黄丸......72

流行性脑脊髓膜炎
※安宫牛黄丸......72

细菌性痢疾
加味香连丸......44
※枳实导滞丸....176
※清热散结胶囊
.....................32

肺结核病
※大补阴丸..........91
※麦味地黄丸......89

肺门淋巴结核
※参苓白术丸......78

淋巴结结核
※防风通圣丸......9
※小金胶囊........227

败血症
※安宫牛黄丸......72

注：带※者为在不同西医病症中重复出现的药品。

化学、物理因素所致疾病
晕动病
※ 保济口服液 11

代谢疾病和营养疾病
2 型糖尿病
※ 振源胶囊 112
※ 大补阴丸 91
※ 六味地黄丸（胶囊） 88
※ 麦味地黄丸 89
消渴丸 106
金芪降糖片 108
十味玉泉胶囊 110

高脂血症
※ 心可舒片 142
心元胶囊 149
※ 灯盏生脉胶囊 153
※ 活血通脉胶囊 164
※ 强力定眩片 183
※ 松龄血脉康胶囊 184
※ 同仁大活络丸 195
降脂灵分散片 215

绞股蓝总甙片 215
血脂康胶囊 215
※ 金水宝胶囊（片） 104

内分泌系统疾病
单纯性甲状腺肿
※ 小金胶囊 227

甲状腺功能亢进症
※ 天王补心丸 116

甲状腺腺瘤
※ 小金胶囊 227

循环系统疾病
心律失常
稳心颗粒 114
※ 振源胶囊 112
※ 补肾益脑丸 102
※ 生血宝合剂 101
※ 天王补心丸 116
※ 安神补心胶囊 117
※ 安神健脑液 122
参松养心胶囊 113
※ 益心舒胶囊 134
※ 心可舒片 142

脑动脉粥样硬化
※ 安神健脑液 122
※ 脑得生片 143

索 引

冠状动脉粥样硬化性心脏病
- ※ 滋心阴胶囊......92
- ※ 七叶神安片....121
- ※ 麝香保心丸....128
- ※ 参芍胶囊........131
- ※ 血塞通片........155
- ※ 益心舒胶囊....134
- ※ 注射用血栓通（冻干）.....158
- ※ 复方丹参滴丸（片）........138
- ※ 丹七片............144
- ※ 银杏叶片........153
- ※ 心脑康胶囊....157
- ※ 血栓心脉宁片........130

冠心病心绞痛
- ※ 振源胶囊........112
- ※ 苏合香丸..........73
- ※ 滋心阴胶囊......92
- ※ 麝香保心丸....128
- ※ 参芍胶囊........131
- ※ 血塞通片........155
- ※ 益心舒胶囊....134
- ※ 注射用血栓通（冻干）.....158
- 芪冬颐心口服液........111
- ※ 复方丹参滴丸（片）........138
- ※ 丹七片............144
- 冠脉宁片........139
- ※ 乐脉颗粒........141
- ※ 心可舒片........142
- 血府逐瘀胶囊........144
- 通脉养心丸....147
- 冠心苏合胶囊........151
- 速效救心丸....139
- ※ 愈风宁心滴丸........151
- ※ 舒血宁注射液........161
- ※ 银杏叶片........153
- ※ 通心络胶囊....129
- ※ 灯盏生脉胶囊........153
- ※ 心脑康胶囊....157
- ※ 血栓心脉宁片........130
- ※ 活血通脉胶囊........164
- ※ 同仁大活络丸........195

369

心肌梗死
※ 利脑心片 142

高血压病
※ 龙胆泻肝丸 42
※ 六味地黄丸（胶囊） 88
※ 杞菊地黄丸 93
※ 杞菊地黄口服液（无糖型）... 93
※ 生血宝合剂 101
※ 天王补心丸 116
※ 心可舒片 142
※ 愈风宁心滴丸 151
※ 通天口服液 181
※ 牛黄降压丸（片） 182
※ 强力定眩片 183
※ 全天麻胶囊 183
※ 松龄血脉康胶囊 184
※ 复方罗布麻颗粒 187
※ 脑立清胶囊 188
※ 眩晕宁片 189
※ 养血清脑颗粒 192

病毒性心肌炎
※ 人参归脾丸 99

※ 天王补心丸 116
※ 安神补心胶囊 117

肺源性心脏病
※ 祛痰止咳颗粒 ... 55
※ 橘红痰咳液 54

呼吸系统疾病

上呼吸道感染
感冒清热颗粒（含糖型、无糖型） 2
桂枝颗粒 3
九味羌活颗粒 4
银翘解毒片 5
双黄连颗粒 5
羚翘解毒丸 7
※ 小儿消积止咳口服液 313
※ 儿感清口服液 307
※ 抗病毒口服液 ... 31
※ 新雪片 45
※ 瓜霜退热灵胶囊 310
疏风解毒胶囊 8
防风通圣丸 9
※ 清热解毒软胶囊（口服液） ... 27

※复方双花口服液 29
※复方双花片 30
※银黄颗粒（无糖型） 35
※通宣理肺口服液 53
※热炎宁颗粒 63
※羚羊清肺丸 36
※清开灵口服液 36
※清热散结胶囊 32

胃肠型感冒
※保济口服液 11
藿香正气软胶囊 12

急性支气管炎
※小儿消积止咳口服液 313
※新雪片 45
※通宣理肺口服液 53
※急支糖浆 59
※儿童清肺丸 308
复方鲜竹沥液 62
※热炎宁颗粒 63

※清咳平喘颗粒 64
※羚羊清肺丸 36
※清开灵口服液 69
※清热散结胶囊 32
※北豆根片 271

急、慢性支气管炎
止咳橘红丸 63
※痰咳净片（散） 61
强力枇杷露 58
※蜜炼川贝枇杷膏 66
肺力咳合剂 60

慢性支气管炎
二陈丸 53
※祛痰止咳颗粒 55
※消咳喘片 57
※急支糖浆 59
※清咳平喘颗粒 64
养阴清肺糖浆 65
※橘红痰咳液 54
※蛤蚧定喘胶囊 67

371

※ 五苓胶囊........203
※ 百令胶囊........104
※ 金水宝胶囊（片）
　　.................. 104

喘息性支气管炎
※ 痰咳净片（散）
　　.................... 61
※ 蛤蚧定喘胶囊
　　.................... 67
※ 克咳胶囊..........58
※ 百令胶囊........104
※ 金水宝胶囊（片）
　　.................. 104

支气管炎
　　蛇胆陈皮液......56
※ 清肺抑火丸......36
※ 克咳胶囊..........58
※ 标准桃金娘油肠
　　溶胶囊（成人
　　装）..............56

慢性阻塞性肺病（肺气肿）
※ 痰咳净片（散）
　　.................... 61
※ 橘红痰咳液......54

肺炎
※ 热炎宁颗粒......63
※ 清肺抑火丸......36

消化系统疾病

急性胃炎
※ 良附丸..............48
※ 舒肝和胃丸....173
※ 越鞠保和丸....177

急、慢性胃炎
※ 良附丸..............48
※ 香砂平胃颗粒
　　.................... 51
※ 六味安消胶囊
　　.................. 321

急、慢性胃肠炎
※ 附子理中丸......47
※ 加味保和丸....177

急性胃肠炎
※ 保济口服液......11
　　枫蓼肠胃康颗粒
　　.................... 43

慢性胃肠炎
※ 人参健脾丸......81
※ 代温灸膏........226
※ 香砂平胃颗粒
　　.................... 51

慢性胃炎
※ 三九胃泰颗粒...45
※ 理中丸..............47
　　温胃舒胶囊......49
※ 香砂养胃丸......50

养胃舒胶囊......82
※ 六君子丸..........80
※ 舒肝止痛丸....174
※ 气滞胃痛颗粒
　　..................169
※ 胃苏颗粒（无糖
　　型）............170
摩罗丹......171
※ 沉香舒气丸....172
※ 香砂平胃颗粒..51

慢性结肠炎
※ 附子理中丸......47
※ 补中益气丸......77
※ 参苓白术丸......78
※ 人参健脾丸......81
※ 右归胶囊..........95

消化性溃疡
※ 理中丸..............47
※ 附子理中丸......47
小建中片..............
※ 香砂养胃丸......50
※ 良附丸..............48
※ 舒肝止痛丸....174
※ 胃苏颗粒（无糖
　　型）............170
※ 沉香舒气丸....172
※ 舒肝和胃丸....173

※ 香砂平胃颗粒
　　....................51

急、慢性肠炎
※ 附子理中丸......47

急性肠炎
※ 清热散结胶囊...32

慢性肠炎
※ 理中丸..............47
固本益肠片......74
※ 补中益气丸......77
※ 五苓胶囊........203

神经性厌食
※ 参苓白术丸......78

功能性胃肠病
※ 理中丸..............47
※ 参苓白术丸......78
※ 人参健脾丸......81
※ 香砂平胃颗粒...51

功能性消化不良
※ 三九胃泰颗粒...45
※ 香砂养胃丸......50
※ 参苓白术丸......78
香砂六君丸......79
※ 人参健脾丸......81
※ 气滞胃痛颗粒
　　..................169
枳术宽中胶囊
　　..................172

开胸顺气丸.....175
※ 枳实导滞丸.....176
※ 越鞠保和丸.....177
※ 加味保和丸.....177
※ 香砂平胃颗粒.....51
※ 六味安消胶囊.....321

溃疡性结肠炎
※ 六君子丸.....80

肠易激综合征
※ 六君子丸.....80
※ 参苓白术丸.....78

便秘
麻仁润肠丸.....14
麻仁软胶囊.....15
通便宁片.....17
当归龙荟胶囊.....25
当归龙荟片.....25
芪蓉润肠口服液.....18
※ 新清宁片.....33
四磨汤口服液.....176
※ 六味安消胶囊.....321

肝硬化
※ 护肝片.....38

※ 金水宝胶囊（片）.....104

胆囊炎
※ 龙胆泻肝丸.....42
※ 舒肝止痛丸.....174
※ 平肝舒络丸.....168
※ 沉香舒气丸.....172
※ 舒肝和胃丸.....173
胆舒软胶囊.....218

泌尿系统疾病

慢性肾功能衰竭
尿毒清颗粒（无糖型）.....203
※ 金水宝胶囊（片）.....104

慢性肾小球肾炎
强肾片.....96
肾炎康复片.....211
※ 五苓胶囊.....203

尿路感染
※ 龙胆泻肝丸.....42
肾安胶囊.....208
※ 癃清片.....205
泌淋清胶囊.....205
金钱草颗粒.....223

肾盂肾炎
※ 龙胆泻肝丸.....42

膀胱炎
※ 龙胆泻肝丸.....42

造血系统疾病

贫血

八珍颗粒 83

※ 养血饮口服液 84

※ 人参归脾丸 .. 99

※ 复方阿胶浆 86

※ 当归补血口服液 85

※ 安神补心胶囊 117

※ 精乌胶囊 124

缺铁性贫血

益气维血胶囊 87

※ 生血宝合剂 101

白细胞减少症

※ 复方阿胶浆 86

血小板减少性紫癜

※ 人参归脾丸 .. 99

红细胞增多症

心脑欣丸 137

风湿性疾病

风湿性关节炎

※ 全天麻胶囊 183

※ 复方雪莲胶囊 199

※ 祖师麻片 195

※ 同仁大活络丸 195

※ 强力天麻杜仲胶囊 190

※ 风湿液 210

※ 代温灸膏 226

※ 跌打镇痛膏 278

※ 麝香壮骨膏 288

※ 独一味胶囊 126

※ 青鹏软膏 320

类风湿关节炎

※ 全天麻胶囊 183

※ 复方雪莲胶囊 199

※ 小活络丸 194

※ 祖师麻片 195

风湿骨痛胶囊 198

※ 强力天麻杜仲胶囊 190

※ 风湿液 210

尪痹片 212

※ 跌打镇痛膏 278

※ 祛风止痛胶囊 181

※ 麝香壮骨膏 288

※ 独一味胶囊 126

※ 青鹏软膏 320

风湿二十五味丸 321

骨性关节炎
※ 通络祛痛膏 289
※ 祛风止痛胶囊 181

骨质疏松症
骨疏康胶囊 291
仙灵骨葆胶囊 292

神经系统疾病

脑梗死
※ 同仁牛黄清心丸 70
※ 安宫牛黄丸 72

多发性脑梗死
※ 乐脉颗粒 141

脑卒中
※ 苏合香丸 73

脑栓塞
※ 脉络宁颗粒 146
※ 舒血宁注射液 161

脑血栓
※ 脉络宁颗粒 146
※ 利脑心片 142
※ 活血通脉胶囊 164

脑血康胶囊 165

脑出血
※ 同仁牛黄清心丸 70
石龙清血颗粒 186

缺血性中风
※ 通心络胶囊 129
消栓通络片 156

脑卒中恢复期
复方地龙胶囊 132
※ 脑安滴丸 132
华佗再造丸 193

脑卒中恢复期及后遗症
※ 脑得生片 143
※ 血塞通片 155
※ 注射用血栓通（冻干） 158
※ 银杏叶片 153
※ 脑安滴丸 132
※ 血栓心脉宁片 130
※ 平肝舒络丸 168
※ 全天麻胶囊 183
※ 强力天麻杜仲胶囊 190

中毒性脑病
※ 安宫牛黄丸 72

癫痫

※ 同仁牛黄清心丸 70

※ 同仁大活络丸 195

偏头痛

芎菊上清丸 6

※ 复方羊角颗粒 185

※ 龙胆泻肝丸 42

※ 全天麻胶囊 183

血管神经性头痛

※ 牛黄上清丸 22

※ 复方羊角颗粒 185

※ 龙胆泻肝丸 42

川芎茶调颗粒 180

※ 通天口服液 181

※ 牛黄降压丸（片） 182

※ 脑立清胶囊 188

※ 养血清脑颗粒 192

紧张性头痛

※ 复方羊角颗粒 185

精神疾病

神经衰弱

※ 补肾益脑丸 102

※ 人参归脾丸 99

※ 复方阿胶浆 86

※ 生血宝合剂 101

※ 当归补血口服液 85

※ 安神补心胶囊 117

枣仁安神液 119

※ 七叶神安片 121

※ 安神健脑液 122

※ 精乌胶囊 124

※ 复方罗布麻颗粒 187

※ 脑立清胶囊 188

※ 养血清脑颗粒 192

肿瘤

肺癌

参莲胶囊 230

威麦宁胶囊 232

原发性肺癌

康莱特软胶囊 232

食管癌

※ 平消胶囊 229

377

胃肠道肿瘤
　　※ 平消胶囊..........229
原发性肝癌
　　槐耳颗粒..........231
肝癌
　　※ 平消胶囊..........229
乳腺癌
　　※ 平消胶囊..........229
肿瘤
　　西黄丸..............226
　　※ 华蟾素胶囊......232
肿瘤患者放、化疗不良反应
　　※ 参苓白术丸......78

外科类

急性乳腺炎
　　※ 乳癖消片..........249
乳腺囊性增生病
　　※ 小金胶囊..........227
　　※ 乳癖消片..........249
　　乳癖散结颗粒
　　　..................250
腹股沟斜疝
　　茴香橘核丸....226
上消化道出血
　　※ 一清胶囊..........15
　　※ 人参归脾丸......99

烧伤
　　※ 青鹏软膏..........320
烫伤
　　※ 青鹏软膏..........320
胃下垂
　　※ 附子理中丸......47
尿路结石
　　八正胶囊..........206
良性前列腺增生症
　　普乐安片..........211
　　※ 癃清片..........205
　　癃闭舒胶囊....208
前列腺炎
　　萆薢分清丸....212
　　前列欣胶囊....209
内痔
　　※ 地榆槐角丸....219
　　※ 马应龙麝香痔疮
　　　膏..............221
　　※ 化痔栓..........222
血栓外痔
　　※ 地榆槐角丸....219
　　※ 化痔栓..........222
炎性外痔
　　※ 地榆槐角丸....219
　　※ 化痔栓..........222
肛裂
　　※ 一清胶囊..........15

※ 马应龙麝香痔疮膏 221

肛瘘
※ 地榆槐角丸 219

动脉硬化性闭塞症
※ 脉络宁颗粒 ..146

血栓闭塞性脉管炎
※ 脉络宁颗粒 ..146
※ 通塞脉片 147

血栓性浅静脉炎
脉络舒通颗粒 200

体表感染性疾病
连翘败毒丸 219

性功能障碍
※ 大补阴丸 91
※ 知柏地黄丸 90
※ 六味地黄丸（胶囊）..............88
※ 五子衍宗口服液 97
※ 补肾益脑丸 102
※ 金水宝胶囊（片）..........104

男子不育症
※ 五子衍宗口服液 97

皮肤科类

带状疱疹
※ 龙胆泻肝丸 42
※ 百癣夏塔热胶囊 323
※ 外用溃疡散 323

疖
※ 丹参酮胶囊 220

痈
※ 丹参酮胶囊 220

湿疹
※ 消风止痒颗粒 297
※ 皮肤病血毒丸 299
※ 皮肤康洗液 300
※ 青鹏软膏 320
※ 外用溃疡散 323
※ 伤科灵喷雾剂 279

荨麻疹
※ 消风止痒颗粒 297
※ 皮肤病血毒丸 299

皮肤瘙痒
※ 消风止痒颗粒 297

379

湿毒清片 297

足癣
※ 百癣夏塔热胶囊 323

手癣
※ 百癣夏塔热胶囊 323

玫瑰糠疹
※ 复方青黛胶囊 295

银屑病
※ 复方青黛胶囊 295
消银片 298
※ 青鹏软膏 320
※ 百癣夏塔热胶囊 323

痤疮
※ 丹参酮胶囊 220
※ 当归苦参丸 295
※ 皮肤病血毒丸 299
※ 百癣夏塔热胶囊 323

酒齄鼻
※ 当归苦参丸 295
※ 皮肤病血毒丸 299

斑秃
斑秃丸 294

妇科类

习惯性流产
孕康颗粒 248

产后子宫复旧不全
鲜益母草胶囊 236
※ 桂枝茯苓胶囊 236

阴道炎
※ 龙胆泻肝丸 42
※ 康妇消炎栓 244
※ 皮肤康洗液 300

宫颈糜烂
抗宫炎分散片 241

附件炎
※ 康妇消炎栓 244

盆腔炎
坤复康胶囊 237
※ 康妇消炎栓 244

慢性子宫颈炎
※ 人参归脾丸 99

子宫脱垂
※ 补中益气丸 77

慢性盆腔炎
* 妇科千金片....239
  金刚藤糖浆....240
  宫炎康颗粒（无蔗糖）........242

子宫内膜炎
* 妇科千金片....239

子宫肌瘤
* 大黄䗪虫丸....163
* 桂枝茯苓胶囊........236

卵巢囊肿
* 桂枝茯苓胶囊........236

子宫内膜异位症
* 桂枝茯苓胶囊........236
* 散结镇痛胶囊........238

功能失调性子宫出血
* 养血饮口服液........84
* 人参归脾丸......99
* 葆宫止血颗粒........238
  同仁乌鸡白凤丸........245
* 安坤颗粒........246

月经失调
  加味逍遥丸....166
  鲜益母草胶囊........236
* 散结镇痛胶囊........238

闭经
  脉血康胶囊....154
* 大黄䗪虫丸....163
* 桂枝茯苓胶囊........236

痛经
* 桂枝茯苓胶囊........236
* 散结镇痛胶囊........238
* 独一味胶囊....126

不孕症
* 散结镇痛胶囊........238

围绝经期综合征
* 人参归脾丸......99
* 天王补心丸....116
  更年安片........247
  坤宝丸..........248

带节育环后出血
* 葆宫止血颗粒........238

※ 安坤颗粒........246

儿科类

上呼吸道感染
※ 小儿消积止咳口服液............313
※ 儿感清口服液............307

厌食症
※ 参苓白术丸......78

小儿腹泻病
※ 六君子丸..........80

急性支气管炎
※ 小儿消积止咳口服液............313
※ 儿童清肺丸....308

眼科类

泪道功能不全
※ 明目地黄丸....256

急性结膜炎
※ 上清片............24
※ 一清胶囊..........15
※ 牛黄上清丸......22
※ 栀子金花丸......26
※ 新清宁片..........33
※ 龙胆泻肝丸......42

※ 清热散结胶囊............32

急性卡他性结膜炎
※ 黄连羊肝丸....253
熊胆眼药水....255

流行性角膜结膜炎
※ 黄连羊肝丸....253

干燥性角膜结膜炎
※ 明目地黄丸....256

翼状胬肉
※ 黄连羊肝丸....253

老年性白内障
※ 杞菊地黄丸......93
※ 杞菊地黄口服液（无糖型）...93
麝珠明目滴眼液............254
※ 石斛夜光丸....257

球后视神经炎
※ 黄连羊肝丸....253

慢性球后视神经炎
※ 明目地黄丸....256

视神经萎缩
※ 杞菊地黄丸......93
※ 杞菊地黄口服液（无糖型）...93
※ 黄连羊肝丸....253
※ 明目地黄丸....256
※ 石斛夜光丸....257

耳科类

化脓性中耳炎
※ 龙胆泻肝丸......42

突发性耳聋
※ 愈风宁心滴丸......151

神经性耳聋
※ 龙胆泻肝丸......42
※ 大补阴丸......91
※ 知柏地黄丸......90
※ 六味地黄丸（胶囊）......88
补肾益脑丸......102
※ 生血宝合剂......101
※ 耳聋左慈丸......261

神经性耳鸣
※ 耳聋左慈丸......261

鼻科类

急性鼻炎
※ 鼻渊舒口服液（无糖型）......263
※ 鼻渊通窍颗粒......264

慢性鼻炎
※ 辛芳鼻炎胶囊......266
※ 通窍鼻炎片......266

过敏性鼻炎
※ 通窍鼻炎片......266

鼻窦炎
※ 辛芳鼻炎胶囊......266
※ 通窍鼻炎片......266

急性鼻窦炎
※ 上清片......24
※ 鼻渊舒口服液（无糖型）......263
※ 鼻渊通窍颗粒......264
※ 标准桃金娘油肠溶胶囊（成人装）......56

慢性鼻窦炎
※ 标准桃金娘油肠溶胶囊（成人装）......56

咽喉科类

咽炎
※ 痰咳净片（散）......61
※ 蜜炼川贝枇杷膏......66

扁桃体炎
※ 牛黄清感胶囊....7

急性咽炎
※ 瓜霜退热灵胶囊 310
※ 一清胶囊..........15
※ 牛黄解毒片（丸） 20
※ 牛黄清胃丸......21
※ 牛黄上清丸......22
※ 栀子金花丸......26
※ 板蓝根颗粒（无糖型）..........28
※ 冬凌草片..........28
　蓝芩口服液......32
　西黄清醒丸....272
※ 银黄颗粒（无糖型）..........35
※ 热炎宁颗粒......63
※ 金果饮..............66
※ 羚羊清肺丸......36
※ 清开灵口服液 69
※ 清热散结胶囊 32
　清咽滴丸........269
※ 清咽润喉丸....270
　咽立爽口含滴丸 273

慢性咽炎
※ 银黄颗粒（无糖型）..........35
※ 金果饮..............66

急性扁桃体炎
※ 一清胶囊..........15
※ 牛黄清胃丸......21
※ 板蓝根颗粒（无糖型）..........28
※ 冬凌草片..........28
※ 复方双花口服液 29
※ 复方双花片......30
※ 银黄颗粒（无糖型）..........35
※ 热炎宁颗粒......63
※ 清开灵口服液 69
※ 清热散结胶囊 32
※ 北豆根片........271

慢性扁桃体炎
※ 冬凌草片..........28
※ 银黄颗粒（无糖型）..........35

急性喉炎
※ 银黄颗粒（无糖型）..........35

※ 清热散结胶囊 32
※ 黄氏响声丸 268
※ 清咽润喉丸 270
※ 北豆根片 271

慢性喉炎
※ 银黄颗粒（无糖型） 35
※ 黄氏响声丸 268

声带息肉
※ 黄氏响声丸 268

声带小结
※ 黄氏响声丸 268

梅尼埃病
※ 眩晕宁片 189

口腔科类

急性牙髓病
※ 上清片 24
※ 牛黄清胃丸 21
※ 牛黄上清丸 22
※ 栀子金花丸 26

牙龈病
※ 一清胶囊 15
※ 牛黄解毒片（丸） 20

急性牙周炎
※ 上清片 24

※ 牛黄解毒片（丸） 20
※ 牛黄清胃丸 21
※ 牛黄上清丸 22
※ 栀子金花丸 26

牙周炎
※ 一清胶囊 15
※ 新清宁片 33

口腔溃疡
人参健脾丸 81
※ 一清胶囊 15
※ 牛黄解毒片（丸） 20

复发性口腔溃疡
※ 牛黄清胃丸 21
※ 牛黄上清丸 22
※ 栀子金花丸 26
口炎清颗粒（无蔗糖） 272

口腔炎
※ 牛黄解毒片（丸） 20
※ 冬凌草片 28

急性口炎
※ 上清片 24
※ 一清胶囊 15
※ 牛黄清胃丸 21
※ 牛黄上清丸 22

※ 栀子金花丸......26
智齿冠周炎
※ 牛黄上清丸......22

骨伤科类

骨折
※ 正骨水......287
※ 独一味胶囊......126
关节脱位
※ 正骨水......287
软组织损伤
养血荣筋丸......192
※ 同仁大活络丸......195
三七伤药胶囊......274
云南白药胶囊......275
七厘胶囊......277
※ 跌打镇痛膏......278
※ 伤科灵喷雾剂......279
云南白药膏......279
活血止痛胶囊......281
※ 狗皮膏（改进型）......284

※ 正骨水......287
※ 麝香壮骨膏......288
颈椎病
※ 心可舒片......142
※ 风湿骨痛胶囊......198
壮骨伸筋胶囊......214
颈舒颗粒......282
根痛平颗粒（无糖型）......283
颈复康颗粒......282
肩关节周围炎
痛舒片......284
强直性脊柱炎
※ 复方雪莲胶囊......199
※ 小活络丸......194
※ 风湿骨痛胶囊......198
※ 通络祛痛膏......289
急性腰扭伤
※ 狗皮膏（改进型）......284
腰肌劳损
※ 右归胶囊......95